中国古典文化大系

黄帝内经 译注

姚春鹏 姚丹 译注

U0295746

上海三联书店

目录

灵 枢

前　言

　　《黄帝内经》简称《内经》，包括《素问》和《灵枢》两部分，各十八卷、八十一篇。《黄帝内经》之名最早见于《汉书·艺文志·方技略》。该书以黄帝和岐伯等人对话的形式写成，作者似乎就是黄帝和岐伯等人。但正如《淮南子·修务训》所云："世俗之人，多尊古而贱今，故为道者，必托之于神农、黄帝而后能入说。"所以黄帝、岐伯等显系托名。关于《内经》作者除少数医家如张景岳等笃信为黄帝外，多数学者认为非一人所作，而是集体、多人长期努力的结晶。其成书时间大约从春秋战国至两汉之间。《内经》也不是初创之作，显然是经过编纂的作品。这可以从《内经》的篇卷数窥其一二。《素问》、《灵枢》各十八卷、八十一篇的编辑体例是古人重数思维的结果。根据《内经》的观点"天地之至数，始于一，而终于九焉"，"九"为数之极，"十八"和"八十一"各包含两个"九"和九个"九"。《内经》的篇章之间长短差别很大，有的文章很长，而有的文章很短，且有重复之处，显然是为了凑足八十一篇之数造成的。所以在一定意义上,《内经》并不是一部书,而是多部书的汇集,说《内经》成书并不准确,说成编更准确些。

《内经》成编后,《素问》和《灵枢》既有同时传世者,也曾分别流传。张仲景写作《伤寒杂病论》时曾利用过《素问》和《九卷》。《九卷》即《灵枢》。因为《内经》中除《素问》外的九卷,初无名称,就以《九卷》称之。后称《针经》或《灵枢》。晋人皇甫谧撰《针灸甲乙经》则几乎辑录了《素问》和《九卷》的全部文字。历史上最早给《素问》作注的是齐梁间的全元起,但其书已佚,仅从王冰的《次注》之中可以窥其一二。现在可见到的最早注本就是唐代王冰的《重广补注黄帝内经素问》,但其原书也已亡佚。现在可见的是经宋人林亿和高保衡整理过的,被称为《次注》。到明清时期为《素问》作注的就多了。著名的有马莳的《黄帝内经素问注证发微》,吴昆的《吴注黄帝内经素问》,张志聪的《黄帝内经素问集注》,高世栻的《素问直解》等。《灵枢》历史上一直以《九卷》之名流传。至宋史崧始以"家藏旧本《灵枢》九卷""参对诸书"整理成《灵枢》的定本,称为《黄帝内经灵枢经》,流传至今。马莳的《黄帝内经灵枢发微》是《灵枢》最早的注释本。把《素问》和《灵枢》合编注释的有明代张景岳的《类经》。

《黄帝内经》是我国现存最早的医学典籍,但其内容又不仅限于医学,而与中国古代的哲学、天文、地理等学科密切相关,是一部哲学和自然科学的综合著作。在现代学术分类的视野下，医学作为以治疗疾病，维护人体健康为目的的学科，归属于自然科学的范畴。但医学在其本性上并不仅属于自然科学，它更蕴含着社会科学的内容。所以有的医学家认为与其说医学是自然科学，不如说是社会科学更为合适。因为与人有关的学科就不仅是自然科学所能涵盖，必然蕴含着社会文化的内容。我国古代的医学家从来没有把医学看成是孤立的为医学专家所垄断的专门学问，而是把它放在天地自然和社会文化的大视野中来思考的。所谓"道者，上知天文，下知地理，中知人事，可以长久。"《黄帝内经》医学著述写作于诸子百家学术争鸣的年代，与诸子之学相互唱和，对诸子之学多有吸收，并深受其影响。从《内经》文本看，黄老道家，《周易》与《内经》关系最紧密。如老子的无为思想，庄子的真人、至人、圣人、贤人人格，在《内经》的很多篇章中出现，《内经》多处引用《老子》、《庄子》中的语言。可以说，在价值观上，《内经》与黄老道家是一致的，有的学者将《内经》看成是黄老学派的著作是不无道理的。这也是《内经》托名黄帝的内在根源。《周易》的"象数"思维是《内经》理论体系的核心方法。脏象学说、十二经脉理论与《周易》有着渊源关系。《周易》的观象论、制器尚象论导出了医学上的藏象学说。《周易》对阴阳的太少划分、八卦的三爻论及天地人三才论，成为医学三阴三阳、十二经脉理论的依据。《周易》对《内经》论述运气学说的七篇大论影响更为明显。《天元纪大论》

与《周易》的乾坤两卦的《象传》有着明显的渊源承袭关系。可以说，运气学说的理论框架深受《周易》的理论框架的影响。另外，儒家的中庸、中和，有诸内必形诸外以及重"本"的观念等，也都是《内经》医学的重要观念。

《内经》的医学理论之所以与诸子百家之学有如此密切的关系，是因为中国古代的学术是一个一以贯之的统一整体。虽然在今天看来，医学与诸子学分属于科学与哲学两个截然不同的领域，但在中国古代并没有这种分别。中国古代的学问并不像源自西方的现代学术那样有明显的学科划分，而是有一个普遍的大道贯穿于一切学术之中。不同的学术都是这同一大道的显现。另外，从中国古代的宇宙观来看，古人把包括人在内的整个宇宙看成是一个大生命流行化育过程，一切学问都是对这大生命流行化育的揭示，医学与其他学术之间并不是外在的关系，而是内在统一的，都是关于生命的学问。

中华民族是有着悠久的历史传统，创造了光辉灿烂的文化，富有伟大智慧的民族。我们祖先所创造的文化是与以西方文化为代表的现代文化不同的另一种文化。这种文化虽然在强势的西方文化面前有其劣势，但另一方面，又是富有相当智慧的文化，在一定意义上代表了人类未来的发展方向。当然，随着中国近百年来的现代化运动，祖先所创造的文化已经越发远去，现代中国人已经不太理解传统的文化和思维方式。这影响了我们阅读和理解古人的作品，阻碍了我们与先人的心灵交通。为此，有必要把《内经》最基本的学术思想和思维方式向读者作一简要的介绍，为读者朋友提供渡河的津梁、打开宝藏的钥匙。

阅读中国文化的经典，首先要排除现代思维定式的干扰，进入古人的思维之中，才可能理解经典的本来意蕴。借用当年公乘阳庆传授仓公医术时，让其尽弃其旧学的方法，请读者朋友先把我们已形成的思想观念悬搁起来，摆脱其束缚，倾听古人的声音。

天人合一的天人相应观。天人问题是中国古代哲学的基本问题，在这个问题上各家说法虽有不同，但基本上取天人合一的观点。《内经》持天人相应的观点。天人相应的基本内涵是人由天地之气所化生，人的生命活动取决于天地自然的变化规律，人也应该主动去顺应天地自然的变化规律。顺应天地自然对养生和治病有着特别重要的意义。顺之则生，逆之则死。

天地万物由一气所化。中国古人认为气是宇宙和生命的本源，人与天地万物都由气所化生。天与人之间之所以存在着相应的关系，源于天人一气。气是沟通天人万物的中介。气是人与万物生死存亡的根据，是生命的本质。在气论自然观的宇宙图景中，整个宇宙是一个大生命体，是由气所推动的大化流行过程。就人来说，生命取决于气。宝气、养气、调气是养生和治病的根本要求。

阴阳五行是中医学认识世界的基本框架。古人认为作为天地万物本源的气或称元气，具有运动化生的本性。气的运动展开为阴阳五行，阴阳五行之气是世界的基本结构。整个世界就是以气为内在本质，以阴阳五行为外在形态表现的动态统一系统。万事万物通过阴阳五行联系为一个统一的整体。《内经》根据这一思想建立了以五脏为中心，在内联系六腑、经脉、五体、五华、五窍、五志等，在外联系五方、五时、五味、五色、五畜、五音、五气等，相互关联相互作用的整体医学宇宙观。阴阳脏腑辩证成为中医认识疾病的基本思维模式。

形神统一，重神轻形，是中医区别于西医的基本特征。古人认为，天地万物由气所化生，具体说来，是由在天之气（阳气）和在地之形（阴气）和合而成。就人来说则是形神合一。神是气之功能的极致表现，神本质上也是气。人的生命活动虽然要以形体为依托，但终究以气为本质，气在生命存，气去生命亡。所以中医在生命观上重气轻形。最佳的生理状态应该是形气相得，在病理状态下则是气胜形则生，形胜气则死。因此，与重视人体生理解剖结构研究，从有形的物质存在着眼的西医不同，中医重视对无形的生命之气变化过程的研究，在养生和治疗上取得了西医所不曾达到的成就，对人类文明的发展做出了独特的贡献。中西医学是互补而不能相互代替的医学体系。

阴阳和平是中医学最高的价值追求。追求宇宙万物的和谐是中华民族的永恒价值观。孔子认为中庸是至德，是历代圣王圣贤相传的不二法门。《中庸》一书则将中和提升到宇宙本体的高度来认识。认为中和是天地居其位，万物得其化育的先决条件。同样，《内经》也认为阴平阳秘是生命存在的前提。在养生上，调和阴阳，达到和同筋脉、气血皆从、内外调和是养生的最终目标。人之所以生病，根本原因就是气血阴阳的逆乱失调，所以中医的具体治疗原则虽有很多，但都以平调阴阳气血为最后目的。

取象运数比类是中医思维的基本方法。这一思维方法肇始于上古，形成于《周易》。在中医学和其他传统学科中得到了运用和发展。《易传·系辞》讲："古者包牺氏之王天下也，仰则观象于天，俯则观法于地，观鸟兽之文，与地之宜。近取诸身，远取诸物。于是始作八卦，以通神明之德，以类万物之情。"八卦就是用观象的方法制作的。象是物象，事物显现于外的形象，观是对物象的观摩、研究。古人认为万物皆由阴阳五行之气所化生，相同的气所生之物具有相同或类似的作用功能和形象，彼此之间具有特别的亲和力，所谓"同气相求"、"同类相动"。古人就是以此为根据归类划分事物，作为认知基础的。《周易·说卦传》有一种在今天看来很奇怪的分类方法，如"乾为天、为圜、为君、为父、为玉、为金、为寒、为冰、为大赤、为良马、为老马、为瘠马、为驳马、为木果。"在这里，这些属于乾的事物在今人看来似乎风马牛不相及，古人将其归为一类，所依据的是它们所具有相同或相似的功能。《周易》依据这一原理把天下万物归为八卦这八大类。而《内经》则根据五行把万物归为五大类。运数就是运用天地之数作为认知世界的纲领。《易传·系辞》说："天数五，地数五，五位相得，而各有合。天数二十有五，地数三十，凡天地之数五十有五，此所以成变化而行鬼神也。"所谓"天地之数"实际上就是一至十这基本的十个数字。在古人眼中，这十个数字有着非同一般的意义，是决定世界存在方式的根据，这样的数字已经不是普通计算意义上的数字，而成为一种认知世界的框架，也就是数理哲学了。《内经》所重视的是一至九这九个数字。"天地之至数，始于一而终于九焉。"运数思维使《内经》能够运用一个简单的框架来认知复杂的世界及人体生理病理现象；取象思维使《内经》根据同象归并的原则类分事物，并认知事物之间的相互作用和联系。取象运数思维是《内经》建立医学理论体系的核心思维方法，也是其后中医学家运用中医理论认识疾病、认识药物的基本思维模式。

这里，再对与"象数"思维有关的象思维略加说明。象思维是中国古代哲学和科学独特的思维方式。说独特其实也不独特，象思维实际上是人类发生最早的普遍的基本思维方式。象思维被称为其他思维方式的基础，太过于平常，反而为一般人所忽略。我们现在非常熟悉的是概念思维，概念思维发源于西方，是相对科学、哲学的基本思维方式，是以抽象概念的形式来把握世界的。而象思维则与之相反，是以象作为基本的要素来把握世界。所谓"象"即事物的形象。在中国象思维中，象是概念广义范畴，包括事物的静态形象、动态形象以及功能属性都属于"象"。象思维与概念思维的抽象性的最大不同点是具体形象性。概念思维是心灵通过对事物不同属性的把握来定义概念的，而象思维则不能定义，而是心灵对事物之象的直接把握。象思维的象虽然也不是混乱的堆砌，有其逻辑的秩序，但象本身是心灵自觉的产物。如我们在经验中认识了"红"的颜色，在其他场合别人说出"红"，我们才能理解，反之则不能理解。《内经》是象思维的经典之作。因此，不能仅仅局限于文字的理解，必须对文字所揭示的象进行一番真切的体验，才能真正理解《内经》的内涵。这是要提示给每一位读者的。

　　《内经》理论体系包含丰富的思想内容，古今学者对《内经》理论体系所包含的内容从不同角度有不同的划分。明代医家李中梓在《内经知要》中分为：道生、阴阳、色诊、脉诊、藏象、经络、治则和病能（按：即病态）八大类。李中梓选取的是《内经》中最重要的内容，所以分类也较少。明代医家张景岳在《类经》中则将《内经》理论体系划分为：摄生类、阴阳类、藏象类、脉色类、经络类、标本类、论治类、疾病类、针刺类、运气类和会通类，共计十一类。最后的会通类属综合类，不构成理论体系的内容，实际上是十类。现代中医学者从不同的分类角度，运用不同的方法，得出的结论就更多了。这里不再一一说明。要说明的一点是从唐代的王冰开始到明代的张景岳都把养生内容列为《内经》医学理论之首,是十分有见地的。在中国古代先哲看来,只有对天地宇宙有一个正确的认识,养成高尚的道德人格,建立一种合理的生活方式,才是保持身体健康,免除疾病缠绕的关键所在,才是跻斯民于仁寿的恒久之道。至于得病之后的治疗则是不得已而为之的下策。《老子》曾说:"夫唯病病,是以不病。"《内经》倡导"治未病"的积极养生思想,认为"病已成而后药之,譬犹渴而穿井,斗而铸兵,不亦晚乎?!"中医学所倡导的是积极的养生治疗观。因此,要想受益于中医学必须对中医学的基本思想、核心价值观念有一个基本的了解才行。这与西医有很大的不同。作为患者,不必对西医学有足够的了解,就可以得到它带来的益处,而中医则不行。这样看来似乎中医比较麻烦。但在现代西医学的模式下很多问题是解决不了的,而中医则是根本的解决之道。因此,在医疗活动中,特别是养生实践中,患者或普通人必须作为主体积极参与其中,不能仅仅作为医学的客体被动地接受医学治疗。所以在一定意义上,中医学启示给我们的是一种积极的生活方式,是一种生存的智慧。

最后把本书的选文原则和注释特点向读者朋友作一说明,以便阅读。《内经》原文共计十八万余言,这本小册子要全文译注《内经》是不可能的。因此,译者选择最能反映中医学术思想特点的篇章和段落加以译注,而对于比较具体地论述疾病或理论内容深奥的部分则略去。在"题解"部分，对篇中的名言加以提示，供读者参考。中国古代文化是一个博大精深的整体，理解《内经》的医学也必须进入中国文化这一大背景才行。因此，在注释时多引证诸子之言，以加深对《内经》思想的理解。古人讲做学问要懂得溯本求源，既要知其然，更要知其所以然，这样才能把学问贯通起来，才是真学问、活学问，否则了解只言片语，记住一二名词，除了炫耀己能之外，实在无益于身心。因此，在注释某些词语时，阐明其词义由来的逻辑关系，使读者逐渐养成求索语源、贯通学问的习惯。北宋理学家程颐在《易传序》中说："予所传者辞也，由辞以得其意，则在乎人焉。"望读者朋友能够借助译注这一津梁，进入中国医学养生文化这一智慧殿堂。《易传》云："神而明之，存乎其人。"愿与读者诸君共勉。

黄海不孤儒姚春鹏

2014 年 7 月 22 日

于曲阜师范大学日照校区静远斋

素问

上古天真论篇第一

题解

《内经》在自然观、价值观上接受了道家思想，认为人类的道德是一个退化的过程。上古是人类道德水平最高和生活最合乎理想的时期，那时的人类完全取法于自然之道而生活，能够享尽天赋百年寿命，而当世的人们因违背了养生之道，难享天年。号召人们遵循道家自然无为的养生态度生活。养生的核心要义在于保持"形与神俱"的形神统一状态。"天真"即天赋予人的真精真气。上古懂得养生之道的人明白保养天真的重要意义，故以《上古天真论》名篇。本篇还依据女七、男八的自然节律论述了人体生理变化的规律，以指导养生实践。最后，论述了真人、至人、圣人和贤人四等养生成就所达到的境界。本篇名言："行不欲离于世，举不欲观于俗。"

昔在黄帝①，生而神灵②，弱而能言，幼而徇齐③，长而敦敏④，成而登天。

注释

①黄帝：传说中的古代帝王。学者认为黄帝为中华民族始祖，古代许多文献，常冠以"黄帝"字

样，以示学有根本。《淮南子·修务训》说：
"世俗之人，多尊古而贱今，故为道者必托之于
神农、黄帝而后能入说。"

②神灵：聪明而智慧。

③徇齐：此指思维敏捷，理解事物迅速。徇，通
"睿"，迅疾。齐，敏捷。《荀子·修身》："齐
以便利，即节之以动止。"

④敦敏：敦厚，勤勉。

译文

古代的轩辕黄帝，生来就异常聪明，从小时候就
善于言辞，很小的时候就对事物有着敏锐的洞察力。
长大后，敦厚朴实而又勤勉努力，到了成年就登上了
天子位。

乃问于天师曰①：余闻上古之人，春秋皆度百
岁②，而动作不衰；今时之人，年半百而动作皆衰者，
时世异耶？人将失之耶？

注释

①天师：懂得天道变化的人，黄帝对岐伯的尊称。
《内经》是以黄帝与岐伯等医学六臣对话的形式
写作的。在中国古人看来，天道与人性是相通

的，人的生命及其活动必须依赖于天道，对天道的理解是解决养生治病的前提。

②春秋：上古时期人们曾经把一年分为春秋两季，后来春秋喻指人的年龄。

译文

黄帝问岐伯说：我听说上古时代的人，年龄都超过了百岁，但行动没有衰老的迹象。现在的人，年龄到五十岁，动作就显得衰老了。这是时代的不同呢？还是人们违背了养生之道的缘故呢？

岐伯对曰：上古之人，其知道者①，法于阴阳②，和于术数③，食饮有节，起居有常，不妄作劳，故能形与神俱④，而尽终其天年⑤，度百岁乃去。今时之人不然也，以酒为浆，以妄为常，醉以入房，以欲竭其精，以耗散其真⑥，不知持满，不时御神⑦，务快其心，逆于生乐，起居无节，故半百而衰也。

注释

①知道：懂得养生的道理。这里的"知道"是动宾结构，懂得道，不是现代汉语动词"知道"的意思。古代文言一般是一个字就是一个词，有很多在现在看来是表示单纯意思的双音词，古代一般

是词组。在古代文言向现在白话的发展过程中，有一个很重要的现象，就是很多古代的词组演变为现在的双音词。词组中的一个成分虚化了。如"睡觉"，"睡"是入睡，"觉"是醒来，在古代是并列词组，今天只是表示"入睡"，其中的"觉"虚化了。这是今天阅读古代典籍要注意的问题。

②法：取法、效法。阴阳：天地变化的规律。《周易·系辞》："一阴一阳之谓道"。

③术数：古代称各种技术为术数，包括类似于今天的科学技术及各种技艺等方面的内容。因为在"术"中有"数"的规定，故称"术数"。如在弹琴的技艺中就要掌握一定的数量的关系。这里指调养精气的养生方法。

④形与神俱：形体与精神活动一致。形神是中国哲学及中国医学的重要范畴。古人认为人是形与神的统一体，形体来源于地的阴气，精神来源于天的阳气，二者结合化生为人，二者的分离就是人的死亡。因此，养生的要义就是要保证形与神的统一。

⑤天年：人的自然寿命。因为人的寿命有天赋的极限，达到这个极限称为天年。

⑥精：精气。真：真气。《黄帝内经》继承了道家精气论自然观，认为包括人在内的万物由精气所

化生，养生之道重在保养真精。《老子·二十一章》云："道之为物，惟恍惟惚。……其中有精，其精甚真。"

⑦御神：控制精神过度思虑，以免过度消耗精气。

译文

岐伯回答说：上古时代的人，大都懂得养生之道，取法天地阴阳的变化规律，用保养精气的方法来调和，饮食有节制，起居有规律，不过分劳作。所以形体和精神能够协调统一，享尽自然的寿命，度过百岁才离开世间。现在的人就不同了，把浓酒当作甘泉般地贪饮，好逸恶劳，醉后还勉强行房，纵情声色，以致精气衰竭，真气耗散。不懂得保持精气的盈满，不明白节省精神，一味追求感官快乐，违背了生命的真正乐趣，起居没有规律，所以五十岁左右就衰老了。

夫上古圣人之教也①，下皆为之。虚邪贼风②，避之有时，恬惔虚无③，真气从之，精神内守，病安从来。是以志闲而少欲，心安而不惧，形劳而不倦，气从以顺，各从其欲，皆得所愿。故美其食④，任其服，乐其俗，高下不相慕，其民故自朴。是以嗜欲不能劳其目，淫邪不能惑其心，愚智贤不肖不惧于物⑤，故合于道，所以能年皆度百岁而动作不衰者，

以其德全不危故也。

注释

①圣人：古代指道德修养极高的人。圣，正体作
"聖"，是个会意字。"王"表示一个人谦恭地踩
踏在大地上，"耳"、"口"表示把所闻所见，用口
讲出来，也就是把天启示给人的真理宣示处理。
各个学派有不同的理解，儒家认为圣人是人道修
养的最高境界，是与天合德的人。而道家关于道
德修养成就的说法比儒家多，有真人、至人、圣
人、贤人等不同说法，而且圣人也不是最高的修
养境界。《内经》在这方面继承了道家的说法，
见下面所论养生成就的四种人格。

②虚邪贼风：四时不正之气。虚邪，中医把一切致
病因素称为"邪"。四时不正之气乘人体气虚而
侵入致病，故称"虚邪"。贼风，中医认为风为
百病之长，因邪风伤人，如同窃贼，故称"贼
风"。《灵枢》有《贼风》篇。

③恬惔 dàn 虚无：清静安闲，无欲无求。语源《庄
子·刻意》。

④美其食：以下五句，语源《老子·八十章》：
"甘其食、美其服、安其居、乐其俗。邻国相
望，鸡犬之声相闻。民至老死不相往来。"

⑤不惧于物：即"不攫于物"，不追求酒色等外物。

译文

　　上古时期，对通晓养生之道的圣人的教诲，人们都能遵守。对于四时不正之气，能够及时回避，思想上清静安闲，无欲无求，真气深藏顺从，精神持守于内而不耗散，这样，疾病怎么会发生呢？所以他们心志闲淑，私欲很少，心情安宁，没有恐惧，形体虽然劳动，但不过分疲劳。真气从容和顺，每个人的希望和要求，都能满足。无论吃什么都觉得甜美，穿什么都觉得漂亮，喜欢社会习俗，互相之间也不羡慕地位的高低，人们都自然朴实。所以过度的嗜好，不会干扰他的视听，淫乱邪说也不会惑乱他的心志。无论愚笨、聪明、有能力或无能力的，都不追求酒色等身外之物，所以合于养生之道。他们都能够度过百岁而动作不衰老，这是因为他们的养生之道完备而无偏颇的缘故。

　　帝曰：人年老而无子者，材力尽邪^①？将天数然也^②？

注释

　　①材力：《说文》："材，木梃也。从木，才声。"又释："才，草木之初也。从丨gǔn上贯一，将生枝叶一地也。"所以，才、材都有力

量、勇力的意思。这里释为精力、筋力都与生殖力有关。肾藏精,精力即肾气,肾主生殖。肝主筋,"厥阳脉循阴器而络于肝"。男子生殖器的勃起取决于肝气的充足与否。肾属水,肝属木。肝木有赖于肾水的滋养,所以生殖力以肾为根本,直接表现为肝的机能。下文云:"肝气衰,筋不能动。"

②天数:天赋之数,即天癸之数。指自然的生理变化规律。中医认为人的生殖能力根源于肾,肾在五行属水,属天干之癸,故生殖之精也称为"天癸"。

译文

黄帝问道:人年老了,就不能再生育子女,是筋力不足呢?还是自然的生理变化规律就是这样的呢?

岐伯曰:女子七岁,肾气实,齿更发长。二七而天癸至,任脉通①,太冲脉盛②,月事以时下,故有子。三七,肾气平均,故真牙生而长极③。四七,筋骨坚,发长极,身体盛壮。五七,阳明脉衰④,面始焦,发始堕。六七,三阳脉衰于上⑤,面皆焦,发始白。七七,任脉虚,太冲脉衰少,天癸竭,地道不通⑥,故形坏而无子也。

注释

①任脉：奇经八脉之一，循行路线为人体前正中线，从百会穴至会阴穴。主调月经，妊育胎儿。任是接受的意思，受纳经络之气血。任脉受纳一身阴经之气血，故名任脉。

②太冲脉：奇经八脉之一，能调节十二经的气血，主月经。冲脉之"冲"大概源于老子。《老子》云："万物负阴而抱阳，冲气以为和也。"又："道冲而用之或不盈。"冲意为虚。气无形，其性虚，故称"冲气"。中医认为冲脉为十二经之海，气血大聚于此，故称冲脉。

③真牙：智齿。

④阳明脉：指十二经脉中的手阳明、足阳明经脉，这两条经脉上行于头面发际，如果经气衰退，则不能营于头面而致面焦发脱。

⑤三阳脉：指会于头部的手足太阳、手足阳明、手足少阳六条经脉。

⑥地道不通：指女子断经。女子属阴、属地，所以女性的生理功能称为"地道"。

译文

　　岐伯回答说：女子到了七岁，肾气开始充实，牙齿更换，毛发生长。到了十四岁时，天癸发育成熟，任脉畅通，冲脉旺盛，月经按时而来，所以能够孕育子女。到了二十一岁，肾气平和，智齿生长，身体长到最高点。到了二十八岁，筋骨坚强，毛发长到极点，身体非常强壮。到了三十五岁，阳明经脉开始衰微，面部开始枯槁，头发也开始脱落。到了四十二岁，三阳经脉之气从头部开始都衰退，面部枯槁，头发变白。到了四十九岁，任脉空虚，冲脉衰微，天癸枯竭，月经断绝，所以形体衰老，不能再生育儿女了。

丈夫八岁，肾气实，发长齿更。二八，肾气盛，天癸至，精气溢，阴阳和①，故能有子。三八，肾气平均，筋骨劲强，故真牙生而长极。四八，筋骨隆盛，肌肉满壮。五八，肾气衰，发堕齿槁。六八，阳气衰竭于上，面焦，发鬓颁白。七八，肝气衰，筋不能动。八八，天癸竭，精少，肾脏衰，则齿发去，形体皆极②。肾主水，受五脏六腑之精而藏之，故脏腑盛，乃能泻。今五脏皆衰，筋骨解堕，天癸尽矣。故发鬓白，身体重，行步不正，而无子耳。

注释

①阴阳和：此处阴阳指男女。和，和合，交媾。

②形体皆极：形体衰弱至极。

译文

　　男子八岁时，肾气盛，头发长长，牙齿更换。到了十六岁时，天癸发育成熟，精气充满，如男女交合，就能生育子女。到了二十四岁，肾气平和，筋骨坚强，智齿生长，身高也长到最高。到了三十二岁，筋骨粗壮，肌肉充实。到了四十岁，肾气开始衰退，头发开始脱落，牙齿干枯。到了四十八岁，人体上部阳明经气衰竭，面色憔悴，发鬓斑白。到了五十六岁，肝气衰退，筋脉迟滞，手足运动不灵活。到了六十四岁，天癸枯竭，精气少，肾脏衰，牙齿头发脱落，身体感到为病所苦。人体的肾脏主水，它接受五脏六腑的精华以后贮存在里面。所以脏腑旺盛，肾脏才有精气排泄。现在年龄大了，五脏皆衰，筋骨无力，天癸竭尽，所以发鬓斑白，身体沉重，走路不稳，不能再生育子女了。

　　帝曰：有其年已老而有子者，何也？

　　岐伯曰：此其天寿过度①，气脉常通，而肾气有余也。此虽有子，男不过尽八八，女不过尽七七，而天地之精气皆竭矣②。

注释

①天寿：先天禀赋，即上文之天年。

②天地：指男女。

译文

黄帝问道：有人年纪已很大，还能生育子女，是什么道理？

岐伯说：这是因为他的先天禀赋超过常人，气血经脉还畅通。虽然能够生育，但在一般情况下，男子不超过六十四岁，女子不超过四十九岁，到这个岁数男女的精气都穷尽了。

帝曰：夫道者，年皆百数，能有子乎？

岐伯曰：夫道者，能却老而全形，身年虽寿，能生子也。

译文

黄帝问：养生有成的人，年纪都达百岁，能不能生育呢？

岐伯说：善于养生的人，能够推迟衰老，保全身体如壮年，所以即使年寿很高，仍然能生育。

14

黄帝曰：余闻上古有真人者①，提挈天地②，把握阴阳。呼吸精气③，独立守神，肌肉若一，故能寿敝天地，无有终时。此其道生。

注释

①真人：至真之人。谓养生修养最高的一种人。《内经》依养生成就之高低分为真人、至人、圣人、贤人四种。此种说法大概来源于《庄子》。

②提挈天地：把握住自然的变化规律。"提挈"与下文的"把握"从字面上看是难以理解的，个体的人怎能提挈无限的天地空间和无限的阴阳时间呢？其实这是古人对气功导引实践中有限个体与无限天地阴阳合一的功夫体验境界的描述。《庄子·天道》："静而阴同德，动而阳同波。"意与此同。

③呼吸精气：吐故纳新，汲取天地精气的导引行气方法。不是一般意义上的自然呼吸。

译文

黄帝说：我听说上古时代有真人，他能与天地阴阳自然消长变化的规律同步，自由地呼吸天地之间的精气来保守精神，身体与精神合而为一，所以寿命就与天地相当，没有终了之时，这就是因得道而长生。

中古之时，有至人者①，淳德全道，和于阴阳②。

调于四时③，去世离俗。积精全神，游行天地之间，视听八达之外。此盖益其寿命而强者也，亦归于真人。

注释

①至人：指修养高，次于真人的人。
②和于阴阳：符合阴阳变化之道。
③调于四时：适应四时气候的往来。

译文

中古时代有至人，他道德淳朴完美，符合天地阴阳的变化，适应四时气候的变迁，避开世俗的喧闹，聚精会神，悠游于天地之间，所见所闻，能够广及八方荒远之外。这是能够延长寿命，身体强健的人，这种人也属于真人。

其次有圣人者，处天地之和，从八风之理①。适嗜欲于世俗之间，无恚嗔之心②。行不欲离于世，举不欲观于俗③。外不劳形于事，内无思想之患。以恬愉为务，以自得为功。形体不敝，精神不散。亦可以百数。

注释

①八风：指东、南、西、北，东南、西南，西北、东北八方之风。

②恚嗔huì chēn：生气。恚，恨。圭，指较小的容量单位。《孙子算经》卷上："量之所起，起于粟，六粟为一圭。"恚字从圭，圭有"小"意，心小，即可有不满、愤恨之引申。《说文》："嗔，盛气也。从口，真声。"真，有真实、充实之义，故嗔为盛气，引申有生气之义。

③恬愉：清静愉悦。

译文

其次有圣人，能够安居平和的天地之中，顺从八风的变化规律。调整自己的爱好以适合世俗习惯，从来不生气。行为不脱离社会，但举动又不仿效世俗而保有自己独特的风格。在外不使身体为事务所劳，在内不使思想有过重负担，以清静愉悦为本务，以悠然自得为目的。所以形体毫不衰老，精神也不耗散。年寿也可以达到百岁。

其次有贤人者，法则天地，象似日月。辩列星辰，逆从阴阳①。分别四时，将从上古。合同于道，亦可使益寿而有极时。

注释

①逆从阴阳：顺从阴阳升降的变化。逆从，偏义复
词，义偏于从。

译文

其次有贤人，能效法天地的变化，取象日月的升降。
分辨星辰的运行，顺从阴阳的消长。根据四时气候的变
化来调养身体。追随上古真人，以求合于养生之道。这
样，也可以延长寿命而接近自然的天寿。

四气调神大论篇第二

题解

四气，春温、夏热、秋凉、冬寒的四时之气。调神，调理精神情志。人作为天地之气化生的产物，其生命活动时时离不开自然，与自然之气相通。同时，人作为万物之灵，精神是生命活动的主宰。因此，在天地四时之气的变化中调摄好精神情志是养生的关键，本篇对此问题作了专门的论述，所以名为《四气调神大论》。本篇首先论述了依据四时之气的变化而调摄形神的具体方法；其次论述了异常的气候变化对生命活动的消极影响，指明违逆四时养生的原则所造成的伤害；最后提出了"阴阳四时者，万物之终始也，死生之本也"的命题，指出了"春夏养阳，秋冬养阴"的养生原则和"治未病"的积极思想。

春三月①，此谓发陈②。天地俱生，万物以荣③。早卧早起，广步于庭。被发缓形④，以使志生⑤。生而勿杀，予而勿夺，赏而勿罚⑥。此春气之应，养生之道也。逆之则伤肝，夏为寒变⑦，奉长者少。

注释

①春三月：指农历的正、二、三月。按节气为立

春、雨水、惊蛰、春分、清明、谷雨。

②发陈：发新于陈旧，即推陈出新。

③万物：古人常指草木。物，本义为杂色牛，在古代文献中，引申后多指有生命之物。泛指一切存在之物是近代以来的事。

④被发：披散开头发。被，通"披"。缓形：松解衣带，使身体舒缓。

⑤以使志生：在庭院中散步，披散开头发，舒缓形体。这是为了适应春天气机生发的特点。这样做的目的是使意志生发。《内经》的养生之道，不仅对形体有所要求，而且在精神意志上也有同样的要求。因为人是形神统一体，无论在心态上还是在行为上都要做到使万物生成而不能杀戮，给予而不能劫夺，赏赐而不能惩罚。这是与春天生发之气相应，是"养生（生发）"所要求的。

⑥生而勿杀，予而勿夺，赏而勿罚："生"、"予"、"赏"，象征顺应春阳生发之气的神志活动。"杀"、"夺"、"罚"，指与春阳生发之气相悖的神志活动。

⑦寒变：夏月所患寒性疾病之总名。

译文

　　春季三个月，是万物复苏的季节，大自然生机勃发，草木欣欣向荣。适应这种环境，人们应当夜卧早起，在庭院里散步。披开束发，舒缓身体，以使神志随着生发之气而舒畅。神志活动要顺应春生之气，而不要违逆春生之气。这才与春气相适应，这就是春天的养生方法。违背了这个方法，就会伤肝，到了夏天，就要发生寒变。这是因为春天生养的基础差，供给夏天成长的条件也就差了。

　　夏三月①，此谓蕃秀②。天地气交，万物华实。夜卧早起，无厌于日。使志无怒③，使华英成秀④。使气得泄，若所爱在外。此夏气之应，养长之道也。逆之则伤心，秋为痎疟⑤，奉收者少。

注释

　　①夏三月：指农历的四、五、六月。按节气为立夏、小满、芒种、夏至、小暑、大暑。

　　②蕃fán秀：草木繁茂，华美秀丽。

　　③使志无怒：不能让精神受到压抑。何谓"怒"？一般理解，怒是发怒，生气。那么发怒、生气是什么状态呢？我们知道，有个成语"含苞怒放"。苞是花蕾未开之前的包裹状态，花开了，这包裹状就打开了，所以，"怒"就是形容花要开未开之前的冲击状态。另外，人在暴怒时会出现血管暴涨的现象。这是被压抑出现的反应。发

怒是人的愿望被客观现实所阻，不能实现的心理反应。夏天正是天地阴阳之气相互交融的季节，阴阳之气的交融不能受到压抑和阻滞。所以夏天人的精神意志应该处于自由开放的状态，不能压抑，才符合养生之道。这样才能"使花英成秀"。"花英成秀"本义是由花结成果实，这里是说人体之气，脏腑的机能也像自然界的花结成果一样发生应有的变化。其主要的表现是"使气得泄"。夏天是成长的季节，万物成长壮大，人体之气也应该向外伸张疏泄，就像有特别喜爱的人或者物在外面召唤自己，不得不出去一样。这就是夏天人体之气应该有的反应，是养长的方法。

④华英：华，古文"花"字，花乃后起之俗字。英，草之花。这里指人的容貌面色。

⑤痎 jiē 疟：疟疾的总称。

译文

夏季三个月，是草木繁茂秀美的季节。天地阴阳之气上下交通，各种草木开花结果。适应这种环境，应该夜卧早起，不要厌恶白天太长，心中没有郁怒，使容色秀美。并使腠理宣通，如有为所爱之物吸引一样，使阳气疏泄于外，这是适应夏天"长养"的道理。如果违反了这个道理，会损伤心气，到了秋天就会患疟疾。这是因为夏天长养的基础差，供给秋天收敛的能力也就差了。

秋三月①，此谓容平②。天气以急，地气以明③。早卧早起，与鸡俱兴。使志安宁，以缓秋刑④。收敛神气，使秋气平。无外其志，使肺气清。此秋气之应，养收之道也。逆之则伤肺，冬为飧泄⑤，奉藏者少。

注释

①秋三月：指农历的七、八、九月。按节气为立秋、处暑、白露、秋分、寒露、霜降。

②容平：草木到秋天已达成熟阶段。容，为草木之形态。平，成，成熟。

③天气以急：秋天金气主令，金气肃杀，劲急。初秋秋高气爽，深秋则劲急肃杀。地气以明：以秋金之肃杀而地气清明。

④秋刑：古人崇信天人合一，人类的行为完全遵循天道，秋天是肃杀之季，死刑犯也是在秋后问斩。这里的"秋刑"指秋天的肃杀之气对身体的影响。

⑤飧sūn泄：完谷不化的泄泻。飧，本义为夕食，引申后有水浇饭之义。

译文

秋季三个月，是草木自然成熟的季节。天气劲急，地气清明。在这个季节，应当早睡早起，和鸡同时活动。保持意志安定，从而舒缓秋天劲急之气对身体的影响。精神内守，不急不躁，使秋天肃杀之气得以平和。不使意志外驰，使肺气清和均匀。这就是适应秋天收敛的道理。如果违背了这个方法，会损伤肺气。到了冬天就要生飧泄病。这是因为秋天收敛的基础差，供给冬天潜藏之气的能力也就差了。

冬三月①，此谓闭藏②。水冰地坼，无扰乎阳。早卧晚起，必待日光。使志若伏若匿，若有私意③。若已有得，去寒就温。无泄皮肤，使气亟夺④。此冬气之应，养藏之道也。逆之则伤肾，春为痿厥⑤，奉生者少。

注释

①冬三月：指农历的十、十一、十二月。按节气为立冬、小雪、大雪、冬至、小寒、大寒。

②闭藏：密闭潜藏，指万物生机潜伏。

③若有私意：冬三月养生在意志上的要求是"使志若伏若匿，若有私意，若已有得"。意思是顺应

冬藏的特点，意志也要闭藏于内，而不能外驰。由于意志作为主观的精神状态不好用语言描述，所以作者用了几个比喻来说明。"若伏若匿"，就像潜伏藏匿；"若有私意"，私，与公相对，也有隐秘之义；"若已有得"，已有所得，就不再外求。

④使气亟qì夺：气，指"阳气"。亟，频繁、多次。夺，被耗伤。冬三月养生在形体方面的要求是"去寒就温，无泄皮肤"，以养气，不使阳气被劫夺。所以冬季养生以闭藏阳气，不使之耗夺为关键。这是顺应冬气的反应，是"养藏"的方法。

⑤痿厥：四肢枯痿，软弱无力。

译文

冬季的三个月，是万物生机潜伏闭藏的季节。寒冷的天气，使河水结冰，大地冻裂。这时不能扰动阳气，应该早睡晚起，一定等到太阳出来时再起床。使意志如伏似藏，好像心里很充实，又好像已经得到满足。还要避开寒凉，保持温暖，不要让皮肤开张出汗，而频繁耗伤阳气。这就是适应冬天藏伏的道理。如果违反了这个道理，会损伤肾气，到了春天，就要得痿厥病。这是因为冬天闭藏的基础差，供给春季生养的能力也就差了。

天气，清净光明者也，藏德不止，故不下也。天明则日月不明①，邪害空窍②，阳气者闭塞，地气者冒明，云雾不精③，则上应白露不下。交通不表，万物命故不施④，不施则名木多死。恶气不发，风雨不节，白露不下，则菀槁不荣⑤。贼风数至，暴雨数起，天地四时不相保⑥，与道相失，则未央绝灭。唯圣人从之，故身无奇病⑦，万物不失，生气不竭。

注释

①天明：张景岳："惟天藏德，不为自用，故日往月来，寒往暑来，以成阴阳造化之道。设使天不藏德，自专其明，是则大明见则小明灭，日月之光隐矣，昼夜寒暑之令废，而阴阳失其和矣，此所以大明之德不可不藏也。所喻之意，盖谓人之本元不固，发越于外而空窍疏，则邪得乘虚而害之矣。"

②空窍：空，通"孔"。即孔窍。

③不精：精，通"晴"。即不晴。

④不施：不得生长。

⑤菀yùn槁不荣：生气蕴积不通而枯槁失荣。菀，通"蕴"。

⑥天地四时不相保：春、夏、秋、冬不能保持阴阳

变化的正常规律。

⑦奇病：即重病。

译文

　　天气是清净光明的，天气潜藏着清净光明的生生之德，永远无尽，所以万物能长久生存而不会消亡。如果天德不藏，显露他的光明，日月就没有光辉了，如同外邪乘虚侵入孔窍，酿成灾害一样。流畅的阳气，就会闭塞不通，沉浊的地气，反而遮蔽光明。云雾弥漫不晴，那么，地气不得上应天气，甘露也就不能下降了。甘露不降，草木就枯槁，而不会茂盛了。有害之邪气潜藏而不得散发，暴雨不断袭击，春、夏、秋、冬不能保持相互间的平衡，与正常的规律相违背。这样的话，万物在生长的中途便都夭折了。只有圣人能够顺应自然变化，注意养生，所以身体没有重病。如果万物都不失保养之道，那么它的生命之气是不会衰竭的。

　　逆春气，则少阳不生^①，肝气内变。逆夏气，则太阳不长，心气内洞^②。逆秋气，则少阴不收，肺气焦满。逆冬气，则太阴不藏，肾气独沉^③。夫四时阴阳者^④，万物之根本也。所以圣人春夏养阳，秋冬养阴^⑤，以从其根。逆其根，则伐其本，坏其真矣^⑥。故阴阳四时者，万物之终始也，死生之本也。逆之则灾害生，从之则苛疾不起。是谓得道。道者，圣人行之，愚者背之。从阴阳则生，逆之则死，从之则治，逆之则乱。反顺为逆，是谓内格⑦。

注释

①少阳：指春季。根据阴阳学说春季为少阳，夏季为太阳，秋季为少阴，冬季为太阴。

②内洞：内虚。洞，空、虚。

③独沉：肾气衰惫。

④四时阴阳：指春温、夏热、秋凉、冬寒的四季变化和一年阴阳变化规律。

⑤春夏养阳，秋冬养阴：春夏保养心肝，秋冬保养肺肾。

⑥坏其真："真"有"身"义。即坏其身。

⑦内格：即关格，古病名。临床表现为水谷不入（关闭），二便不通（阻格）。

译文

如果违反了春天之气，那么少阳之气就不能生发，会使肝气内郁而发生病变。如果违反了夏天之气，那么太阳之气就不能生长，就会发生心气内虚。如果违反了秋天之气，那么少阴之气就不能收敛，就会使肺热叶焦而胀满。如果违反了冬天之气，那么太阴之气不能潜藏，就会使肾气衰弱。四时阴阳的变化，是万物生长收藏的根本。所以圣人顺应这个规律，在春天、夏天保养心肝，在秋天、冬天保养肺肾，以适应养生的根本原则。假如违反了这一根本原则，便会摧残本元，损坏身体。所以四时阴阳的变化，是万物生长收藏的由来，死生的本源。违背它，就要发生灾害；顺从它，就不会得重病。这样才可以说掌握了养生规律。不过这个养生规律，只有圣人能够奉行，愚昧的人却会违背。如果顺从阴阳变化的规律，就会生存，违背阴阳变化规律，就会死亡；顺从这个规律就会安定，违背规律就要发生祸乱。如果不顺从阴阳四时的变化而违逆，就会生病，病名叫关格。

是故圣人不治已病治未病，不治已乱治未乱，此之谓也。夫病已成而后药之，乱已成而后治之，譬犹渴而穿井，斗而铸兵，不亦晚乎？

译文

所以圣人不治已发生的病而倡导未病先防；不治理已形成的动乱，而注重在未乱之前的疏导。假如疾病已形成以后再去治疗，动乱已形成以后再去治理，这就好像口渴才去挖井，发生战斗才去铸造兵器，那不是太晚了吗？

生气通天论篇第三

题解

　　生气即生命之气，是人体生命活动的动力；天是自然界。中医认为，人体生命之气时时与自然相通，这就是天人相应的思想。人体内的五味、五气等都取之于自然界；而五味、五气失于正常，又能伤害人体。本篇具体讨论了这些问题，故以《生气通天论》名篇。本篇提出的重要思想有："阳气者若天与日，失其所则折寿而不彰"，成为后世重视阳气的温补学派的理论渊薮；"阴平阳秘，精神乃治，阴阳离决，精气乃绝"，阐明了阴阳的平秘对于生命活动的重要意义，成为中医学认识人体生命的最高原理和养生治疗的最高价值追求。

　　黄帝曰：夫自古通天者生之本，本于阴阳。天地之间，六合之内①，其气九州②、九窍③、五藏、十二节④，皆通乎天气。其生五⑤，其气三⑥。数犯此者，则邪气伤人，此寿命之本也。

注释

　　①六合：四方上下为六合。

　　②九州：古指冀、兖、青、徐、扬、荆、豫、梁、

雍为九州。

③九窍：上七窍，耳二、目二、口一、鼻孔二；下二窍，前阴、后阴。

④十二节：四肢各有三大关节，上肢，腕、肘、肩；下肢，踝、膝、髋，共十二节。

⑤其生五：其，指天之阴阳。五，指金、木、水、火、土五行。

⑥其气三：指阴阳之气各有三，即三阴三阳。

译文

　　黄帝说：自古以来，人的生命活动与自然界的变化就是息息相通的，这是生命的根本。生命的根本就是阴阳。在天地之间，四方上下之内，无论是地之九州，还是人的九窍、五脏、十二节，都与自然之气相通。天之阴阳化生地之五行之气，地之五行又上应天之三阴三阳。如果经常违反阴阳变化规律，那么邪气就会伤害人体，所以说阴阳是寿命的根本。

　　苍天之气①，清净则志意治②，顺之则阳气固，虽有贼邪③，弗能害也。故圣人传精神④，服天气而通神明⑤，失之则内闭九窍，外壅肌肉⑥，卫气散解⑦，此谓自伤，气之削也。

注释

①苍天：天空、天气。

②志意治：精神情志平和调畅。志意，今谓意志。治，平和。

③贼邪：贼风邪气，泛指外界致病因素。

④传：通"抟tuán"，专一，集中。《说文》："专，纺专。"甲骨文"专"（專）取象于用手转动。"纺专"，纺线形。抟，从专，故有聚集之义。

⑤服天气：即《上古天真论》之"呼吸精气"，吸取天地之气。神明：指阴阳的变化。

⑥壅：阻塞。

⑦卫气：属于阳气的一种，如同保卫于人体最外层的樊篱，所以称卫气。

译文

　　自然界的天气清净，人的意志就平和。顺应这个道理，阳气就固密。即使有贼风邪气，也不能侵害人体。所以善于养生的圣人，能够聚集精神，呼吸天地精气，而与天地阴阳的神明变化相统一。如果违背这个道理，在内会使九窍不通，在外会使肌肉壅阻，卫阳之气耗散，这是自己造成的伤害，而使阳气受到削弱。

阳气者若天与日，失其所，则折寿而不彰①。故天运当以日光明，是故阳因而上卫外者也。

注释

①折寿：短寿。不彰：不明。彰，明、著。

译文

人体的阳气，就像天上的太阳一样。太阳不能在其轨道上正常运行，万物就不能生存；人体的阳气不能正常运行于人体，就会缩短寿命而不能使生命成长壮大。所以天体运行不息，是借着太阳的光明，人体健康无病，是依赖轻清上浮的阳气保卫。

因于寒，欲如运枢①，起居如惊②，神气乃浮。因于暑，汗，烦则喘喝，静则多言③，体若燔炭，汗出乃散。因于湿，首如裹④，湿热不攘⑤，大筋緛短⑥，小筋弛长⑦，緛短为拘⑧，弛长为痿。因于气，为肿，四维相代⑨，阳气乃竭。

注释

①运枢：因天寒当深居周密，如枢纽之内动，不应烦

扰筋骨，使阳气发泄于皮肤，而为寒邪所伤。

②惊：妄动。

③烦则喘喝，静则多言：指阳证热证的一种表现。喝，指喘促而发出的一种声音。

④首如裹：头部沉重不爽，如有物蒙裹。

⑤攘：排除。

⑥緛 ruǎn 短：收缩。

⑦弛：松懈。

⑧拘：踡缩不伸而拘挛。

⑨四维：古人认为天由四柱支撑，称作"四维"。此处喻指人的四肢。

译文

人感受了寒邪，阳气就会像门户的开阖一样相应抗拒，起居不宁。如果起居妄动，神气浮越，阳气就不能固密了。如果感受暑邪，就会多汗，烦躁，甚至喘促，喝喝有声。及至暑邪伤气，即使不烦喘时，也会多言多语，身体发热如炭烧，必须出汗，热才能退。如果伤于湿邪，头部就会沉重，如同裹着东西，如果湿热不能及时排除，就会出现大筋拘挛不伸，小筋弛缓无力。如果气被风邪所缚，发为气肿，四肢交替肿痛不休，这是阳气已经衰竭了。

阳气者，烦劳则张①，精绝②，辟积于夏③，使人煎厥④，目盲不可以视，耳闭不可以听，溃溃乎若坏都⑤，汩汩乎不可止⑥。阳气者，大怒则形气绝；而血菀于上⑦。使人薄厥⑧，有伤于筋，纵，其若不容⑨，汗出偏沮⑩，使人偏枯⑪。汗出见湿，乃生痤痱⑫。高梁之变⑬，足生大疔，受如持虚。劳汗当风，寒薄为皶⑭，郁乃痤。

注释

①张：本义为拉满的弓。此处指亢盛而外越。

②精绝：指水谷精气衰竭。因阳气亢盛而导致阴精伤耗。

③辟积：病久积累。辟，通"襞bì"，衣裙皱褶。这里引申为累积。

④煎厥：病名。因这种厥的发生不是偶然的，是有一定原因的，如物之煎熬而然，因此称煎厥。临床表现为耳鸣、目盲，突然昏厥。

⑤溃溃：溃决。都：水泽汇聚之处。

⑥汩gǔ汩：象声词，形容水势汹涌而不可遏止。

⑦血菀yùn于上：血瘀于头部。菀，蕴瘀。

⑧薄厥：即"暴厥"，发病急骤之厥证。薄，通"搏"，发病之速如同搏击。

⑨纵：弛纵、痿废。不容：肢体不能随意运动。

⑩汗出偏沮 jū：汗出偏于身体半侧。沮，水流受阻而停止。

⑪偏枯：半身不遂。枯，树木干枯。半身不遂如生命干枯，故名偏枯。

⑫痤 cuó：小疮疖。痱 fèi：汗疹。

⑬高：同"膏"，脂膏。因为脂肪位于肌肉之上，立体看来，为高位，故名"膏"。月，表示肉。膏为高、肉之组合，指脂肪。这里指各种肥甘之味。梁：同"粱"，即细粮、精米。

⑭皶 zhā：粉刺。

译文

人体的阳气，由于过度烦劳，就会亢盛外越，导致阴精耗竭。病程拖延到了夏天，就容易使人发生煎厥病。主要症状是眼睛昏蒙看不清东西，耳朵闭塞听不见声音，病势危急，就像湖水溃决，流速迅急，不可遏止，一发不可收拾。人体的阳气，大怒时会造成形与气隔绝，血郁积于头部，使人发生暴厥。当然，大怒之后也有不发暴厥之证的，那就会伤筋。筋受伤，会弛缓不收，肢体行动不自由。半身汗出的，会发生偏枯病。汗出以后感受湿邪，会发生小疮疖和汗疹。多吃肥甘厚味，能够使人生大疔，发病就像拿着空器皿盛东西一样容易。劳动之后，汗出当风，寒气阻遏于皮肤，会形成粉刺，郁积不解，可成为疮疖。

阳气者，精则养神，柔则养筋。开阖不得①，寒
气从之，乃生大偻②。营气不从，逆于肉理，乃生痈
肿，陷脉为瘘③，留连肉腠④。俞气化薄⑤，传为善畏，
及为惊骇。营气不从，逆于肉理，乃生痈肿。魄汗
未尽⑥，形弱而气烁⑦，穴俞以闭，发为风疟。

注释

①开阖 hé：意同“开闭”。原义指门户之开关。这
里指人体气穴开阖不利。

②大偻 lóu：曲背。

③陷脉：邪气深入脉中。瘘 lòu：凡日久成脓溃漏，
都叫作“瘘”。

④留连：留滞。肉腠：肌肉纹理。

⑤俞 shù：通“腧”，经络的孔穴。俞，古代刳空树
木作船。《说文》：“空中木为舟。”船，中空，
可以运送人员、货物，故俞有空与运输之义。后
加“车”为“输”，加“月（肉）”为“腧”。
输、腧为同源字。输以车运输，腧为人体血气之
转输。

⑥魄汗：自汗。魄，本义是与人体同时存在的生理本
能，如目视耳听。常用语有“体魄”一词。这里的

"魄"可理解为"体"。魄汗因而即体汗、自汗。

⑦气烁：气消。

译文

人体的阳气，养神则精微，养筋则柔软。如果腠理开阖失调，寒邪乘机侵入，就会发生背部屈曲的大偻病。如果寒气入于经脉，营气不能顺着经脉走，阻滞在肌肉之中，会发生痈肿。邪气留滞在肌肉纹理，日久深入血脉，可以形成瘘疮。外邪从背部腧穴侵及脏腑，会出现善畏和惊骇之证。汗出不透，形体衰弱，阳气消耗，腧穴闭塞，就会发生风疟。

故风者，百病之始也，清静则肉腠闭，阳气拒，虽有大风苛毒①，弗之能害，此因时之序也。

注释

①苛毒：厉害的毒邪。

译文

风是引发各种疾病的始因，但是，只要精神安静，意志安定，腠理就能闭密，阳气就能保卫人体外部，即使有大风苛毒，也不能造成伤害。这是顺应四时气候变化规律来养生的结果。

故病久则传化①，上下不并②，良医弗为。故阳畜积病死③，而阳气当隔，隔者当泻，不亟正治，粗乃败亡④。故阳气者，一日而主外，平旦阳气生，日中而阳气隆，日西而阳气已虚，气门乃闭⑤。是故暮而收拒，无扰筋骨，无见雾露，反此三时⑥，形乃困薄。

注释

①传：病邪传入其他经络或脏腑。化：变生其他病证。

②上下不并：上下之气不相交通。

③畜：同"蓄"，蓄积。阳气蓄积之后就乖隔不通，所以说"阳气当隔"。当，阻挡。

④粗：本义是加工粗糙的谷米。这里指粗工，技术低下的医生。

⑤气门：汗孔。中医认为肺主气，司呼吸，外合于皮毛。故皮肤的汗孔称为气门。

⑥三时：指平旦、日中、日西。

译文

所以病的时间长了，就会传导变化，发生其他证候。如果病人上下之气不能交通，再高明的医生，也无能为力了。人的阳气过分蓄积，也会致死。因为阳气蓄积，隔塞不通，应该用泻法。如果不赶紧治疗，粗工就会败亡人体正气而致病人死亡。人体的阳气，白天都运行于人体外部，日出时人体的阳气开始生发，中午阳气最旺盛，到日落时阳气衰退，汗孔也就关闭了。这时，就应当休息，阳气收藏于内而拒邪气于外。不要扰动筋骨，不要冒犯雾露，如果违反了平旦、日中、日暮阳气的活动规律，形体就会为邪气所困，而日趋衰弱。

岐伯曰：阴者，藏精而起亟也^①；阳者，卫外而为固也。阴不胜其阳，则脉流薄疾^②，并乃狂。阳不胜其阴，则五脏气争，九窍不通。是以圣人陈阴阳^③，筋脉和同，骨髓坚固，气血皆从。如是则内外调和，邪不能害，耳目聪明，气立如故。

注释

①藏精而起亟 qì：张景岳："亟即气也。"体内贮藏的阴精是气的来源。

②薄疾：急迫而快速。薄，即"搏"，迫，冲击。

③陈：陈列得宜，不使偏胜。

译文

岐伯说：阴是把精气蓄藏于体内，而不断充养阳气；阳是保卫人体外部而坚固腠理的。如果阴不胜阳，那么经脉往来流动就会急迫快速，而发为狂病。如果阳不胜阴，那么五脏之气就会不调，以致九窍不通。所以圣人调整阴阳，使之各安其位，才能筋脉舒和，骨髓坚固，气血畅通，这样内外阴阳之气调和，邪气不能侵害，耳聪目明，真气运行正常。

风客淫气①，精乃亡②，邪伤肝也③。因而饱食，筋脉横解④，肠澼为痔⑤。因而大饮，则气逆。因而强力，肾气乃伤，高骨乃坏⑥。

注释

①客：邪气从外面侵入，如客从外来。淫：久雨为淫。这里意思是渐渐侵害元气。

②亡：损耗。

③伤肝：《阴阳应象大论》："风气通于肝。"所以说伤肝。

④横解：横逆弛缓。解，通"懈"。

⑤肠澼pì：泄脓血，即痢疾。

⑥高骨：腰间脊骨。

译文

风邪侵入人体，渐渐损害元气，精血就要消亡。这是由于邪气伤害了肝脏。这时，如果再过饱，会使胃的筋脉横逆弛缓，而形成下痢脓血的痢疾，进而引发痔疮。

如果饮酒过度，肺气就会上逆。如果勉强入房，就要损伤肾气，使脊椎骨损坏。

凡阴阳之要，阳密乃固。两者不和[①]，若春无秋，若冬无夏。因而和之，是谓圣度[②]。故阳强不能密，阴气乃绝。阴平阳秘，精神乃治。阴阳离决，精气乃绝。

注释

①不和：指阴阳偏胜。和，平衡协调。
②圣度：最好的养生方法或治疗方法。

译文

大凡阴阳的关键，在于阳气固密于外，阴气才能持守于内。如果阴阳失去平衡和谐，就像一年当中，只有春天没有秋天，只有冬天没有夏天一样。因此，调和阴阳，是最好的养生方法。如果阳气过于亢盛，不能固密，阴气就要亏耗而衰竭。阴气和平，阳气周密，精神就会旺盛。如果阴阳分离而不相交，那精气也就随之而耗竭了。

因于露风[①]，乃生寒热。是以春伤于风，邪气留连，夏乃为洞泄②。夏伤于暑，秋为痎疟，秋伤于湿，冬逆而咳，发为痿厥。冬伤于寒，春必病温。四时之气，更伤五脏。

注释

①露风：露，露水，这里引申其义，作动词，有触冒之义。

②洞泄：急泻。

译文

如果触冒风邪，就会发生寒热。所以，春天被风邪所伤，邪气留滞不去，到了夏天就会生洞泄病。夏天被暑邪所伤，潜伏于内，到了秋天，就会发生疟疾。秋天被湿邪所伤，到了冬天，就会气逆而痰咳，进而发展为痿厥病。冬天被寒邪所伤害，到了春天，必然发生温热病。风寒暑湿这些四时邪气，会交替伤害五脏。

阴之所生，本在五味①，阴之五宫②，伤在五味。是故味过于酸，肝气以津③，脾气乃绝。味过于咸，大骨气劳，短肌④，心气抑⑤。味过于苦，心气喘满，肾气不衡。味过于甘，脾气濡⑥，胃气乃厚⑦。味过于辛，筋脉沮弛⑧，精神乃央⑨。是故谨和五味，骨正筋柔，气血以流，腠理以密，如是则骨气以精。

谨道如法，长有天命。

注释

①五味：酸、苦、甘、辛、咸。这里指饮食的五味。

②五宫：五脏。五脏，古文作"五藏"。"藏"本
为藏物之处。古人认为，五脏是储藏精气之所，
故命名为"藏"。后又造"臟"以与普通藏物之
处相区别。简化作"脏"。宫，上古泛指房屋。
房屋为人之居所，所以，"宫"与"藏"意义相
同，故五脏也称为"五宫"。

③津：渡口，这里引申为"聚集"。

④短肌：皮肤干枯，不润泽。

⑤气抑：气郁滞不舒。

⑥濡：濡滞。

⑦厚：反训为"薄"。

⑧沮：水流不通。引申为败坏，衰败。

⑨央：通"殃"，受伤。

译文

阴精的产生，来源于饮食五味的营养，但是，贮
藏精血的五脏，又因为过食五味而受伤害。所以过食
酸味，会使肝气集聚，脾气就会衰弱。过食咸味，会
使骨气受伤，肌肉枯槁，心气也就郁滞了。过食苦味，
会使心气喘闷，肾气就衰弱了。过食甜味，会使脾气

濡滞，胃气也就薄弱了。过食辛味，会使筋脉渐渐衰败，精神也就颓废了。所以谨慎地调和五味，使得骨骼正直，筋脉柔和，气血流通，腠理固密，这样，就会气精骨强了。谨慎地按照养生之道的法则去做，就可以享受自然的寿命。

金匮真言论篇第四

题解

金匮，即金櫃（柜）。金属制成的藏书柜，用来收藏重要的书籍。真言，真理之言。本篇论述了"五脏应四时"的理论。根据五行学说，中医学建立了以五行为内核，四时（五时）、五方为间架，五脏为中心，配合以人的五窍、五体、五华、五志及外界的五色、五味、五音、五畜、五谷等，形成了一个相互联系统一的医学宇宙观。这就是"五脏应四时"的理论。这部分内容是中医学的理论核心之一，所以用《金匮真言论》名篇。该篇还论述了外邪触犯人体的发病规律和特点，对阴阳学说也有初步的论述，并且提出了"精者，身之本"的重要命题，对保精养生具有重要指导意义。

黄帝问曰：天有八风，经有五风①，何谓？

岐伯对曰：八风发邪②，以为经风，触五脏，邪气发病。所谓得四时之胜者③，春胜长夏，长夏胜冬④，冬胜夏，夏胜秋，秋胜春。所谓四时之胜也。

注释

①经：经脉。五风：五脏之风，指肝风、心风、脾

风、肺风、肾风。侵入经脉的风邪进而内侵五脏
而成五脏之风。

②八风发邪：张志聪："八方不正之邪风，发而为
五经之风，触人五脏，则邪气在内而发病也。"

③胜：克制。依五行配属五脏之理，春当木，夏当
火，长夏当土，秋当金，冬当水。因为五行有木
胜土，土胜水，水胜火，火胜金，金胜木的相胜
关系，故有四时之胜。

④长夏：夏秋两季之间，相当于农历六月。

译文

黄帝说：天有八方之风，人的经脉有五脏之风。是
指什么呢？

岐伯回答说：八风会产生致病的邪气，侵犯经脉的
风邪，触动人的五脏，因而发病。所说的感受四时季节
相克的情况是指春胜长夏，长夏胜冬，冬胜夏，夏胜秋，
秋胜春。这就是所说的四时季节相克。

东风生于春①，病在肝②，俞在颈项③。南风生
于夏，病在心，俞在胸胁。西风生于秋，病在肺，
俞在肩背；北风生于冬，病在肾，俞在腰股④。中央
为土，病在脾，俞在脊。

注释

① 东风生于春：马莳："春主甲乙木，其位东，故东风生于春。"南风、北风、西风可以类推。

② 病在肝：根据五行学说，春季与东方及人的肝脏对应，东风成为致病邪气则伤肝，所以说病在肝。其他，在心、在肺、在脾、在肾可以类推。

③ 俞在颈项：王冰："春气发荣于万物之上，故俞在颈项。"俞，同"腧shù"，腧穴。腧与输为同源字，有运输气血的意思。腧穴既是气血积聚处，也是外邪侵入人体的通道。

④ 股：大腿。

译文

东风生于春季，春季患病，多发生在肝经，而表现于颈项。南风生于夏季，病变常发生在心经，而表现于胸胁。西风生于秋季，病变常发生在肺经，而表现于肩背。北风生于冬季，病变常发生在肾经，而表现于腰股。中央属土，病变常发生在脾经，而表现于脊背。

故春气者①，病在头；夏气者，病在脏②；秋气者，病在肩背；冬气者，病在四支③。

注释

①气：外界气候。

②脏：内脏，此处指心。

③四支：即四肢。支与肢为古今字。支为分支之义，后世为了区分不同事物的分支，于是增加形符，而有"肢"、"枝"等今字的产生。

译文

所以春气为病，多在头部；夏气为病，多在心；秋气为病，多在肩背；冬气为病，多在四肢。

故春善病鼽衄①，仲夏善病胸胁，长夏善病泄寒中②，秋善病风疟，冬善病痹厥③。

注释

①鼽 qiú：鼻流清涕。衄 nù：鼻出血。

②寒中：寒气在中，指里寒证。

③痹厥：手足麻木逆冷。

译文

所以春天多生鼻流清涕和鼻出血的病，夏天多生胸胁病，长夏多生里寒泄泻病，秋天多生风疟病，冬天多生痹病。

故冬不按跷^①，春不鼽衄；春不病颈项，仲夏不病胸胁，长夏不病洞泄寒中，秋不病风疟，冬不病痹厥、飧泄而汗出也。

注释

①按跷 qiāo：按摩导引。这里指扰动筋骨的过度活动。《说文·足部》："跷，举足行高也。从足，乔声。"跷与桥皆从乔，同源字。桥作为连接河流的通路一般高于两岸的路面。跷为举足行走，亦有高之貌，都有高义。

译文

所以冬天不做剧烈运动而扰动潜伏的阳气，春天就不会发生鼽衄和颈项病，夏天也不会发生胸胁病，长夏不会发生里寒洞泄病，秋天不会发生风疟病，冬天也不会发生痹厥、飧泄、汗出过多的病。

夫精者^①，身之本也。故藏于精者，春不病温。夏暑汗不出者，秋成风疟。

注释

①精：饮食所化之精华，人类生殖之原质都叫精。精，本义为精加工的谷米，引申指事物的精华，乃至万物生成的本源。

译文

　　精对人体就如同树木的根本是生命的源泉。所以冬季善于保养精气的，春天就不易得温病。夏天暑热之时，应该出汗而不出汗，到了秋天就会得风疟病。

　　故曰：阴中有阴，阳中有阳。平旦至日中①，天之阳，阳中之阳也；日中至黄昏②，天之阳，阳中之阴也；合夜至鸡鸣③，天之阴，阴中之阴也；鸡鸣至平旦④，天之阴，阴中之阳也。故人亦应之。

注释

①平旦至日中：清晨至中午，即六时至十二时。

②日中至黄昏：中午至日落，即十二时至十八时。

③合夜至鸡鸣：日落至半夜，即十八时至二十四时。

④鸡鸣至平旦：半夜至清晨，即零时至六时。

译文

所以说，阴中有阴，阳中有阳。从清晨至中午，自然界的阳气是阳中之阳。从中午至黄昏，自然界的阳气是阳中之阴。从日落到半夜，自然界的阴气是阴中之阴。从半夜到清晨，自然界的阴气是阴中之阳。所以人的阴阳之气也是如此。

夫言人之阴阳，则外为阳，内为阴。言人身之阴阳，则背为阳，腹为阴。言人身之脏腑中阴阳，则脏者为阴，腑者为阳。肝心脾肺肾五脏皆为阴，胆胃大肠小肠膀胱三焦六腑皆为阳。所以欲知阴中之阴、阳中之阳者，何也？为冬病在阴，夏病在阳；春病在阴，秋病在阳。皆视其所在，为施针石也①。故背为阳，阳中之阳，心也；背为阳，阳中之阴，肺也；腹为阴，阴中之阴，肾也；腹为阴，阴中之阳，肝也；腹为阴，阴中之至阴②，脾也。此皆阴阳、表里、内外、雌雄相输应也③，故以应天之阴阳也。

注释

①针：针刺。石：砭石。在没有冶炼技术的上古时期，古人以打造的锋利石器即砭石为治疗的工具。后世发明了冶炼技术后，特别是有了脱碳钢

之后发明了适宜于治疗的针具，即九针。因为针与石是治疗的常用工具，故在语言中"针"、"石"作为一个熟语连用。但实际上，到《内经》时代应该很少使用砭石了。

②至阴：根据中医理论，脾属土。古人认为天为最大的阳，地为最大的阴，即至阴。所以脾为至阴。

③阴阳、表里、内外、雌雄：这些相对的名词都是用来取象比类说明阴阳的。输应：阴阳、表里、内外、雌雄发生相互对应、呼应的关系。

译文

　　就人体阴阳来说：外部为阳，内部为阴。单就身体部位来说：背为阳，腹为阴。就脏腑来说：脏属阴，腑属阳。肝、心、脾、肺、肾五脏都属阴；胆、胃、大肠、小肠、三焦、膀胱六腑都属阳。为什么要知道阴中有阴，阳中有阳的道理呢？这因为冬病发生在阴，夏病发生在阳；春病发生在阴，秋病发生在阳。都要根据疾病所在部位来进行针刺或砭石治疗。所以说，背部为阳，阳中之阳为心；背部为阳，阳中之阴为肺；腹部为阴，阴中之阴为肾；腹部为阴，阴中之阳为肝；腹部为阴，阴中之阴为脾。这些都是人体阴阳、表里、内外、雌雄的相应关系。它们合于自然界的阴阳变化。

帝曰：五脏应四时，各有攸受乎^①？

岐伯曰：有。东方青色，入通于肝。开窍于目，藏精于肝，故病在头。其味酸，其类草木，其畜鸡，其谷麦。其应四时，上为岁星^②，是以知病之在筋也。其音角^③，其数八^④，其臭臊。

注释

①攸受：所用。攸，同"所"。受，发生作用。

②岁星：木星。

③角 jué：五音之一。宫、商、角、徵、羽为五音，分别与五行相配，宫属土、商属金、角属木、徵属火、羽属水。

④其数八：八为木的成数。根据易理，数生五行：天一生水，地六成之；地二生火，天七成之；天三生木，地八成之；地四生金，天九成之；天五生土，地十成之。肝属木，所以说其数八。

译文

黄帝说：五脏与四时相对应，都各有所用吗？

岐伯答：有。东方青色，和肝相应。肝开窍于目，精华藏于肝脏，它发病多在头部。比象来说：在五味中为酸味，在植物中为草木，在五畜中为鸡，在五谷中为麦，在四时中上应于木星。所以肝病多发生在筋。在五音中为角，在五行生成数为八，在五气中为腥臊。

南方赤色，入通于心。开窍于舌，藏精于心，故病在五脏。其味苦，其类火，其畜羊，其谷黍。其应四时，上为荧惑星①。是以知病之在脉也。其音徵，其数七，其臭焦。

注释

①荧惑星：火星。

译文

南方赤色，和心相应。心开窍于舌，精华藏在心，发病多在五脏。比象来说：在五味中为苦味，在五行里为火，在五畜中为羊；在五谷中为黍。在四时中上应于火星，所以心有病多发生在血脉。在五音中为徵音，在五行生成数中为七，在五气中为焦。

中央黄色，入通于脾。开窍于口，藏精于脾，故病在脊。其味甘，其类土，其畜牛，其谷稷。其应四时，上为镇星①。是以知病之在肉也。其音宫，其数五，其臭香。

注释

①镇星：即土星。

译文

　　中央黄色，和脾相应。脾开窍于口，精华藏在脾脏。发病多在脊部。比象来说：在五味中为甘味，在五行中为土，在五畜中为牛，在五谷中为稷。在四时中上应于土星。所以脾有病多发生在肌肉。在五音中为宫音，在五行生成数中为五，在五气中为香。

　　西方白色，入通于肺。开窍于鼻，藏精于肺，故病在背。其味辛，其类金，其畜马，其谷稻。其应四时，上为太白星①，是以知病之在皮毛也。其音商，其数九，其臭腥。

注释

①太白星：金星。

译文

　　西方白色，与肺相应。肺开窍于鼻，精华藏在肺脏。发病多在背部。比象来说：在五味中为辛味，在五行中为金，在五畜中为马，在五谷中为稻，在四时中上应金星。所以病多发生在皮毛。在五音中为商音，在五行生成数为九，在五气中为腥。

北方黑色，入通于肾。开窍于二阴，藏精于肾，故病在豀①。其味咸，其类水，其畜彘②，其谷豆。其应四时，上为辰星③，是以知病之在骨也。其音羽，其数六，其臭腐。

注释

①豀 xī：指肘、膝、腕、踝。豀，与较大"谷"相对应，是山中不与外界相通的较小的沟渠，也指山间的流水。所以，豀与溪为同源字。奚、谷引申于人体指肢体肌肉之间接触的缝隙或凹陷部位，为经络气血输注出入之所。

②彘 zhì：即"豕"，猪。

③辰星：水星。

译文

北方黑色，与肾相应。肾开窍于二阴，精华藏在肾脏，发病多在四肢。比象来说：在五味中为咸味，在五行中为水，在五畜中为猪，在五谷中为豆。在四时中上应于水星。有病会发生在骨骼。在五音中为羽音，在五行生成数中为六，在五气中为腐。

故善为脉者①，谨察五脏六腑，逆从，阴阳、表里、雌雄之纪，藏之心意，合心于精。非其人勿教，非其真勿授，是谓得道。

注释

①为脉：诊脉。

译文

所以善于诊脉的医生，小心地审察五脏六腑的气血逆顺以及阴阳、表里、雌雄的所以然，经过深思熟虑，以达到精微的地步。这样的脉学是宝贵的。但不要传授给不适当的人，不是真正的医学理论也不要向人传授，这才是医学传授之道。

阴阳应象大论篇第五

题解

该篇是《内经》阐述中医学基本理论的最重要的篇章，所以称为"大论"。该篇首先给出阴阳的概念，论述了阴阳对整个自然界万事万物发生、发展、消亡的重要意义，进而详细地论述了阴阳水火、精气味形之间相互转化的关系，阴阳偏盛偏衰所造成的疾病及依照阴阳学说确立的养生原则。"象"指万物之现象。根据《周易》的原理，纷繁的万象可以归结为不同的种类。《周易》之八卦即是八种象。五行就是五种象。而最基本的象就是阴阳之象，所谓"阴阳应象"就是把纷繁的万象归属于阴阳。该篇实际上又结合五行学说，把万象分属于五行，建立了以五方、五脏为核心的天人一体的整体医学宇宙观。了解中国传统文化及传统医学必须明白古人取象比类的思维方式。古人认为天人都由一气所化，遵循共同的生化规律和运动法则，天地万物与人类可以通过气和象联通起来。象是气的显现，同样的气有同样的象，彼此之间具有感应亲和关系，所谓"同气相求"、"同类相动"。注意：古人所理解的"象"并不是固定不变的形象，更重要的是功能之象，即功能相同或相通的事物具有相同的"象"，所以才能通过"象"把外形不同但功能相关的事物联系成一个以阴阳五行为内在结构的整体网络系统，这个系统的各部分相互作用、相互关联，构成一个动态平衡的开放体系。这成为古人认知世界的基本模式，具有极其重要的理论价值。最后该篇根据阴阳学说论述了人体的生理特点、早期治疗的意义、针刺、诊病及治疗的基本原则。本篇名言："智者察同，愚者察异。""阴在内，阳之守也；阳在外，阴之使也。"

　　黄帝曰：阴阳者，天地之道也，万物之纲纪①，变化之父母②，生杀之本始③，神明之府也④，治病必求于本⑤。故积阳为天，积阴为地。阴静阳躁，阳生阴长，阳杀阴藏。阳化气，阴成形⑥，寒极生热，热极生寒。寒气生浊，热气生清。清气在下，则生飧泄。浊气在上，则生䐜胀⑦。此阴阳反作，病之逆从也⑧。

注释

　　①纲纪：纲领。纲，提网的总绳，丝缕的头绪。《说文》："纪，丝别也。"纲、纪都有要领、纲领之义。

　　②变化之父母：万物生长变化的根源。父母，有根源、起源的意思。

　　③生：生长。杀：杀伐，消亡。本始：根本。

　　④神明：变化不测谓之神，品物流行谓之明。推动万物生成和变化的力量称为神明。

⑤本：根源、根本。这里指阴阳。

⑥阳化气，阴成形：这里的气指能力、力量。形，指形体、物质。

⑦䐜chēn胀：上腹部胀满。

⑧逆：病的异常逆证。从：病的正常顺证。

译文

　　黄帝说：阴阳，是天地间的普遍规律，是一切事物的纲领，是万物发展变化的起源，是生长毁灭的根本，是万物发生发展变化的动力源泉。因此，治病必须寻求治本的方法。清阳之气，积聚上升，就成为天；浊阴之气，凝聚下降，就成为地。阴主静、阳主动，阳主发生，阴主成长，阳主杀伐，阴主收藏。阳能化生力量，阴能构成形体。寒到极点会转化生热，热到极点会转化生寒。寒气的凝聚，能产生浊阴，热气的升腾可产生清阳。清阳之气在下，如不得上升，就会发生飧泄。浊阴之气，如不得下降，就会发生胀满。这是违反了阴阳运行规律，因此疾病也有顺证和逆证的不同。

　　故清阳为天，浊阴为地。地气上为云，天气下为雨。雨出地气，云出天气。故清阳出上窍①，浊阴出下窍②。清阳发腠理，浊阴走五脏。清阳实四支，浊阴归六腑。

注释

① 上窍：指眼耳口鼻七窍。

② 下窍：指前后二阴。

译文

在自然界，清阳之气变为天，浊阴之气变成地。地气上升就成为云，天气下降就变成雨。雨虽从天气下降，却是地气所化；云虽形成于地气，却赖天气的蒸发。这是阴阳相互为用的关系。在人体的变化，清阳出于上窍，浊阴出于下窍。清阳发散于腠理，浊阴注入于五脏。清阳使四肢得以充实，浊阴使六腑能够相安。

　　水为阴，火为阳。阳为气，阴为味①。味归形，形归气②。气归精③，精归化④。精食气⑤，形食味⑥。化生精，气生形⑦。味伤形，气伤精⑧。精化为气，气伤于味⑨。

注释

① 阳为气，阴为味：气，指功能或活动能力。味，泛指一切食物。

② 味归形，形归气：归，生成、滋养。形，指形体，包括脏腑、肌肉，血脉、筋骨、皮毛等。

③气归精：真气化生精。

④精归化：精血充盛，又可化生真气。化，化生。

⑤精食 sì 气：精仰赖气化而成。食，仰求、给养或依赖。

⑥形食 sì 味：形体有赖食物的营养。

⑦化生精，气生形：气化、生化的作用，促进了精的生成，同时又充养了形体。

⑧味伤形，气伤精：味和气也能伤害人体的形和精。

⑨精化为气，气伤于味：精可以化生气，产生功能，饮食五味失调也可以伤气，损伤功能。

译文

　　水属于阴，火属于阳。阳是无形的气，而阴则是有形的味。饮食五味进入身体中的胃腑，胃能够腐熟蒸化出水谷中的清气，清气进入五脏，与五脏中的精气结合，而化生人体生命的营养物质。精仰赖水谷清气的补养，形体仰赖饮食五味的补给。饮食经过生化生成"精"，"精"气化后来充养形体。饮食不节，也能伤害形体，气偏盛，也能损伤精。精血充足，又能够化而为气，气也能因五味太过所伤害。

　　阴味出下窍，阳气出上窍。味厚者为阴①，薄为阴之阳。气厚者为阳，薄为阳之阴。味厚则泄，薄则通。

气薄则发泄,厚则发热。壮火之气衰②,少火之气壮③。壮火食气④,气食少火⑤。壮火散气,少火生气。气味,辛、甘发散为阳,酸、苦涌泄为阴。

注释

①味厚者为阴:根据中医药学理论,药物之性包括四气五味。四气源于一年四季寒热温凉的变化,所以药气分为温、热、凉、寒四大类。五味源于地气,分为酸、苦、甘、辛、咸五大类。因四气源于天所以属阳,五味源于地所以属阴。但气味又有厚薄的不同。气厚的为纯阳,味厚的为纯阴,气薄的为阳中之阴,味薄的阴中之阳。

②壮火:过于亢盛的阳气,这种火实质上已经不是生理性的而是病理性的邪火。

③少火:微少的阳气,这种火属于生理性的,是人体生命活动的动力。

④壮火食气:壮火侵蚀,消耗元气。

⑤气食少火:元气依赖于少火的充养。

译文

味属阴,所以趋向下窍;气属阳,所以趋向上窍。五味之中,味厚的属于纯阴,味薄的属于阴中之阳。气厚的属于纯阳,气薄的属于阳中之阴。味厚的有泄下作用,味薄的有疏通作用。气薄的能够向外发泄邪气,气厚的能助阳发热。亢阳能使元气衰弱，微阳能够使元气旺盛。因为亢阳会侵蚀元气，而元气有赖于微阳的煦养。亢阳耗散元气，微阳却使元气增强。气味之中，辛甘而有发散作用的属阳，酸苦而有涌泄作用的属阴。

阴胜则阳病，阳胜则阴病。阳胜则热，阴胜则寒。重寒则热，重热则寒。寒伤形，热伤气。气伤痛，形伤肿。故先痛而后肿者，气伤形也；先肿而后痛者，形伤气也。风胜则动，热胜则肿，燥胜则干，寒胜则浮①，湿胜则濡泻②。

注释

①浮：浮肿。

②濡泻：湿泻。

译文

阴气偏胜，阳气就会受病。阳气偏胜，阴气也会受病。阳气偏胜会生热，阴气偏胜会生寒。寒到极点，会出现热象；热到极点，又会出现寒象。寒邪会损伤人的形体，热邪会损伤人的真气。真气受伤会产生疼痛，形体受伤会发生肿胀。凡是先疼后肿的，是因为真气先伤而影响到形体；先肿后痛的，则是形体先伤而影响真气。风邪太过，就会发生痉挛动摇；热邪太过，肌肉就会发生红肿;燥邪太过,津液就会干涸;寒邪太过,就会发生浮肿;湿邪太过,就会发生湿泻。

　　天有四时五行,以生长收藏,以生寒暑燥湿风。人有五脏化五气①,以生喜怒悲忧恐。故喜怒伤气,寒暑伤形。暴怒伤阴,暴喜伤阳。厥气上行②,满脉去形。喜怒不节,寒暑过度,生乃不固。故重阴必阳,重阳必阴。故曰:冬伤于寒,春必温病。春伤于风,夏生飧泄。夏伤于暑,秋必痎疟。秋伤于湿,冬生咳嗽。

注释

　　①五气:五脏之气,由五气而生五志,即喜怒悲忧恐。
　　②厥气:逆行之气。

译文

　　自然有春夏秋冬四时的推移、五行的变化,形成了生长收藏的规律,产生了寒暑燥湿风的气候。人有五脏,五脏化生五气,产生喜怒悲忧恐五种情志。所以过喜过怒可以伤气。寒暑外侵,会损伤形体。大怒会伤阴气,大喜会伤阳气。如果逆气上冲,血脉阻塞,也会神气浮越,离形体而去。因此,不节制喜怒,不调适寒暑,生命就不会稳固。阴气过盛会转化为阳,阳气过盛也会转变为阴。所以说:冬天感受寒气过多,到了春天就容易发生热性病。春天感受的风气过多，到了夏天就容易发生飧泄。夏天感受暑气过多，到了秋天就容易发生疟疾。秋天感受湿气过多，到了冬天就容易发生咳嗽。

帝曰：余闻上古圣人，论理人形，列别脏腑①。端络经脉②，会通六合③，各从其经。气穴所发，各有处名。谿谷属骨④，皆有所起。分部逆从，各有条理。四时阴阳，尽有经纪。外内之应，皆有表里。其信然乎？

注释

①列别：排列、排比，分别、分辨。

②端络经脉：审察经脉的相互联系。端为开端，络为网络。端络，作动词解，从头至尾详细研究经脉的走行及相互联系。

③六合：十二经脉的阴阳配合。

④谿谷：两山之间的夹道或流水称"谷"。山间的河沟为"谿"，同"溪"。中医借用来指肌肉会聚之处。因肌肉会聚处肌腱交叠形成凹陷似"谿谷"。属骨：骨相连之处。

译文

黄帝问道：我听说古代圣人，谈论梳理人体的形态，排列辨别脏腑的阴阳；联系会通四方上下六合，来审察经络的起止循行与络属关系。气穴各有它所发的部位和名称，连属于骨骼的"谿谷"，都有它们的起止点；皮部浮络的属阴属阳，为顺为逆，也各有条理；四时阴阳变化，有一定规律；外在环境与人体内部也都有表里的对应关系。真是这样吗？

岐伯对曰:东方生风，风生木，木生酸，酸生肝，肝生筋，筋生心，肝主目。其在天为风，在地为木、在体为筋,在藏为肝,在色为苍,在音为角,在声为呼,在变动为握,在窍为目,在味为酸,在志为怒。怒伤肝、悲胜怒，风伤筋，燥胜风，酸伤筋，辛胜酸。

译文

岐伯回答说：东方属春，阳气上升而生风，风能滋养木气，木气能生酸味，酸味能养肝，肝血又能养筋，筋又能养心。肝气上通于目。它的变化是在天为六气里的风，在地为五行里的木，在人体中为筋，在五脏中为肝，在五色中为苍，在五音中为角，在五声中为呼，在人体的变动为握，在七窍中为目，在五味中为酸，在情志中为怒。怒能够伤肝，但悲伤能够抑制怒。风气能够伤筋，但燥能够抑制风，过食酸味能够伤筋，但辛味又能够抑制酸味。

南方生热，热生火，火生苦，苦生心，心生血，血生脾。心主舌。其在天为热，在地为火，在体为脉，在脏为心，在色为赤，在音为徵，在声为笑，在变动为忧，在窍为舌，在味为苦，在志为喜。喜伤心，恐胜喜；热伤气，寒胜热；苦伤气，咸胜苦。

译文

　　南方属夏，阳气大盛而生热，热能生火，火气能产生苦味，苦味能养心，心能生血，血能养脾。心气上通于舌。此时阴阳变化，在天为六气的热，在地为五行的火，在人体为血脉，在五脏为心，在五色为赤，在五音为徵，在五声为笑，在人体的变动为气逆，在七窍为舌，在五味为苦，在情志为喜。过喜能伤心，但恐可以抑制喜；热能伤气，但寒气可以抑制热；苦味能伤气，但咸味可以抑制苦味。

中央生湿，湿生土，土生甘，甘生脾，脾生肉，肉生肺。脾主口。其在天为湿，在地为土，在体为肉，在藏为脾，在色为黄，在音为宫，在声为歌，在变动为哕，在窍为口，在味为甘，在志为思。思伤脾，怒胜思；湿伤肉，风胜湿；甘伤肉，酸胜甘。

译文

　　中央属长夏，蒸发而生湿，湿能使土气生长，土能产生甘味，甘味可滋养脾气，脾气能够滋养肌肉，肌肉健壮能使肺气充实。脾气通于口。它的变化，在天为六气的湿，在地为五行的土，在人体为肌肉，在五脏为脾，在五色为黄，在五音为宫，在五声为歌，在人体的变动为干呕，在七窍为口，在五味为甘，在情志为思。思虑可以伤脾，但怒可以抑制思虑；湿气能伤肌肉，但风气可以抑制湿气；过食甘味能伤肌肉，但酸味可以抑制甘味。

　　西方生燥，燥生金，金生辛，辛生肺，肺生皮毛，皮毛生肾。肺主鼻。其在天为燥，在地为金，在体为皮毛，在脏为肺，在色为白，在音为商，在声为哭，在变动为咳，在窍为鼻，在味为辛，在志为忧。忧伤肺，喜胜忧；热伤皮毛，寒胜热；辛伤皮毛，苦胜辛。

译文

　　西方属秋，天气劲急而生燥，燥能使金气旺盛，金能产生辛味，辛味能够直通肺气，肺气能够滋养皮毛，皮毛润泽又能滋生肾水。肺气通于鼻。它的变化，在天为六气的燥，在地为五行的金，在人体为皮毛，在五脏为肺，在五色为白，在五音为商，在五声为哭，在人体的变动为咳，在七窍为鼻，在五味为辛，在情志为忧。忧能伤肺，但喜可抑制忧；热能伤皮毛，但寒可以抑制热，辛味能伤皮毛，但苦味可以抑制辛味。

北方生寒，寒生水，水生咸，咸生肾，肾生骨髓，髓生肝。肾主耳。其在天为寒，在地为水，在体为骨，在脏为肾，在色为黑，在音为羽，在声为呻，在变动为栗，在窍为耳，在味为咸，在志为恐。恐伤肾，思胜恐；寒伤血，燥胜寒；咸伤血，甘胜咸。

译文

北方属冬，阴凝而生寒，寒气能使水气旺，水能产生咸味，咸味能滋养肾气，肾气能滋养骨髓，骨髓充实又能养肝。肾气联通于耳。它的变化，在天为六气的寒，在地为五行的水，在人体为骨髓，在五脏为肾，在五色为黑，在五音为羽，在五声为呻吟，在人体的变动为战栗，在七窍中为耳，在五味中为咸，在情志为恐。恐能伤肾，但思可以抑制恐；寒能伤骨，但燥可以抑制寒；咸味能伤骨，但甘味可以抑制咸味。

故曰：天地者，万物之上下也；阴阳者，血气之男女^①；左右者，阴阳之道路也^②；水火者，阴阳之征兆也^③，阴阳者，万物之能始也^④。故曰：阴在内，阳之守也；阳在外，阴之使也。

注释

①血气之男女：借用男女气血来说明阴阳的相对关系。

②左右者，阴阳之道路也：古人认为，阴气右行，阳气左行。

③征兆：即是象征。

④能 tài 始：变化生成之开始。能，通"态"。

译文

所以说：天地上下是覆载万物的区宇，阴阳是化生气血、形成雌雄生命体的动源。左右是阴阳运行的道路，而水火则是阴阳的表现。总之，阴阳的变化，是一切事物生成的原始。再进一步说：阴阳是相互为用的。阴在内，有阳作为它的卫外；阳在外，有阴作为它的辅助。

帝曰：法阴阳^①，奈何？

岐伯曰：阳胜则身热，腠理闭，喘粗为之俯仰，汗不出而热，齿干以烦冤，腹满死。能冬不能夏^②。阴胜则身寒，汗出，身常清^③，数栗而寒，寒则厥，厥则腹满死。能夏不能冬。此阴阳更胜之变，病之形能也④。

注释

①法：动词，取法，运用。

②能：音义同"耐"。

③清：同"凊 qìng"，寒。

④能：通"态"。

译文

黄帝说：人怎样取法阴阳呢？

岐伯回答说：阳气太过，身体就会发热，腠理紧闭，喘息急迫，呼吸困难，身体摆动。出不来汗并且发热，牙齿干燥，并且心里烦闷，再有腹部胀满，就是死证。患者耐受得冬天，而耐受不得夏天。阴气太过，身体就会恶寒，出汗，身上时常觉冷，甚或时常打寒战，寒重就会出现手足厥冷，再有腹部胀满，就是死证。患者耐受得夏天，而耐受不得冬天。这就是阴阳偏胜所引起疾病的症状。

帝曰：调此二者，奈何？

岐伯曰：能知七损八益①，则二者可调；不知用此，则早衰也。年四十，而阴气自半也，起居衰矣；年五十，体重，耳目不聪明矣；年六十，阴痿，气大衰，九窍不利，下虚上实，涕泣俱出矣。故曰：知之则强，不知则老，故同出而名异耳。智者察同，愚者察异②，愚者不足，智者有余，有余则耳目聪明，身体轻强，老者复壮，壮者益治。是以圣人为无为之事，乐恬惔之能，从欲快志于虚无之守，故寿命无穷，与天地终，此圣人之治身也。

注释

①七损：女子月事贵在时下。因女性以七年为生命节律变化周期。八益：男子精气贵在充满。因男性以八年为生命节律变化周期。马王堆出土的帛书《天下至道谈》中也出现了"七损八益"，并且有具体内涵的说明，从内容看与房事有关。

②智者察同，愚者察异：聪明人在未病之时注意养生。愚蠢的人，发病之后才知道调养。同，指健康。异，指疾病衰老。

译文

黄帝问：怎样调和阴阳呢？

岐伯回答说：能够知道七损八益的道理，就可以调和阴阳。不知道这个道理，就会早衰。人到四十岁，阴气已经减损了一半，起居动作显得衰退了；到五十岁，身体笨重，耳不聪，目不明；到六十岁，阴痿，气大衰，九窍功能减退，下虚上实，流鼻涕、淌眼泪等衰老现象都出现了。所以说：懂得养生的人，身体就强健，不懂得养生的人，身体就容易衰老。因此，同时出生，来到世上生活，最后的结果名称却不相同。聪明人，在没病时，就注意养生；愚蠢的人，在发病时，才知道调养。愚蠢的人，常感到体力不足，聪明的人却感到精力有余。精力有余，就会耳聪目明，身体轻捷强健，即使年老了，还显得健壮，强壮的人就更加强健了。所以明达事理的人，顺乎自然而不做无益于养生的事，以恬静的心情为快乐，在没有任何干扰的环境里，去寻求心志的自由，因此，他的寿命无穷尽，与天地长存。这就是圣人的养生方法。

故邪风之至，疾如风雨，故善治者治皮毛，其次治肌肤，其次治筋脉，其次治六腑，其次治五脏。治五脏者，半死半生也。故天之邪气，感则害人五脏；水谷之寒热，感则害于六腑；地之湿气，感则害皮肉筋脉。

译文

外界邪风到来，迅猛如急风暴雨，所以善于治病的医生，能在病邪刚侵入皮毛时，就给以治疗；医术稍差的，在病邪侵入到肌肤时才治疗；更差的，在病邪侵入到筋脉时才治疗；再差的，在病邪侵入到六腑时才治疗；最差的，在病邪侵入到五脏时才治疗。病邪侵入到五脏，治愈的希望与死亡的可能各占一半。如果感受了天的邪气，就会伤害五脏；如果感受了饮食的或寒或热，就会伤害六腑；如果感受了地的湿气，就伤害皮肉筋脉。

故善用针者，从阴引阳，从阳引阴①。以右治左，以左治右。以我知彼②，以表知里，以观过与不及之理。见微得过，用之不殆。

注释

①从阴引阳，从阳引阴：取阴经之穴，以治阳经之病；取阳经之穴以治阳经之病。

②以我知彼：用正常人与病人比较，来推测病变情况。我，指正常人。彼，指病人。

译文

所以善于运用针刺的人，有时要从阴引阳，有时要从阳引阴。取右边穴以治左边的病，取左边穴以治右边的病。用自己的正常状态比较病人的异常状态，从在表的症状去了解在里的病变，这是为了观察病人的太过和不及的原因。如果确实了解了哪些病是不及，哪些病是太过，再给人治疗疾病，就不会发生危险了。

善诊者，察色按脉，先别阴阳。审清浊，而知部分。视喘息①，听音声，而知所苦。观权衡规矩②，而知病所主。按尺寸③，观浮沉滑涩，而知病所生。以治无过，以诊则不失矣。

注释

①喘息：指呼吸的气息和动态。

②权衡规矩：指四时不同脉象，即春弦中规，夏洪中矩，秋毛中衡，冬沉中权。权为秤锤，有下沉之象，衡为秤杆有上举之象，规为为圆之器，有圆滑之象，矩为为方之器，有方大之象。故以权衡规矩喻四时脉象。

③尺：尺肤。寸：寸口。

译文

善于治病的医生，看病人的面色，按病人脉象，首先要辨别疾病属阴还是属阳。审察经络的五色清浊，从而知道何经发病。看病人喘息的情况，听病人发出的声音，从而知道病人的痛苦所在。看四时不同的脉象，从而知道疾病在哪一脏腑，切按尺肤和寸口，了解脉象浮沉滑涩，从而知道疾病所在部位。这样，在治疗上，就可以没有过失；在诊断上就不会有什么失误了。

故曰：病之始起也，可刺而已；其盛，可待衰而已。故因其轻而扬之①，因其重而减之②；因其衰而彰之③。形不足者，温之以气；精不足者，补之以味。其高者④，因而越之⑤；其下者⑥，引而竭之⑦；中满者⑧，泻之于内；其有邪者，渍形以为汗⑨；其在皮者，汗而发之；其慓悍者，按而收之⑩；其实者，散而泻之。审其阴阳，以别柔刚⑪，阳病治阴，阴病治阳。定其血气，各守其乡，血实宜决之，气虚宜掣引之。

注释

①轻：病邪轻浅，病在表。扬：用轻宣疏散方法驱邪外泄。

②重：病邪重深，病在里。减之：以攻泻方法祛除病邪。

③衰：正气衰弱。彰之：给予补益之剂，使正气充实彰显。

④高：病在上。

⑤越之：使用涌吐方法。越，上越、翻越。涌吐如翻越，故称越之。

⑥下：病在下。

⑦引而竭之：引，牵引使外出。竭，耗竭。即使用

通便方法使邪气耗竭。

⑧中满：胸腹胀满。胸腹为人体之中。

⑨渍形以为汗：即用辛凉解肌之法以使邪从汗解。

⑩其慓悍者，按而收之：病情发越太过，可用抑收法。

⑪柔刚：柔剂、刚剂。即药性平和或峻猛的药剂。

译文

所以说：病刚发生时，用针刺就可治愈；若邪气盛时，必须等到邪气稍退时再去治疗。所以治病要根据病情来采取相应的措施。在它轻的时候，要加以宣泄；在它重的时候，要加以攻泻；在病邪衰退正气也虚的时候，要以补益正气为主。病人形体羸弱的，应用气厚之品补之；精不足的，应用味厚之品补之。如病在膈上，可用吐法；病在下焦，可用通便之法；胸腹胀满的，可用攻泻之法；如感受风邪的，可用辛凉发汗法；如邪在皮毛的，可用辛温发汗法；病情发越太过的，可用抑收法；病实证，可用散法和泻法。观察疾病属阴属阳，来决定应当用柔剂还是用刚剂。病在阳的，也可治其阴；病在阴的，也可治其阳。辨明气分和血分，使它互不紊乱，血实的就用泻血法，气虚的就用升补法。

灵兰秘典论篇第八

题解

灵兰即灵台兰室，传说为黄帝藏书之所。秘典即宝贵的典籍。本篇主要论述了脏腑的生理功能，这是医学理论的基础，古人极为珍视，以为秘典，藏之灵兰，故以《灵兰秘典论》名篇。本篇以古代中国社会政治体制中的官制类比人的脏腑功能，认为脏腑各有不同职能，其中以心为统帅，称为君主之官；各脏腑之间协调配合，实现各自的生理机能，共同推动人体生命活动的完成。该篇特别强调作为君主之官的心对养生和生命活动的重要意义。《管子·心术上》云："心之在体，君之位也。"《荀子·解蔽》云："心者，形之君也，而神明之主也。"以心为君主是中国古代学术的共同观念。

黄帝问曰：愿闻十二脏之相使①，贵贱何如②？

岐伯对曰：悉乎哉问也，请遂言之。心者，君主之官也③，神明出焉。肺者，相傅之官，治节出焉④。肝者，将军之官，谋虑出焉⑤。胆者，中正之官，决断出焉⑥。膻中者，臣使之官⑦，喜乐出焉。脾胃者，仓廪之官，五味出焉⑧。大肠者，传道之官，变化出焉⑨。小肠者，受盛之官，化物出焉⑩。肾者，作强之官，伎巧出焉⑪。三焦者，决渎之官⑫，水道出焉。膀胱者，州都之官⑬，津液藏焉，气化则能出矣⑭。凡此十二官者，不得相失也。故主明则下安，以此养生则寿，殁世不殆，以为天下则大昌。主不明则十二官危，使道闭塞而不通⑮，形乃大伤，以此养生则殃，以为天下者，其宗大危，戒之戒之！

注释

①十二脏：指心、肝、脾、肺、肾、膻中、胆、胃、大肠、小肠、三焦、膀胱十二个脏器。相使：相互联系。使，传递信息的使者。

②贵贱：主要与次要。

③官：职守。

④相傅：辅佐君主的宰相。相，为佐君者。傅，为教育太子及诸皇子者。治节：治理调节。

⑤将军：以将军比喻肝的易动而刚强之性。谋略：肝有主谋划策略之思想活动的功能。

⑥中正：即中精，胆为清净之府，藏清汁。决断：决定判断的能力。

⑦膻中：心脏的外围组织，也叫心包。臣使：即内臣。因膻中贴近心，故为心的臣使。

⑧仓廪 lǐn：贮藏粮食的仓库。脾胃有受纳水谷和运化精微之能，故称"仓廪之官"。五味：酸、苦、甘、辛、咸五味。

⑨传道：转送运输。道，通"导"。变化：饮食消
化、吸收、排泄的过程。

⑩受盛：接受和容纳。化物：分别清浊，消化食物。

⑪作强：作用强力，即指能力充实。伎巧：技巧。

⑫决渎：通利水道。决，开通、疏通。渎，水沟。

⑬州都：水液聚集的地方。州，河流中的小岛。
都，都市，人口聚集处。

⑭气化：气的运动而产生的生理变化。

⑮使道：十二官相互联系的通道。

译文

黄帝说：我希望听听十二脏器在体内的相互作用，
有无主从的区别？

岐伯回答说：问得真详细啊，让我说说吧。心就像
君主，智慧是从心产生的。肺好像宰相，主一身之气，
治理调节人体内外上下的活动由它完成。肝好比将军，
谋虑是从它那儿来的。胆是清虚的脏器，具有决断的
能力。膻中像内臣，君主的喜乐，都由它传达。脾胃
受纳水谷，好像仓库，五味转化为营养，由它那产生。
大肠主管输送，食物的消化、吸收、排泄过程在那里
最后完成。小肠接受脾胃已消化的食物后，进一步分
清别浊。肾是精力的源泉，能产生技巧。三焦主疏通
水道，周身行水的道路由它管理。膀胱是水液聚会的
地方，经过气化作用，才能把尿排出体外。以上十二

脏器的作用，不能失去协调。当然，君主是最主要的。心的功能正常，下边就能相安。依据这个道理来养生，就能长寿，终身不致有严重的疾病。根据这个道理来治理天下，国家就会繁荣昌盛。反之，如果君主昏庸，功能失常，那么十二官就出问题了。而各个脏器的活动一旦失去联系，形体就会受到伤害。对于养生来说，这是最大的祸殃。这样治国，国家就有败亡的危险，要千万警惕啊！

六节脏象论篇第九

题解

节，指度数，古人以甲子纪天度，一个甲子之数六十日为一节，一年三百六十日为六节。脏，藏也。古人认为五脏在内，是人体生命活动赖以进行的精气的储藏之所。象，为体内五脏机能活动表现于外的征象。本篇首先讨论六六之节和九九制会，属于运气学说；其次又讨论藏象，阐述脏腑功能与四时的关系。由于内容有这两个重点，故以《六节脏象论》名篇。本篇名言："形脏四，神脏五。""气合而有形，因变以正名。"

帝曰：善！余闻气合而有形，因变以正名①，天地之运，阴阳之化，其于万物，孰少孰多，可得闻乎？

岐伯曰：悉哉问也！天至广不可度，地至大不可量，大神灵问②，请陈其方。草生五色，五色之变，不可胜视，草生五味，五味之美，不可胜极，嗜欲不同，各有所通。天食人以五气③，地食人以五味，五气入鼻，藏于心肺，上使五色修明，音声能彰；五味入口，藏于肠胃，味有所藏，以养五气，气和而生④，津液相成，神乃自生。

注释

①变：变化、变异。正：确定、定正。

②大神灵问：所提问题是涉及天地阴阳、变化莫测、微妙难穷的大问题。大神灵，道理广泛深奥。

③天食 sì 人以五气：天供给人们五气。食，供给。五气，五脏之气。

④气和：五脏之气协调正常。生：生化机能。

译文

黄帝道：说得好！我听说天地之气化合而成形体，又根据不同的形态变化来确定万物的名称，那么天地的气运和阴阳的变化，对于万物所起的作用，哪个大哪个小，可以听听吗？

岐伯说：你问得很详细啊！天很广阔，不容易测度，地很博大，也难以计算。不过既然你提出了这样的问题，那么我就说说其中的道理吧。草有五种不同的颜色，这五色的变化，是看不尽的。草有五种不同的气味，这五味的美妙也是不能穷尽的。人的嗜欲不同，对于色味，是各有其不同嗜好的。天供给人们五气，地供给人们五味。五气由鼻吸入，贮藏在心肺，能使面色明润，声音洪亮。五味由口进入，藏在肠胃里，来供养五脏之气。五气和化，就有生机，再加上津液的作用，神气就会旺盛起来。

帝曰：脏象何如^①？

岐伯曰：心者，生之本，神之处也；其华在面，其充在血脉，为阳中之太阳，通于夏气。肺者，气之本，魄之处也^②；其华在毛，其充在皮，为阳中之太阴，通于秋气。肾者，主蛰^③，封藏之本^④，精之处也，其华在发，其充在骨，为阴中之太阴，通于冬气。肝者，罢极之本^⑤，魂之居也^⑥；其华在爪，其充在筋，以生血气，其味酸，其色苍，此为阴中之少阳，通于春气。脾者，仓廪之本，营之居也。其华在唇四白，其充在肌，此至阴之类，通于土气。胃、大肠、小肠、三焦，膀胱，名曰器，能化糟粕，转味而出入者也。凡十一脏取决于胆也。

注释

①脏象：人体内脏机能活动表现于外的征象。脏，泛指体内的脏器。象，指内脏活动显现于外的各种生理和病理征象。

②魄：人体的精神活动之一。表现为感觉和动作，属于本能性的精神活动。

③蛰：虫类伏藏于土中。这里有闭藏的意思。

④封藏：贮藏。

⑤罢 pí 极：四肢过劳则疲软无力。罢，通"疲"。

罢极，即四极、四肢。肝华在爪，充在筋，以而生血气，所以为四肢（罢极）之本。

⑥魂：人体的精神活动之一。表现为谋虑及幻觉等，属于比较初级的意识活动。

译文

黄帝问道：人体内脏与其外在表现的关系如何？

岐伯说：心是生命的根本，智慧的所在；其荣华表现在面部，其功用是充实血脉，是阳中之太阳，与夏气相应。肺是气的根本，是藏魄的所在；其荣华表现在毫毛，其功用是充实肌表，是阳中之太阴，与秋气相应。肾是真阴真阳蛰藏的地方，是封藏的根本，精气储藏的所在；其荣华表现于头发，其功用是充实骨髓，是阴中之太阴，与冬气相应。肝是四肢的根本，藏魂的所在；其荣华表现在爪甲，其功用是充实筋力，可以生养血气。其味酸，其色苍青，是阴中之少阳，与春气相应。脾是水谷所藏的根本，是营气所生的地方。其荣华表现在口唇四周，其功用是充实肌肉，属于至阴一类，与长夏土气相应。胃、大肠、小肠、三焦、膀胱，叫作器，能排泄水谷的糟粕，转化五味而主吸收、排泄。以上十一脏功能的发挥，都取决于胆的功能正常。

异法方宜论篇第十二

题解

　　本篇论述了居住在东南西北中不同地方的人，由于受自然环境及生活条件的影响，形成了生理上、病理上不同的特点，因而发生的疾病各异，在治疗时就必须采取不同的方法，才能做到因地、因人制宜，故篇名为《异法方宜论》。

　　黄帝问曰：医之治病也，一病而治各不同，皆愈，何也？

　　岐伯对曰：地势使然也①。故东方之域，天地之所始生也②，鱼盐之地，海滨傍水，其民食鱼而嗜咸，皆安其处，美其食。鱼者使人热中③，盐者胜血④，故其民皆黑色疏理，其病皆为痈疡，其治宜砭石，故砭石者，亦从东方来。

注释

　　①地势：指高低、燥湿等地理形势之因素。

　　②始生：开始生发。取法春生之气。

　　③热中：热邪滞留在肠胃里。因鱼性属火，多食使人热积于中，而痈发于外。

　　④盐者胜血：盐味咸，咸能入血，多食则伤血。

译文

黄帝问道：医生治病，同样的病，而治法不同，但都痊愈了，这是什么道理？

岐伯答说：这是地理条件造成的。东方地区，气候温和，类似于春气，是出产鱼盐的地方，由于靠近海边，当地居民，喜欢吃鱼盐一类东西，习惯于他们居住的地方，觉得吃得好。但是鱼性热，吃多了，使人肠胃内热；盐吃多了，会伤血。当地的百姓，大都皮肤色黑，肌理疏松，多发生痈肿一类的病。在治疗上，适合用砭石，所以砭石疗法，来自东方。

西方者，金玉之域，沙石之处①，天地之所收引也②。其民陵居而多风③，水土刚强。其民不衣而褐荐④，华食而脂肥⑤，故邪不能伤其形体，其病生于内，其治宜毒药，故毒药者⑥，亦从西方来。

注释

①沙石：即流沙，今称沙漠。

②收引：收敛引急，秋天的气象。

③陵居：依山而居。

④不衣：不穿丝绵。褐荐：用毛布为衣，细草为席的生活习惯。褐，毛布。荐，草席。

⑤华食：指吃鲜美酥酪、肉类食物。华，即花之本字。

⑥毒药：泛指治病的药物。古代毒药的概念比今天宽泛。古人认为疾病是阴阳气血的偏失所致，治疗就是纠正偏失。因此，药物都具有偏性，偏性即毒性。

译文

西方地区，出产金玉，是沙漠地带，气候像收敛的秋季。那里的百姓都是依山而居，多风沙，水土性质刚强。当地居民不穿丝绵，多使用毛布和草席；喜欢吃肥美的食物，这容易使人发胖。所以外邪不易犯害他们的躯体。他们的疾病都是由于内因造成的，容易生内脏疾病。治疗上，就需用药物，所以药物疗法，来自西方。

北方者，天地所闭藏之域也，其地高陵居，风寒冰冽。其民乐野处而乳食①，脏寒生满病②，其治宜灸焫③，故灸焫者，亦从北方来。

注释

①乐野处：乐于野外居住，即游牧生活。乳食：以牛羊乳为食品。

②脏寒生满病：内脏受寒，而发生胀满等疾病。

③灸焫 ruò：一种治疗方法，即用艾灼烧皮肤。焫，点燃。

译文

北方地区，气候像冬季的闭藏。地势高，人们住在山上，周围环境是寒风席卷的冰冻大地。当地居民，习惯于住在野地里，吃牛羊乳汁。这样，内脏就会受寒，容易发生胀满病。治疗上，应该使用灸焫。所以灸焫疗法，来自北方。

南方者，天地所长养①，阳之所盛处也，其地下②，水土弱③，雾露之所聚也。其民嗜酸而食胕④。故其民皆致理而赤色⑤，其病挛痹⑥，其治宜微针⑦。故九针者，亦从南方来。

注释

①长养：南方的气候水土，适宜生长养育万物。

②地下，地势低洼。

③水土弱：水土卑湿。

④胕：即"腐"字。经过发酵腐熟的食物。

⑤致理：肌肤纹理致密。

⑥挛痹：筋脉拘挛，麻木不仁。

⑦微针：小针。

译文

　　南方地区，气候类似于长养万物的夏季，是阳气盛大的地方。地势低洼，水土卑湿，雾露多。当地的百姓，喜欢吃酸类和腐臭的食品。当地人的皮肤致密色红，容易发生拘挛湿痹等病。治疗上，应该使用微针，所以微针疗法，来自南方。

　　中央者，其地平以湿，天地所以生万物也众①。其民食杂而不劳②，故其病多痿厥寒热，其治宜导引按蹻③，故导引按蹻者，亦从中央出也。故圣人杂合以治④，各得其所宜，故治所以异而病皆愈者，得病之情⑤，知治之大体也。

注释

　　①天地所以生万物也众：中央之地，地势平坦，气候适宜，物产丰富。

　　②食杂：所食之物繁多。

　　③导引按蹻：古代保健和治病的方法，类似于气功和按摩。

　　④杂合以治：综合各种疗法，用以治病。

　　⑤得病之情：能够了解病情。

译文

　　中央地区，地势平坦多湿，是自然界中物产最为丰富的地方。那里食物的种类很多，人们不感觉烦劳，多发生痿厥寒热等病。在治疗上，应该使用导引按跷的方法。所以导引按跷疗法，来自中央地区。高明的医生综合各种疗法，针对病情，采取恰当的治疗。所以疗法尽管不同，疾病却都能痊愈。这是由于了解病情，掌握了治病大法的原因啊！

移精变气论篇第十三

题解

移精变气，即运用某种疗法，转变病人的精神，改变其气血紊乱的病理状态，从而达到治疗疾病的目的。由于篇首从"古之治病，惟其移精变气，可祝由而已"谈起，所以篇名《移精变气论》。本篇与《上古天真论》一样，赞同道家以上古为恬惔无为的至德之世的思想。上古之人基本能够合于养生之道，即使患病也较轻微，可以用移精变气的祝由术治愈，对时人背离养生之道提出了严厉的批评。对于古人的崇古思想我们应有正确的认识。在古人的崇古非今思想中，其古今已经不是时间意义上的古今，而成为价值判断上的古今了。古，指的是理想的合理的生活方式，而今则指当下现实的不合理的生活方式。这一思想即使在当今仍然有着现实的意义。中医学遗留给我们的不仅是具体的治病方法，更重要的是启示给我们一种更合理的生活方式，这才是健康长寿的根本。"移精变气"，所强调的是精神意识对于生理机能的重要影响，心对身的调控作用，其养生意义已经为我们祖先千百年的实践所证明。《老子》曰："心使气曰强。"当今心身医学的兴起和发展正是中医学强调心神对养生和治疗意义的佐证。本篇名言："标本已得，邪气乃服。""逆从倒行，标本不得，亡神失身。去故就新，乃得真人。""得神者昌，失神者亡。"

　　黄帝问曰：余闻古之治病，惟其移精变气①，可祝由而已②。今世治病，毒药治其内，针石治其外，或愈或不愈，何也？

注释

　　①惟其移精变气：通过思想意识调控来改善精气的活动状态。
　　②祝由：古代"毒药未兴，针石未起"时，求神祛疾的一种方法，用来改变人的精神状态，类似今日的心理、精神疗法。祝，向神灵祝告。由，发病之由来。

译文

　　黄帝问道：我听说古时治病，只是转变病人的思想精神，用"祝由"的方法就可以治愈。现在治病，用药物从内治，用针石从外治，结果还是有好有不好的，这是什么道理呢？

　　岐伯对曰：往古人居禽兽之间，动作以避寒，阴居以避暑。内无眷慕之累，外无伸宦之形。此恬惔之世，邪不能深入也。故毒药不能治其内，针石不能治其外，故可移精变气，祝由而已。当今之世不然，忧患缘其内，苦形伤其外，又失四时之从，逆寒暑之宜，贼风数至，虚邪朝夕，内至五藏骨髓，外伤空窍肌肤，所以小病必甚，大病必死，故祝由不能已也。

译文

岐伯答说：古时候，人们穴居野外，周围都是禽兽。人们靠活动来驱寒，住在阴凉地方来避暑。心里没有爱慕的累赘，身体上也没有忧患。这是恬惔的时代，外邪不易侵犯人体。因此既不需要"毒药治其内"，也不需要"针石治其外"，而只是改变精神状态，断绝病根就够了。现在就不同了。人们心里经常为忧虑所苦，形体经常被劳累所伤，再加上违反四时的气候和寒热的变化，这样，贼风虚邪不断侵袭，就会内犯五脏骨髓，外伤孔窍肌肤，所以小病会发展成为重病，而大病就会病危或死亡，因此，仅依靠祝由就不能把病治好了。

帝曰：善。余欲临病人，观死生，决嫌疑①，欲知其要，如日月光，可得闻乎？

岐伯曰：色脉者，上帝之所贵也，先师之所传也。上古使僦贷季②，理色脉而通神明，合之金木水火土，四时八风六合③，不离其常，变化相移，以观其妙，以知其要，欲知其要，则色脉是矣。色以应日，脉以应月，常求其要，则其要也。夫色之变化，以应四时之脉，此上帝之所贵，以合于神明也。所以远死而近生，生道以长，命曰圣王。中古之治病，至而治之，汤液十日，以去八风五痹之病，十日不已，治以草苏草荄之枝④，本末为助⑤，标本已得，邪气乃服。暮世之治病也则不然，治不本四时，不知日月⑥，不审逆从，病形已成，乃欲微针治其外，汤液治其内，粗工兇兇⑦，以为可攻，故病未已，新病复起。

注释

①嫌疑：疑似。

②僦 jiù 贷季：古时名医，相传是岐伯的祖师。

③六合：指东，南，西，北，上，下六个方位。

④草苏草荄 gāi 之枝：即草叶和草根。苏，叶。荄，根。枝，茎。

⑤本末为助：在医疗活动中本人与医生的配合是治疗的关键。本，指病人。末，指医生。

⑥不知日月：不了解色脉的重要。日月，指色脉。面色显明如日，脉象隐微如月。

⑦粗工兇兇：技术不高明的医生，大吹大擂。"兇兇"即与"凶凶"、"匈匈"通假。

译文

　　黄帝说：很好！我希望遇到病人，能够观察疾病的轻重，决断疾病的疑似。掌握其要领时，心中就像有日月一样光明，可以让我听听吗？

　　岐伯回答说：对色和脉的诊察，是上帝所重视，先师所传授的。上古时候，有位名医叫僦贷季，他研究色和脉的道理，通达神明，能联系金木水火土，四时八风六合，不脱离色脉诊法的正常规律，并能从相互变化当中观察它的奥妙，了解它的要领。所以要想了解诊病的要领，那就是察色与脉。气色就像太阳一样有阴有晴，而脉息像月亮一样有盈有亏。经常注意气色明晦、脉息虚实的差异，这就是诊法的要领。总之，气色的变化跟四时的脉息是相应的。这一道理，上帝是极重视的，因为它合于神明。掌握了这样的诊法，就可以避免死亡而生命安全。生命延长了，人们要称颂你为圣王啊！中古时候的医生治病，疾病发生了才加以治疗。先用汤液十天，祛除风痹病邪，如果十天病还没好，再用草药治疗。另外，医生和病人也要相互配合，这样，病邪才会被驱除。后世医生治病就不这样了。治病不根据四时的变化，不了解色、脉的重要，不辨别色、脉的顺逆，等到疾病已经形成了，才想起用汤液治内、微针治外，还大肆吹嘘，自以为能够治愈。结果，原来的疾病没好，又添上了新病。

帝曰：愿闻要道。

岐伯曰：治之要极，无失色脉，用之不惑，治之大则。逆从倒行，标本不得，亡神失身。去故就新^①，乃得真人。

帝曰：余闻其要于夫子矣，夫子言不离色脉，此余之所知也。

岐伯曰：治之极于一。

帝曰：何谓一？

岐伯曰：一者因问而得之。

帝曰：奈何？

岐伯曰：闭户塞牖^②，系之病者，数问其情，以从其意，得神者昌，失神者亡。帝曰：善。

注释

①去故就新：去掉旧习之陋，进其日新之功。

②闭户：关门。塞牖 yǒu：关窗。

译文

黄帝说：我希望听到有关治疗的根本道理。

岐伯说：治病最重要的关键，在于不误用色诊脉诊。使用色脉诊法，没有疑虑，是诊治的最大原则。如果把病情的顺逆搞颠倒了，处理疾病时又不能取得病人的配合。这样，就会使病人的神气消亡，身体受到损害。所以医生一定要去掉旧习的简陋知识，钻研崭新的色脉学问，努力进取，就可以达到上古真人的水平。

黄帝说：我从你那儿听说了治疗的根本法则。你这番话的要领是，治疗不能丢弃气色和脉象的诊察，这我已经知道了。

岐伯说：诊治的极要关键，还有一个。

黄帝问：是什么？

岐伯说：这个关键就是问诊。

黄帝说：怎么去做呢？

岐伯说：关好门窗，向病人详细地询问病情，使他愿意如实地主诉病情。经过问诊并参考色脉以后，即可作出判断：如果病人面色光华，脉息和平，这叫"得神"，预后良好；如果病人面色无华，脉不应时，这叫"失神"，预后不佳。

黄帝说：说得好。

汤液醪醴论篇第十四

题解

汤液醪醴，都是由五谷制成的酒类，其中清稀淡薄的叫作汤液，稠浊味厚的叫作醪醴。本篇首先论述汤液醪醴的制法和治疗作用；其次指出严重病情和情志内伤治病，非药石所能见功；最后介绍水气病的病情和治疗。由于开首是从汤液醪醴谈起，所以篇名《汤液醪醴论》。本篇对道德的重视、对神在生命活动中的重要意义的重视，与《移精变气论》相同。二篇宜合参细玩。本篇名言："病为本，工为标，标本不得，邪气不服。"

　　黄帝问曰：为五谷汤液及醪醴，奈何①？

　　岐伯对曰：必以稻米，炊之稻薪。稻米者完，稻薪者坚。

　　帝曰：何以然？

　　岐伯曰：此得天地之和，高下之宜，故能至完，伐取得时，故能至坚也。

注释

　　①汤液：煮米取汁。汤为热水，液为凉水。醪醴láo lǐ：酒类。醪，浊酒。醴，甜酒。

译文

　　黄帝问道：怎样用五谷来制作汤液和醪醴呢？

　　岐伯答说：用稻米来酝酿，用稻秆作燃料。因为稻米之气完备，而稻秆则很坚硬。

　　黄帝说：这是什么道理？

　　岐伯说：稻谷得天地和气，生长在高低适宜的地方，所以得气最完备，又在适当的季节收割，所以稻秆最坚实。

　　帝曰：上古圣人作汤液醪醴，为而不用①，何也？

　　岐伯曰：自古圣人之作汤液醪醴者，以为备耳，夫上古作汤液，故为而弗服也。中古之世，道德稍衰②，邪气时至，服之万全。

　　帝曰：今之世不必已，何也？

　　岐伯曰：当今之世，必齐毒药攻其中，镵石针艾治其外也③。

　　帝曰：形弊血尽而功不立者何？

　　岐伯曰：神不使也④。

　　帝曰：何谓神不使？

　　岐伯曰：针石，道也⑤。精神不进，志意不治，故病不可愈。今精坏神去，荣卫不可复收。何者？嗜欲无穷，而忧患不止，精气弛坏，荣泣卫除⑥，故神去之而病不愈也。

注释

①为而不用：制备后用来祭祀和宴请宾客而不用以
　煎药。

②道德稍衰：讲究养生之道，追求合乎道德的生活
　方式的人逐渐减少了。稍，渐渐，逐渐。

③必齐 zī：必用。齐，通"资"，用。镵 chán 石：
　镵，即镵针，九针之首。石，即砭石。

④神不使：病人的精神不能发挥应有的作用。

⑤道：引导气血。

⑥荣泣：荣血枯涩。泣，通"涩"。卫除：卫气消失。

译文

　　黄帝说：上古时代的医生，制成了汤液醪醴，只是
供给祭祀宾客之用，而不用它煎药，这是什么道理？

　　岐伯说：上古医生制成了汤液醪醴，是以备万一的，
所以制成了，并不急于用。到了中古时代，社会上讲究
养生的少了，外邪乘虚经常侵害人体，但只要吃些汤液
醪醴，病也就会好的。

　　黄帝说：现在人有了病，虽然也吃些汤液醪醴，而
病不一定都好，这是什么道理呢？

　　岐伯说：现在有病，必定要内服药物，外用镵石针艾，
然后病才能治好。

黄帝说：病人形体衰败，气血竭尽，治疗不见功效，这是什么原因？

岐伯说：这是因为病人的精神，已经不能发挥应有作用了。

黄帝说：什么叫作精神不能发挥应有作用呢？

岐伯说：针石治病，只是引导血气而已，主要还在于病人的精神志意。如果病人的神气已经衰微，病人的志意已经散乱，那病是不会好的。而现在病人正是到了精神败坏、神气涣散，荣卫不能恢复的地步了。为什么病会发展到这样重呢？主要是由于情欲太过，又让忧患萦心，不能停止，以致精气衰败、荣血枯涩、卫气消失，所以神气就离开人体，而疾病也就不能痊愈了。

帝曰：夫病之始生也，极微极精①，必先入结于皮肤。今良工皆称曰：病成名曰逆②，则针石不能治，良药不能及也。今良工皆得其法，守其数③，亲戚兄弟远近④，音声日闻于耳，五色日见于目，而病不愈者，亦何暇不早乎？

岐伯曰：病为本，工为标，标本不得，邪气不服，此之谓也。

注释

①极微极精：疾病初起时是很轻浅隐蔽的。

②病成：病情严重。

③数：指技术。

④远近：即亲疏。

译文

　　黄帝说：病在初起的时候，是极其轻浅而隐蔽的，病邪只是潜留在皮肤里。现在，医生一看，说是病已形成了，病情严重，结果针石不能奏效，汤药也不管用了。现在的医生都固执己见，自以为是。这样，虽然病人的亲友每天守候，不离寸步，病还是不会好的，这怎能说是没有抓紧治疗呢？

　　岐伯说：病人是本，医生是标。二者必须相得。病人和医生不能相互配合，病邪久不能驱除。说的就是这种情况啊！

　　帝曰：其有不从毫毛而生，五脏阳以竭也，津液充郭①，其魄独居，孤精于内，气耗于外②，形不可与衣相保，此四极急而动中③，是气拒于内，而形施于外，治之奈何？

　　岐伯曰：平治于权衡④，去宛陈莝⑤，微动四极，温衣，缪刺其处⑥，以复其形。开鬼门，洁净府⑦，精以时服，五阳已布，疏涤五脏，故精自生，形自盛，骨肉相保，巨气乃平。

帝曰：善。

注释

①津液充郭：津液充满皮肤之内。郭，通"廓"。

②其魄独居，孤精于内，气耗于外：魄，指阴精。精得阳则化气行水，今阳气衰竭，体内阴精过剩，水液停留，所以说"其魄独居"。阴盛则阳愈衰，所以说"孤精于内，气耗于外"。这是病理上的连锁关系。

③四极：又称"四末"，即四肢。

④权衡：秤砣和秤杆。指衡量轻重。

⑤去宛 yùn：去除瘀血。宛，通"蕴"，淤积。陈莝 cuò：即"莝陈"，消积水。

⑥缪 miù 刺：即病在左取之右，病在右而取之左的针刺方法。

⑦洁净府：利小便。

译文

黄帝说：有的病并不先从体表发生而是五脏的阳气衰竭，以致水气充满于皮肤，而阴气独盛。阴气独居于内，则阳气更消耗于外，形体浮肿，原来的衣服不能穿了，四肢肿急，影响内脏。这是阴气格拒于内，而水气弛张于外。对这种病怎么治疗呢？

岐伯说：要平复水气。根据病情衡量轻重，去瘀血，消积水，叫病人轻微地活动四肢，穿温暖的衣服，使阳气渐渐传布，然后用缪刺方法，使他的形体恢复起来。再使汗液畅达，小便通利，使阴精归于平复。待五脏阳气输布了，五脏郁积荡涤了，那么精气自然会产生，形体自然会强盛，骨骼和肌肉也就会相辅相成，正气自然就恢复了。

　　黄帝说：讲得很好。

脉要精微论篇第十七

题解

本篇是专门讨论诊断方法的。如望诊的精明、五色，以及五腑的形态变化；闻诊的声音变化；问诊的大小便和各种梦境；切诊的脉象、诊法，以及与时令、疾病的关系等。内容丰富多彩，已经具备了中医诊断学的初步规模。而经文中特别强调了望色、切脉的重要性，并论述了脉诊的要领，以及望色等有关的精湛微妙的问题，所以篇名《脉要精微论》。本篇名言："得守者生，失守者死。""持脉有道，虚静为保。"

黄帝问曰：诊法何如？

岐伯对曰：诊法常以平旦，阳气未动，阴气未散，饮食未进，经脉未盛，络脉调匀，气血未乱，故乃可诊有过之脉①。

注释

①有过之脉：有病之脉。

译文

黄帝问道：诊脉的方法如何？

岐伯回答说：诊脉常在清晨，因为这时阳气未曾扰动，阴气还未散尽，又未用过饮食，经脉之气不亢盛，脉络之气亦调和，气血未扰乱，所以容易诊出有病的脉象。

切脉动静而视精明①,察五色②,观五脏有余不足,六腑强弱, 形之盛衰, 以此参伍③, 决死生之分。

注释

①动静：偏义复词，意偏于动，指脉象搏动的变化。精明：即精光，两目的瞳神。

②五色：面部红、黄、青、白、黑五种色泽。

③参伍：相参互证，对比异同。参即叁，三次；伍即五，五次。参伍合用指多次。

译文

在诊察病人脉象动静变化的同时，还要看他的两目瞳神，面部色泽，从而分辨五脏是有余还是不足，六腑是强还是弱，形体是盛还是衰，将这几个方面加以综合考察，来判别病人的死、生。

夫脉者, 血之府也①, 长则气治②, 短则气病③,

数则烦心④，大则病进⑤，上盛则气高，下盛则气胀⑥，代则气衰⑦，细则气少⑧，涩则心痛⑨，浑浑革至如涌泉⑩，病进而危弊；绵绵其去如弦绝⑪，死。

注释

①脉者，血之府：脉是血液汇聚的地方。

②长则气治："长"指长脉，脉体过于本位。"治"有顺的意思。

③短：短脉，脉体短而不及本位。

④数：数脉，即一息六至。烦心：心里烦热。

⑤大：大脉，脉象满指，大实有力。病进：病势正在发展。

⑥上盛：上部之脉，即寸脉搏动有力。下盛：下部脉，即尺脉。盛，搏动有力。

⑦代：代脉。来数中止，不能自还，为一种有规律性的间歇脉。

⑧细：细脉。应指脉细如丝。

⑨涩：涩脉，往来滞涩，如轻刀刮竹。

⑩浑浑革至如涌泉：王冰："浑浑，言脉气乱也。革至者，谓脉来弦而大，实而长也。如涌泉者，言脉汩汩，但出而不返也。"

⑪绵绵其去如弦绝：王冰："绵绵，言微微似有，而不甚应手也。如弦绝者，言脉卒断，如弦之绝去也。"

译文

脉是血液聚会的地方，而血的循行，要依赖气的统帅。脉长说明气机顺达；脉短说明气分有病，脉数说明心里烦热；脉大是表示病势进增。若见上部脉盛，是病气塞于胸；若见下部脉盛，是病气胀于腹。代脉是病气衰，细脉是病气少；涩脉是病气痛。脉来刚硬混乱，势如涌泉，这是病情加重，到了危险地步；若脉来似有似无，其去如弓弦断绝，那是必死的。

夫精明、五色者，气之华也①。赤欲如白裹朱，不欲如赭②；白欲如鹅羽，不欲如盐；青欲如苍璧之泽③，不欲如蓝；黄欲如罗裹雄黄④，不欲如黄土；黑欲如重漆色，不欲如地苍⑤。五色精微象见矣，其寿不久也⑥。夫精明者，所以视万物，别白黑，审短长。以长为短，以白为黑，如是则精衰矣。

注释

①气之华：中医学认为气是人的生命活动的内在动力和源泉。由气所主导的生命活动的健康或者异常可以在体表有所反映。特别是面部五色的变化更能反映体内之气的情况，所以称为"气之华"。

②赤欲如白裹朱，不欲如赭：这里说的是健康的赤

色应该是什么样子，即用白色的帛包裹的朱木。朱是红心木。《说文·木部》："朱，赤心木，松柏属。从木，一在其中。"赭，即赭石，色赤紫而晦暗。出现这种面色是不好的征兆。

③苍璧之泽：色泽青而明润。苍，青绿色。璧，玉器，平圆形，正中有孔，边宽为内孔直径的两倍。《说文·玉部》："璧，瑞玉。圜也。从玉，辟声。"辟者开也。璧字从辟，盖以正中开孔之故也。璧，引申泛指美玉。《内经》以其引申义喻面色。

④罗裹雄黄：罗，丝织物。雄黄，矿物名，药名。亦名石黄，鸡冠石。色黄微红而鲜明。

⑤重漆色：色泽黑而有光泽。重，重复，漆之又漆，谓重漆。地苍：地之苍黑，枯暗如尘。

⑥"五色"二句：吴昆："真元精微之气，化作色相，毕现于外，更无藏蓄，是真气脱也，故寿不久。"

译文

面部五色是精气的外在表现。赤色应该像白绸里裹着朱砂一样，隐现着红润，不应像赭石那样，赤而带紫；白色应该像鹅的羽毛，白而光洁，不应像盐那样，白而晦暗；青色应该像苍璧，青而润泽，不应像青靛那样，青而沉暗；黄色应该像罗裹雄黄，黄中透红，不应像土那样，黄而沉滞；黑色应该像重漆，黑而明润，不应像地苍色那样，黑而枯暗。假如五脏之色显露于外，那么寿命也就不能长了。人的眼睛，是用来观察万物、辨别黑白、审察长短的。如果长短不分，黑白颠倒，就证明精气衰败了。

五脏者，中之守也①。中盛藏满，声如从室中言，是中气之湿也。言而微，终日乃复言者，此夺气也。衣被不敛，言语善恶，不避亲疏者②，此神明之乱也。仓廪不藏者，是门户不要也③。水泉不止者④，是膀胱不藏也。得守者生，失守者死。

注释

①五脏者，中之守：五脏作用是藏精气而守于内。中，内。守，藏。

②不避：不别，不分。

③仓廪 lǐn：指脾胃。谷藏曰仓，米藏曰廪。仓廪指储藏米谷的仓库。中医认为脾胃有受纳腐熟水谷，运化精微的功能，故称脾胃为仓廪。门户不要：大便失禁。要，约束。

④水泉：小便的隐喻美称。

译文

五脏的作用是藏精守内的。如果腹气盛，脏气虚满，说话声音重浊，像从内室中发出的一样，这是中气被湿邪阻滞的缘故。如果讲话时声音低微，好半天才说下句话，这表明正气衰败了。如果病人不知收拾衣被，言语错乱，不分亲疏远近，这是精神错乱了。如果肠胃不能纳藏水谷，大便不禁，这是肾虚不能固摄造成的。如果小便不禁，这是膀胱不能闭藏造成的。总之，如果五脏能够内守，病人的健康就能恢复；否则，五脏失守，病人就会死亡。

夫五府者，身之强也。头者，精明之府①，头倾视深②，精神将夺矣。背者胸中之府，背曲肩随，府将坏矣。腰者肾之府，转摇不能，肾将惫矣。

膝者，筋之府，屈伸不能，行则偻附③，筋将惫矣。骨者，髓之府，不能久立，行则振掉④，骨将惫矣。得强则生，失强则死。

注释

①精明之府：精气聚集的处所。
②头倾视深：头部侧垂，两目深陷无光。
③偻附：曲背低头。
④振掉：动摇。

译文

五府是人体强健的基础。头是精明之府，如果头部下垂，眼泡内陷，说明精神要衰败了。背是胸之府，如果是背弯曲而肩下垂，那是胸要坏了。腰是肾之府，如果腰部不能转动，那是肾气要衰竭了。

膝是筋之府，如果屈伸困难，走路时曲背低头，那是筋要疲惫了。骨是髓之府，如果不能久立，行走动摇不定，那是骨要衰颓了。总之，如五府能够由弱转强，就可复生；否则，就会死亡。

帝曰：脉其四时动，奈何？知病之所在，奈何？知病之所变，奈何？知病乍在内①，奈何？知病乍在外，奈何？请问此五者，可得闻乎？

岐伯曰：请言其与天运转也。万物之外，六合之内。天地之变，阴阳之应。彼春之暖，为夏之暑。彼秋之忿，为冬之怒②。四变之动，脉与之上下③。以春应中规，夏应中矩，秋应中衡，冬应中权④。是故冬至四十五日，阳气微上，阴气微下，夏至四十五日，阴气微上，阳气微下。

阴阳有时，与脉为期。期而相失，知脉所分。分之有期，故知死时。微妙在脉，不可不察。察之有纪，从阴阳始。始之有经，从五行生。生之有度，四时为宜。补泻勿失，与天地如一。得一之情，以知死生。
是故声合五音，色合五行⑤，脉合阴阳。

注释

①乍：突然。

②怂：急，此指秋气劲急。怒：此指严冬的气势。

③四变之动：春夏秋冬四时的变迁。上下：往来变
化。即脉象浮沉盛衰的变化。

④春应中规：形容春脉应合于规之象，圆滑流畅。
中，符合。规，画圆的工具。夏应中矩：形容夏
脉应合于矩之象，洪大方正。矩，画方形的工
具。秋应中衡：形容秋脉应合于衡之象，轻平虚
浮。衡，秤杆。称物时上举。冬应中权：形容冬
脉应合于权之象，沉伏下垂。权，秤砣。称物时
下沉。

⑤声合五音：人的声音，和五音相适应。色合五
行：人的气色，青合木，黄合土，赤合火，白合
金，黑合水。

译文

黄帝问道：脉有四时的变化是怎样的？从诊脉知道
疾病的所在是怎样的？从诊脉知道疾病的变化是怎样
的？从诊脉知道疾病忽然在内是怎样的？从诊脉知道
疾病忽然在外是怎样的？请问这五个问题，可以讲给

我听吗？

岐伯答说：让我说说这五者的变化与天地运转的关系吧。天地之间，自然的变化，阴阳的反应，如春天的舒缓，发展成为夏天的酷热；秋天的劲急，发展成为冬天的严寒。脉象的往来上下与这四时的变迁是相应的。春脉之应象中规，夏脉之应象中矩，秋脉之应象中衡，冬脉之应象中权。四时阴阳的情况，冬至一阳生，到四十五天，阳气微升，阴气微降；夏至一阴生，到四十五天，阴气微升，阳气微降。

这阴阳升降，有一定时间性，与脉象的变化相一致。假如脉象和四时不相应，就可从脉象里知道病是属于何脏，再根据脏气的盛衰，就可以推究出病人的死期。这里的微妙都在脉象上，不可不细心地体察。而体察是有一定要领的，必须从阴阳开始。阴阳亦有开端，它是借着五行产生的，而它的产生又是按一定的法则，即以四时的变化为规律。看病时就要遵循着这个规律而不能偏离，将脉象与天地阴阳的变化联系起来考虑。如果真正掌握了这种联系起来看问题的诀窍，就可以预知死生了。总体来说：人的声音是与五音相适应的，人的气色是与五行相适应的，而人的脉象则是与天地四时的阴阳变化相适应的。

是故持脉有道，虚静为保①。春日浮，如鱼之游

在波②。夏日在肤，泛泛乎万物有余。秋日下肤③，蛰虫将去。冬日在骨，蛰虫周密④，君子居室。故曰：知内者按而纪之，知外者终而始之。此六者⑤，持脉之大法。

注释

①虚静为保：虚静是道家基本的认识方法。《老子》："致虚极，守静笃。万物并作，吾以观复。夫物芸芸，各复归其根。归根曰静，是谓复命；复命曰常，知常曰明。不知常，妄作凶。"《内经》秉持道家的认识方法，认为在诊查疾病特别是脉诊中，保持内心与环境的虚静是获得正确认识的前提。

②如鱼之游在波：比喻春脉浮而未显。

③下肤：脉搏由浮而微沉，非轻举所能触知。

④蛰虫：藏伏土中越冬的虫。

⑤六者：指春、夏、秋、冬、内、外。

译文

所以持脉有一定的要诀，平心静气是宝贵的。脉象随着季节的不同而不同。春天脉上浮，像鱼游波中一样；夏天脉充皮肤，浮泛乎像万物充盛似的；秋天脉见微沉，似在肤下，就像蛰虫将要入穴一样；冬天脉沉在骨，像蛰虫密藏洞穴，人们深居室内似的。所以说：

要知道脉之在里怎样，必须深按才能得其要领；而要知
道脉之在表怎样，则要着重根据病情来推究致病的本
源。以上春、夏、秋、冬、内、外这六点，就是持脉
的大法。

平人气象论篇第十八

题解

平人是气血平和的人，也就是健康人。气指脉气，古人说脉不自行，随气而至。象是脉的形象。本篇内容以讨论脉象为主，论述的方法是把平人、病人加以对比分析，得出脉象主病概况，故以《平人气象论》名篇。

黄帝问曰：平人何如①？

岐伯对曰：人一呼脉再动②，一吸脉亦再动。呼吸定息脉五动③，闰以太息④，命曰平人。平人者，不病也。常以不病，调病人。医不病，故为病人平息以调之为法⑤。

注释

①平人：平和之人，气血调和的健康人。

②再动：两至。动，至。

③呼吸定息：两次呼吸之间的间歇。

④闰以太息：张介宾："闰，余也，犹闰月之谓。言平人长息之外，间有一息甚长者，是谓闰以太息。"即脉搏有余不尽而复初的意思。

⑤调：有计算的意思。

黄帝问道：平人的脉象怎样呢？

岐伯答说：平人的脉象，一呼脉跳动两次，一吸脉也跳动两次，一呼一吸，叫作一息。另外，一吸终了到一呼开始的交换时间，这是闰以太息，共有五次搏动，叫作平人，也就是无病的人。诊脉的法则，应该以平人的呼吸计算病人的脉动次数。

人一呼脉一动，一吸脉一动，曰少气。人一呼脉三动，一吸脉三动而躁，尺热①，曰病温②；尺不热脉滑，曰病风。人一呼脉四动以上，曰死；脉绝不至，曰死；乍疏乍数③，曰死。

注释

①尺热：尺部的皮肤发热。尺，指尺肤，即前臂内侧皮肤。

②温：温热病。

③乍疏乍数 shuò：脉动不齐，忽慢忽快。疏，慢。数，快。

译文

人一呼，脉跳动一次，一吸；脉也跳动一次，这是气虚无力推动血行的现象。若人一呼，脉跳动三次；一吸，脉也跳动三次并且躁急,尺部皮肤发热,这是温热病。尺肤不热，脉象往来流利的，这是风病。若人一呼，脉的跳动在四次以上的必死。脉象中断不复至的必死。脉象忽慢忽快的也是死脉。

平人之常气禀于胃①，胃者，平人之常气也。人无胃气曰逆，逆者死。

注释

①常气：正常的脉气。

译文

人的正常脉气来源于胃，胃气就是平人脉息的正常之气的来源。人的脉息如无胃气，是逆象，逆象主死。

春胃微弦曰平①，弦多胃少曰肝病，但弦无胃曰死，胃而有毛曰秋病②，毛甚曰今病，脏真散于肝③，肝藏筋膜之气也。夏胃微钩曰平④，钩多胃少曰心病，但钩无胃曰死，胃而有石曰冬病，石甚曰今病。脏真通于心，心藏血脉之气也。长夏胃微软弱曰平，弱多胃少曰脾病，但弱无胃曰死，软弱有石曰冬病，石甚曰今病，脏真濡于脾，脾藏肌肉之气也。秋胃微毛曰平，毛多胃少曰肺病，但毛无胃曰死，毛而有弦曰春病，弦甚曰今病，脏真高于肺，肺藏皮毛之气也。冬胃微石曰平⑤，石多胃少曰肾病，但石无胃曰死，石而有钩曰夏病，钩甚曰今病，脏真下于肾，肾藏骨髓之气也。

注释

①春胃：春时有胃气的脉象。弦：弓弦。以手循摸有紧张绷紧的感觉，《内经》以之类比脉象。冲和之中略带弦紧的脉象是春天正常之脉；弦紧之象而少冲和之感的脉象是肝病之脉。

②胃而有毛曰秋病：秋，指秋令时所主的脉象，意思是若脉虽有胃气，而兼见秋脉，这是春见秋脉，至秋要发病。毛，即动物之毫毛，其物质轻上浮，《内经》以之类比浮脉。秋金之令正常的脉象略带毛象，春天之脉见毛象，为金强木弱，至秋金肺气主令之时，则肝病发。

③脏真：五脏的真气。

④钩：脉来洪大，有来盛去衰如钩端微曲之象。钩，形状弯曲，用于探取、连接、悬挂器物的工具。带钩，束腰革带上的金属钩。春秋战国时期由北方游牧民族传入中原。形状前曲后直，质地坚硬。《内经》以钩（带钩）喻脉象。钩脉之初

来曲回，后则端直，无柔和之象，正如带钩，故用以比喻前曲后直的心之死脉。

⑤石：形容坚而沉的脉象。"石"是生活中常见的东西，有坚硬、下沉之象，《内经》以之喻指脉象。

译文

春时的脉象，弦中带有冲和的胃气是平脉，如果弦多而冲和的胃气少，就是肝病。假如只见弦脉而无冲和的胃气，就要死亡；若虽有胃气，而兼见毛脉，这是春见毛脉，至秋天就要生病，倘若毛脉太甚，就会立即生病。春天脏真之气散发于肝，肝脏藏筋膜之气。夏时的脉象，钩中带有冲和的胃气是平脉，如果钩多而冲和的胃气少，就是心脏有病。假如只见钩脉而无冲和的胃气，就要死亡；若虽有胃气，而兼见石脉，这是夏见冬脉，至冬天就要生病；倘若石脉太甚，就会立即生病。夏天脏真之气通于心，心藏血脉之气。长夏的脉象，微软弱而有冲和的胃气是平脉，如果弱多而冲和的胃气少，就是脾脏有病。假如但见弱脉而无冲和的胃气，就要死亡；若软弱脉中，兼见石脉，到了冬天就要生病；倘若石脉太甚，就会立即生病。长夏的脏真之气濡润于脾，脾脏主肌肉之气。秋时的脉象，微毛而有冲和之象的是平脉，如果毛多而冲和的胃气少，就是肺脏有病。假如但见毛脉而无胃气，就要死亡；若毛脉中兼见弦脉，至春天就要生病，倘若弦脉太甚，就会立即生病。秋时脏真之气高藏于肺，肺脏主藏皮毛之气。冬时的脉象，沉石而有冲和之象的是平脉，如果石多而冲和的胃气少，就主肾脏有病。假如但见石脉而无胃气，就要死亡；若沉石脉中兼见钩象，至夏天就要生病；倘若钩脉太甚了，就会立即生病。冬时脏真之气下藏于肾，肾脏主藏骨髓之气。

胃之大络，名曰虚里[①]，贯膈络肺，出于左乳下，其动应手，脉宗气也[②]。盛喘数绝者，则病在中；结而横，有积矣，绝不至曰死。乳之下其动应衣，宗气泄也。

注释

① 虚里：位于左乳下，心尖搏动处。胃之大络何以谓虚里，未见诸家说明，窃以意度之。里，本义为民居，人所聚居之处。人居于大地之上，土为万物之母，胃气属土。虚，为空虚，冲虚，如《老子》曰："冲气以为和也"。所以虚为气之性，气性冲虚。胃之大络为胃之气血集中之处，如人群聚居，故曰"里"；气性冲虚，故曰"虚"。因以"虚里"名"胃之大络"。

② 宗气：胃为十二经之海，虚里为众脉之气所聚，故曰宗气。宗，聚集之义。

译文

　　胃经的大络，叫作虚里。其络出于左乳下，贯膈而上络于肺，其脉搏动应手，这是脉的宗气。倘若跳动急剧，而时兼断绝，这是病在膻中的征候；若见跳动时止，位置横移的，主病有积块；倘若脉绝不至，就要死亡。如果乳下虚里处脉搏动剧振衣，是宗气外泄的现象。

　　人以水谷为本，故人绝水谷则死，脉无胃气亦死。所谓无胃气者，但得真脏脉不得胃气也。所谓脉不得胃气者，肝不弦肾不石也。

译文

　　人以水谷为生命的本，所以断绝了水谷，就要死。脉没有胃气，也要死。什么是无胃气，就是仅见真脏脉，而没有冲和胃气的脉，所说的脉无冲和胃气，就是肝脉不见弦象，肾脉不见石象。

　　夫平心脉来，累累如连珠，如循琅玕[①]，曰心平，夏以胃气为本。病心脉来，喘喘连属[②]，其中微曲，曰心病。死心脉来，前曲后居[③]，如操带钩，曰心死。

注释

①累累：连续不断。琅玕 lánggān：形状如珠之美玉或美石。《说文·玉部》："琅，琅玕，似珠者。"《内经》以琅玕之形喻脉象的圆滑。

②喘喘连属：形容脉来如喘气急促的样子。

③前曲后居：形容心脉失去冲和之气，但钩无胃之象。

译文

心脉来时，像一颗颗珠子，连续不断地流转，如抚摩琅玕的圆滑，这是平脉，夏时是以胃气为本的。如果心脏有了病，脉就显出非常急促，带有微曲之象，这是病脉。如果脉来前曲后居，如执带钩一样，全无和缓之意，这是死脉。

平肺脉来，厌厌聂聂，如落榆荚①，曰肺平，秋以胃气为本。病肺脉来，不上不下，如循鸡羽②，曰肺病。死肺脉来，如物之浮，如风吹毛，曰肺死。

注释

①厌厌聂聂：吴昆："翱翻之象，浮薄而流利也。"厌厌，禾苗美盛貌。聂聂，轻虚和平貌。

如落榆荚：形容脉象轻浮和缓。

②如循鸡羽：吴昆："如循鸡羽，涩而难也。"

译文

　　肺脉来时，轻浮虚软，像吹榆叶一样，这是平脉，秋季是以胃气为本。如果脉来上下，如摩鸡的羽毛一样，毛中含有坚劲之意，这是病脉。如果脉来如草浮在水上，如风吹毛动般轻浮不定，就是死脉。

　　平肝脉来，软弱招招，如揭长竿末梢①，曰肝平，春以胃气为本。病肝脉来，盈实而滑，如循长竿，曰肝病。死肝脉来，急益劲，如新张弓弦，曰肝死。

注释

　　①招 tiáo 招：形容竿梢长而软。揭：举。

译文

　　肝脉来时，像举着竿子，那竿子末梢显得长而软，这是平脉，春季是以胃气为本。如果脉来满指滑实，像抚摩长竿一样，这是病脉。如果脉来急而有劲，像新张弓弦似的，这是死脉。

平脾脉来，和柔相离①，如鸡践地②，曰脾平。长夏以胃气为本。病脾脉来，实而盈数，如鸡举足③，曰脾病。死脾脉来，锐坚如乌之喙，如鸟之距④，如屋之漏，如水之流⑤，曰脾死。

注释

①和柔相离lí：按之柔和有神。离，通"丽"，附着。

②如鸡践地：鸡足踏地给人的感觉是轻柔而有节奏，《内经》以之描述脾和缓从容的正常脉象。

③如鸡举足：鸡被惊吓奔跑的样子。汪机："践地，是鸡不惊而徐行也。举足，被惊时急行也。况实数与轻缓相反，彼此对看，尤为明白。"形容脉象疾而不缓。

④如乌之喙：坚曲之义。喙，鸟嘴，锐利坚硬，《内经》以之描述病脉。如鸟之距：如鸟距有钩。距，即鸟爪，有钩，形容病脉。

⑤如屋之漏：脉象如屋漏水，点滴无伦次。如水之流：如水流去而不返。

译文

脾脉来时，和柔相附有神，像鸡爪落地一样，是和缓的，这是平脉。长夏季节是以胃气为本的。如果脉来充实而数，像鸡往来急走，就是病脉。如果脉来如雀啄、如鸟跃跳之数，如屋漏水一样地点滴无伦，如水流之速，这是死脉。

　　平肾脉来，喘喘累累如钩，按之而坚，曰肾平，冬以胃气为本。病肾脉来，形如引葛①，按之益坚，曰肾病。死肾脉来，发如夺索，辟辟如弹石②，曰肾死。

注释

　　①引：牵引。葛：葛藤，茎蔓生。
　　②发如夺索：吴昆：“两人争夺其索，引长而坚劲也。”即长而坚劲的意思。辟辟如弹石：高世栻：“辟辟，来去不伦也。如弹石，圆硬不软也。”形容脉象坚实。

译文

　　肾脉来时，连绵小坚圆滑，有如心之钩脉，按之坚如石，这是平脉，冬时是以胃气为本的。如果脉来形如牵引葛藤，按之更坚，这是病脉。如果脉来像解索一般，数而散乱，又像弹石一样，促而坚硬，这是死脉。

玉机真藏论篇第十九

题解

玉机，有珍重之义。真藏，指脉来无胃气而真藏之象显露。本篇论五脏脉与四时的关系、脉有胃气的状态、五脏疾病的传变、五脏的虚实，以及其他一些诊察方法等。其中尤以论脉为重点；而脉息的变化，又以胃气为最要紧，"有胃则生，无胃则死"，无胃气之脉叫真脏脉，真脏脉见，是死证。之所以篇名为《玉机真藏论》，张介宾认为："玉机，以璇玑玉衡，可窥天道，而此篇神理，可窥人道，故以并言，而实则珍重之辞也。"

黄帝问曰：春脉如弦，何如而弦？

岐伯对曰：春脉者肝也，东方木也，万物之所以始生也。故其气来①，软弱轻虚而滑，端直以长，故曰弦，反此者病。

帝曰：何如而反？

岐伯曰：其气来实而强，此谓太过②，病在外；其气来不实而微③，此谓不及④，病在中。

帝曰：春脉太过与不及，其病皆何如？

岐伯曰：太过则令人善忘，忽忽眩冒而巅疾⑤；其不及，则令人胸痛引背，下则两胁胠满⑥。

帝曰：善。

注释

①气：指脉气。

②太过：指脏气大盛。

③不实：脉不充盈。微：脉来微弱。

④不及：指脏气不足。

⑤巅疾：巅顶的病，如头痛。

⑥胠qū：腋下胁肋部位。

译文

黄帝问道：春天的脉象如弦，那么怎样才算弦呢？

岐伯答说：春脉是肝脉，属东方的木，具有万物生长的气象，因此它的脉气弱软轻虚而滑，正直而长，所以叫弦。与此相反，就是病脉。

黄帝问：什么叫与此相反呢？

岐伯答说：脉气来时，实而且弦，这叫作太过，主病在外；脉气来时不实而且微弱，这叫作不及，主病在内。

黄帝问：春脉太过与不及，都能够发生什么病变呢？

岐伯回答说：太过了，会使人善忘，发生目眩冒闷头痛；如果不及，会使胸部疼痛，牵引背部，向下两胁胀满。

黄帝说：说得好。

帝曰：夏脉如钩，何如而钩？

岐伯曰：夏脉者心也，南方火也，万物之所以盛长也。故其气来盛去衰，故曰钩，反此者病。

帝曰：何如而反？

岐伯曰：其气来盛去亦盛，此谓太过，病在外；其气来不盛去反盛，此谓不及，病在中。

帝曰：夏脉太过与不及，其病皆何如？

岐伯曰：太过则令人身热而骨痛，为浸淫①；其不及则令人烦心，上见咳唾，下为气泄②。

帝曰：善。

注释

①浸淫：浸淫疮。

②气泄：失气，俗称放屁。

译文

黄帝说：夏天的脉象如钩，那么怎样才算钩呢？

岐伯答说：夏脉就是心脉，属于南方的火，具有万物生长的气象。因此脉气来时充盛，去时反衰，犹如钩的形象，所以叫作钩脉。与此相反，是病脉。

黄帝说：什么是与此相反呢？

岐伯说：其脉气来时盛去时也盛，这叫太过，主病在外；脉气来时不盛，去时反而充盛，这叫不及，主病在内。

黄帝说：夏脉太过与不及，都会发生什么病变呢？

岐伯说：太过会使人发热，骨痛、发浸淫疮；不及会使人心烦，在上部会发生咳唾，在下部会发生失气。

黄帝说：说得好。

帝曰：秋脉如浮，何如而浮？

岐伯曰：秋脉者肺也，西方金也，万物之所以收成也。故其气来，轻虚以浮，来急去散，故曰浮，反此者病。

帝曰：何如而反？

岐伯曰：其气来，毛而中央坚①，两傍虚，此谓太过，病在外；其气来，毛而微，此谓不及，病在中。

帝曰：秋脉太过与不及，其病皆何如？

岐伯曰：太过则令人逆气而背痛，愠愠然②；其不及，则令人喘，呼吸少气而咳，上气见血，下闻病音③。

帝曰：善。

注释

①毛：指脉气来时，轻浮如毛。中央坚：中央坚实。

②愠 yùn 愠：气郁不舒。

③病音：喘息的声音。

译文

黄帝说：秋天的脉象如浮，那么怎样才算浮呢？

岐伯答说：秋脉是肺脉，属西方的金，具有万物收成的气象；因此脉气来时，轻虚而且浮，来急去散，所以叫作浮脉。与此相反，就是病脉。

黄帝说：什么是与此相反呢？

岐伯回答说：其脉气来时浮软而中央坚实，两旁虚空，这叫太过，主病在外；其脉气来浮软而微，这叫不及，主病在里。

黄帝说：秋脉太过和不及，都会发生什么病变呢？

岐伯说：太过会使人气逆，背部作痛，郁闷而不舒畅；如果不及，会使人喘呼咳嗽，在上部会发生气逆出血，在下的胸部则可以听到喘息的声音。

黄帝说：说得好。

帝曰：冬脉如营，何如而营？

岐伯曰：冬脉者肾也，北方水也，万物之所以合藏也。故其气来沉以濡，故曰营，反此者病。

帝曰：何如而反？

岐伯曰：其气来如弹石者①，此谓太过，病在外；其去如数者②，此谓不及，病在中。

帝曰：冬脉太过与不及，其病皆何如？

岐伯曰：太过则令人解㑊③，脊脉痛，而少气不欲言；其不及则令人心悬如病饥，眇中清④，脊中痛，少腹满，小便变。

帝曰：善。

注释

①弹石：指脉气来如弹石击手。

②如数：脉虚软。

③解㑊yì：身体困倦，懈怠无力。

④眇miǎo：指腹部两侧胁肋下的空软处。

译文

黄帝说：冬天的脉象如石，那么怎样才算石呢？

岐伯说：冬脉是肾脉，属于北方的水，具有万物闭藏的气象。因此脉气来时沉而濡润，所以叫作石脉。与此相反，就是病脉。

黄帝说：什么是与此相反呢？

岐伯说：其脉气来时如弹石击手，这叫太过，主病在外；如果脉象浮软，这叫不及，主病在里。

黄帝说：冬脉太过与不及，发生什么病变？

岐伯说：太过会使人身体倦怠，腹痛、气短，不愿说话；不及会使人的心像饥饿时一样感到虚悬，胁肋下空软部位清冷，脊骨痛，小腹胀满、小便变色。

黄帝说：说得好。

帝曰：四时之序，逆从之变异也，然脾脉独何主？

岐伯曰：脾脉者土也，孤脏以灌四傍者也^①。

帝曰：然则脾善恶，可得见之乎？

岐伯曰：善者不可得见，恶者可见^②。

帝曰：恶者何如可见？

岐伯曰：其来如水之流者，此谓太过，病在外；如鸟之喙者，此谓不及，病在中。

帝曰：夫子言脾为孤脏，中央土以灌四傍，其太过与不及，其病皆何如？

岐伯曰：太过则令人四支不举；其不及则令人九窍不通，名曰重强^③。

注释

①孤脏以灌四傍者也：张介宾："脾属土，土为万物之本，故运行水谷，化津液以灌溉于肝心肺肾四脏者也。土无定位，分王四季，故称孤脏。"

②善者不可得见，恶者可见：正常的脾脉体现于四季的脉象中有柔软和缓之象，而不能单独出现，所以说"善者不可得见"。有病的脾脉则可单独出现，所以说"恶者可见"。

③重 zhòng 强：脾病则身体皆重，舌本强，所以说四

肢不举及九窍不通。

译文

黄帝说：四时的顺序，是导致脉象逆顺变化的根源，但是脾脉主哪个时令呢？

岐伯说：脾属土，是个独尊之脏，它的作用是用来滋润四旁其他的脏腑的。

黄帝说：那么脾的正常与否，可以看得出来吗？

岐伯说：正常的脾脉看不出来，但病脉是可以看得出来的。

黄帝说：那么脾的病脉是怎样的呢？

岐伯说：其脉来时，如水流动，这叫太过，主病在外；其脉来时，如鸟啄食，这叫不及，主病在里。

黄帝说：您说脾是孤脏，位居中央属土，滋润四旁之脏，那么它的太过与不及，都会发生什么病变呢？

岐伯说：太过会使人四肢不能举动，不及会使人九窍不通，身重而不自如。

帝瞿然而起①,再拜稽首曰②:善。吾得脉之大要，天下至数，五色脉变，揆度奇恒，道在于一③，神转不迴，迴则不转，乃失其机，至数之要，迫近以微，著之玉版，藏之脏府，每旦读之，名曰玉机④。

注释

①瞿jù然：惊异貌。

②稽qǐ首：古时一种跪拜礼，即叩头至地。稽是禾、尤、旨三字会意，表示停留之义。稽首，即叩头至地之礼。至地即止地。

③道在于一：为医之道在于气血神机的运转如一。一，指气血神机。

④玉机：机，正体作"機"。引申有多种用法。《内经》中，机是个非常重要的字。从"机"作为弩箭之发动机引申指天地万物生化之机，即万物生化运动之规律、机理，也指人体生命运行之机理。《内经》认为人的生命活动能够正常运行"神"的奇妙环转之机，即精气神之周而复始的循环运动。如果这一循环运动出现障碍（回）破坏了环转之机，人就会生病甚至死亡。所以，历代名医都非常重视"神转不迴，迴则不转"，以为医道之锁钥。因为"机"如此重要，故加"玉"以示珍贵，名曰"玉机"。

译文

　　黄帝惊异地站了起来，跪拜后说：好！我已懂得了诊脉的根本要领和天下的至理。考察五色和四时脉象的变化，诊察脉的正常与异常，它的精要，归结在于一个

"神"字。神的功用运转不息,向前不回,倘若回而不运转,就失去了生机。这是最重要的真理,是非常切近微妙的,把它记录在玉版上,藏在内府里,每天早上诵读,就把它叫作《玉机》吧。

五脏受气于其所生①,传之于其所胜②,气舍于其所生③,死于其所不胜。病之且死,必先传行至其所不胜④,病乃死,此言气之逆行也⑤。肝受气于心,传之于脾,气舍于肾,至肺而死。心受气于脾,传之于肺,气舍于肝,至肾而死。脾受气于肺,传之于肾,气舍于心,至肝而死。肺受气于肾,传之于肝,气舍于脾,至心而死。肾受气于肝,传之于心,气舍于肺,至脾而死,此皆逆死也。一日一夜五分之⑥,此所以占死者之早暮也⑦。

注释

①五脏受气于其所生:五脏所受的病气,来源于它所生的脏。气,指病气。

②传:指病气相传。所胜:所克之脏。

③舍:留止。

④传行:指病气的传变。

⑤气之逆行:指病气的逆传。

⑥一日一夜五分之:一昼夜分为五个阶段,配合五

脏：平旦属肝，日中属心，薄暮属肺，夜半属肾，午后属脾。

⑦占：推测，预测。

译文

　　五脏所受的病气来源于它所生之脏，传给它所克之脏，留止在生己之脏，死于克己之脏。当病得到了要死的时候，必先传到克己之脏，病人才死，这就是病气逆行的情况。肝受病气于心，传行到脾，其病气留止于肾，传到肺就死了。心受病气于脾，传行到肺，病气留止于肝，传到肾就死了。脾受病气于肺，传行到肾，病气留止于心，传到肝就死了。肺受病气于肾，传行到肝，病气留止于脾，传到心就死了。肾受病气于肝，传行到心，病气留止于肺，传到脾就死了。这都是病气逆行的情况，以一昼夜的时辰来归属五脏，就可推测出死亡的大体时间。

　　黄帝曰：五脏相通，移皆有次，五脏有病，则各传其所胜。不治①，法三月若六月，若三日若六日②，传五脏而当死，是顺传所胜之次。故曰：别于阳者，知病从来；别于阴者，知死生之期③，言至其所困而死。

注释

①不治：不及时治疗。

②法三月若六月，若三日若六日：全句指患病传变
过程的快慢。若，或也。

③死生：偏义复词，指死。

译文

　　黄帝说：五脏是相通的，病气的转移，都有它的次
序。五脏如果有病，就会传给各自所克之脏，若不及时
治疗，那么多则三个月、六个月，少则三天、六天，只
要传遍五脏就必死。这是指顺所克次序的传变。所以说：
能够辨别外证，就可知病在何经，能够辨别里证，就可
知危在何日，就是说某脏到了它受困的时候，就死了。

　　是故风者百病之长也①，今风寒客于人，使人
毫毛毕直，皮肤闭而为热，当是之时，可汗而发也；
或痹不仁肿痛，当是之时，可汤熨及火灸刺而去之。
弗治，病入舍于肺，名曰肺痹，发咳上气。弗治，
肺传之肝，病名曰肝痹，一名曰厥，胁痛出食，当
是之时，可按若刺耳。弗治，肝传之脾，病名曰脾风，
发瘅②，腹中热，烦心出黄③，当此之时，可按可药
可浴。弗治，脾传之肾，病名曰疝瘕，少腹冤热而痛④，

出白，一名曰蛊⑤，当此之时，可按可药。弗治，肾传之心，筋脉相引而急，病名曰瘛⑥，当此之时，可灸可药。弗治，满十日，法当死。肾因传之心，心即复反传而行之肺，发寒热，法当三日死，此病之次也。

注释

①风者百病之长也：六淫之气始于风，故称之为"长"。

②发瘅dān：发黄。吴昆："瘅，热中之名。"

③出黄：小便黄。

④冤热：蓄热。热极而烦闷。冤，通"蕴"，蕴积、蓄积。

⑤蛊：病名。指病深日久，形体消瘦，精神萎靡，如虫食物，故名。蛊，从虫得意，是与虫有关的会意字。

⑥瘛chì：指筋脉拘急相引一类的病。

译文

　　风为六淫之首，所以说它是百病之长。风寒侵入了人体，就会使人的毫毛都立起来，皮肤闭塞，内里发热。这时，可以用发汗的方法治愈。有的会出现麻痹不仁、肿痛等症状，此时可用热敷、火、灸或针刺等方法治愈。如果耽误了，病气就会传行并留止于肺部，这就是肺痹，发为咳嗽上气。如果还不治疗，就会从肺传到肝，这叫肝痹，也叫肝厥，会发生胁痛、不欲食等症状。这时，可用按摩或针刺等方法治疗，如果仍不及时治疗，病气从肝传到脾，这时的病叫作脾风，会发生黄疸、腹中热、烦心、小便黄色等症状。这时，可用按摩、药物和汤浴等方法治疗。如再不及时治疗，病气从脾传到肾，这时的病叫疝瘕，会出现少腹蓄热作痛、小便白浊等症状，又叫作蛊病。这时，可用按摩，药物等方法治疗。如继续耽误下去，病气从肾传到心，就会出现筋脉相引拘挛的症状，叫作瘛病。这时，可用艾灸、药物来治疗。如仍治不好，十天以后，就会死亡。倘病邪由肾传到心，心又反传到肺脏，又发寒热，三天就会死亡，这是疾病传递的次序。

然其卒发者，不必治于传，或其传化有不以次^①，不以次入者，忧恐悲喜怒，令不得以其次，故令人有卒病矣。因而喜则肾气乘矣^②，怒则肺气乘矣，思则肝气乘矣，恐则脾气乘矣，忧则心气乘矣，此其道也。故病有五，五五二十五变，反其传化。传，乘之名也。

注释

①次：次序，顺序。

②乘：乘虚侵袭。

144

译文

但假如是猝然发病，就不必根据这个传变的次序治疗；而有的传变也不一定完全依着这个次序。忧、恐、悲（思）、喜、怒这五种情志就会使病气不按着这个次第传变，而突然发病。如过喜伤心，克它的肾气就因而乘之。怒伤肝，克它的肺气就因而乘之。过思伤脾，克它的肝气就因而乘之。过恐伤肾，克它的脾气就因而乘之。过忧伤肺，克它的心气就因而乘之。这就是疾病不依次序传变的规律。所以病虽有五变，但能够发为五五二十五变，这和正常的传化是相反的。传，是"乘"的别名。

急虚身中卒至①，五脏绝闭，脉道不通，气不往来，譬于堕溺②，不可为期。其脉绝不来，若人一息五六至，其形肉不脱，真脏虽不见，犹死也。

注释

①急虚身中卒至：正气一时暴绝，外邪突然中于身，客邪突然至于内脏而产生的病变。
②堕：倾跌下坠。溺：落水淹没。

译文

　　正气一时暴虚，外邪突然侵入人体，五脏隔塞，脉道不通，大气已不往来，就好像跌坠或溺水一样，这样的突然病变，是不能预测死期的。如果其脉绝而不至，或一吸五六至，形肉不脱，就是不见真脏脉，也要死亡。

　　真肝脉至，中外急，如循刀刃责责然①，如新张弓弦，色青白不泽，毛折②，乃死。真心脉至，坚而搏，如循薏苡子累累然③，色赤黑不泽，毛折，乃死。真肺脉至，大而虚，如以毛羽中人肤，色白赤不泽，毛折，乃死。真肾脉至，搏而绝，如指弹石辟辟然④，色黑黄不泽，毛折，乃死。真脾脉至，弱而乍数乍疏，色黄青不泽，毛折，乃死。诸真脏脉见者，皆死不治也。

注释

　　①责责然：象声词，形容循摸刀刃发出的响声，即震震然。

　　②不泽：不光润。毛折：毛发枯损折断。

　　③薏苡子：药名，即薏苡仁。薏苡，为禾本科一年生或多年生草本植物。去除外壳和种皮的种仁入药。薏苡子圆实而坚硬，《内经》以其手感喻脉

象。累累然：形容心之真脏脉象短而坚实。

④辟辟然：象声词，弹击石头的声音，形容肾之真
　脏脉象沉而坚硬。

译文

　　肝脏的真脏脉来的时候，内外劲急如同循摸着刀
刃震震作响，好像新张开的弓弦，面色显著青白而不
润泽，毫毛也枯损不堪，是要死亡的。心脏的真脏脉
来的时候，坚而搏指，像循摩薏苡仁那样，小而坚实，
面色显著赤黑而不润泽，毫毛也枯损不堪，是要死亡
的。肺脏的真脏脉来的时候，洪大而又非常虚弱，像
毛羽触人皮肤，面色显著白赤而不润泽，毫毛也枯损
不堪，是要死亡的。肾脏的真脏脉来的时候，既坚而沉，
像用指弹石那样硬得很，面色显著黑黄而不润泽，毫
毛也枯损不堪，是要死亡的。脾脏的真脏脉来的时候，
软弱并且忽数忽散，面色显著黄青而不润泽，毫毛也
枯损不堪，是要死亡的。总而言之，凡是见了真脏脉，
都是不治的死证。

黄帝曰：见真脏曰死，何也？

岐伯曰：五脏者，皆禀气于胃，胃者五脏之本也。
脏气者，不能自致于手太阴①，必因于胃气，乃至于
手太阴也。故五脏各以其时，自为而至于手太阴也②。

故邪气胜者，精气衰也。故病甚者，胃气不能与之俱至于手太阴，故真脏之气独见，独见者病胜脏也③，故曰死。

帝曰：善。

注释

①手太阴：指寸口脉。

②五脏各以其时，自为而至于手太阴也：五脏之气各自在一定的时候，以不同的脉象出现于手太阴寸口。

③病胜脏：病气胜过脏气，指邪气亢盛，正气衰竭。

译文

黄帝说：见了真脏脉象，就要死亡，这是什么道理呢？

岐伯说：五脏之气，都依赖胃腑的水谷精微来营养，所以胃是五脏的根本。五脏之气，不能直接到达手太阴的寸口，必须借助于胃气，才能到达手太阴寸口。所以五脏才能各自在一定的时候，以不同的脉象出现于手太阴寸口。如果邪气盛了，精气必然衰败，所以病气严重时，胃气就不能同脏气一起到达手太阴，那真脏脉就单独出现了。独见就是病气胜了脏气，那是要死亡的。

黄帝说：说得好。

黄帝曰：凡治病，察其形气色泽，脉之盛衰，病之新故。乃治之，无后其时。形气相得①，谓之可治。色泽以浮②，谓之易已。脉从四时，谓之可治。脉弱以滑③，是有胃气。命曰易治，取之以时。形气相失，谓之难治。色夭不泽④，谓之难已。脉实以坚，谓之益甚。脉逆四时，为不可治。必察四难而明告之⑤。

注释

①形气相得：形气是《内经》中的一对重要医学和哲学范畴。形，指人的身体外形；气指人的内在气机。二者应该是协调即相得的关系。反之，如果相失即失调则是病态。在病态下，"气实形实，气虚形虚。此其常也。"

②色泽以浮：气色浮润，颜色明润。

③脉弱以滑：指有病之脉，弱而流利。

④色夭：颜色晦暗。

⑤四难：指病人出现的"形气相失"、"色夭不泽"、"脉实以坚"、"脉逆四时"四种病危的症状。

译文

黄帝说：治病的一般规律，是要先诊察病人的形气怎样、色泽如何，以及脉的虚实、病的新旧，然后再治疗，而千万不能错过时机。病人形气相称，是可治之证；气色浮润，病易治愈，脉象和四时相适应，是可治之证，脉来弱而流利，是有胃气的现象，属易治的病。以上都算可治、易治之证，但要及时地进行治疗才行。形气不相称，是难治之证，气色枯燥而不润泽，病不易治愈。脉实并且坚，是更加沉重的病证；如果脉象和四时不相适应，就是不可治之证了。一定要察明这四种困难，清楚地告诉病人。

所谓逆四时者，春得肺脉，夏得肾脉，秋得心脉，冬得脾脉，其至皆悬绝沉涩者①，命曰逆。四时未有脏形②，于春夏而脉沉涩，秋冬而脉浮大，名曰逆四时也。

注释

①悬绝：指其脉独见，与其他各部悬异殊绝。

②四时未有脏形：五脏脉气未能随四时变化显现于外。

译文

所谓脉与四时相逆，就是春得肺脉，夏得肾脉，秋得心脉，冬得脾脉，而且脉来的时候都是独见而沉涩，这就叫逆。五脏脉气未能随四时变化显现于外。在春夏季节里，反见沉涩的脉象；在秋冬季节里，反见浮大的脉象，这都叫作逆四时。

病热脉静，泄而脉大，脱血而脉实，病在中脉实坚，病在外脉不实坚者，皆难治。

译文

病属热而脉象反见平静，发生泄利而脉象反倒洪大；出现脱血而反见实脉；病在里而脉反倒不坚实，这些都是脉证相反的情况，不易治愈。

黄帝曰：余闻虚实，以决死生，愿闻其情。

岐伯曰：五实死，五虚死。

帝曰：愿闻五实五虚。

岐伯曰：脉盛、皮热、腹胀、前后不通、闷瞀①，此谓五实。脉细、皮寒、气少、泄利前后，饮食不入，此谓五虚。

帝曰：其时有生者，何也？

岐伯曰：浆粥入胃，泄注止，则虚者活，身汗得后利②，则实者活，此其候也。

注释

①闷瞀mào：烦乱。瞀，眼睛昏花。

②后利：指大便通利。

译文

黄帝说：我听说根据虚实可以预先判断死生，希望听听这其中的道理。

岐伯说：凡有五实的死，凡有五虚的也得死。

黄帝说：那什么叫作五实五虚呢？

岐伯说：脉来势盛，皮肤发热，肚腹胀满，大小便不通，心里烦乱，这就叫作五实。脉象极细，皮肤发冷，气短不足，大便泄泻，不欲饮食，这就叫作五虚。

黄帝说：就是得了五实五虚之证，也有痊愈的，这是为什么呢？

岐伯说：如果病人能够吃些浆粥，胃气渐渐恢复，泄泻停止，那么得五虚之证的人就可以痊愈；而患五实之证的人如果能出汗、大便又通畅了，表里和了，也可以痊愈。这就是根据虚实而决断死生的道理。

三部九候论篇第二十

题解

本篇主要讨论三部九候的诊脉方法。三部，指诊脉的部位即头、手、足上中下三部分；九候，是指每一部位中又分为天地人三候，三部综合，共得九候。从三部九候的脉象分析，以了解病情和判断预后，故篇名《三部九候论》。诊脉何以"三部九候"，这与古代的数理哲学有关。张景岳说："天地虽大，万物虽多，莫有能出乎数者。"客观世界存在着数量关系，即数的规定性。古人很早就发现了这一现象，而且认为数是决定世界万物存在的本质力量，产生了对数的崇拜，进而发展为数理哲学，即以数理作为考察、认识世界的基本框架。中国文化"重数"以《周易》为代表，《易传》说："极其数，遂定天下之象。""极数知来之谓占。"其后，《管子》、《吕氏春秋》、《礼记·月令》都有"重数"的传统。同样，数理哲学观念也成为《内经》观察世界的重要方法之一。表现在脉诊上就是"三部九候"理论。其根据是"天地之至数，始于一，终于九焉。……故人有三部，部有三候，以决死生，以处百病，以调虚实，而除邪疾"。

帝曰：愿闻天地之至数，合于人形血气，通决死生，为之奈何？

岐伯曰：天地之至数，始于一，终于九焉[1]。一者天，二者地，三者人，因而三之，三三者九，以应九野。故人有三部，部有三候，以决死生，以处百病，以调虚实，而除邪疾。

注释

[1]始于一，终于九：数理哲学认为数始于一，而终止于九。九加一为十，十又是一的开始，所以说始于一终于九。最基本的数就是一至九，"一"为数之始，"九"为数之终。

译文

黄帝说：希望听听这天地间的至理，从而使它合于人的形体，通利血气，并决定死生。怎样才能做到呢？

岐伯说：天地的至数，是从一开始，至九终止，一为阳，代表天，二为阴，代表地，人生天地之间，所以用三代表人。而天地人又合而为三，三三为九，与九野之数对应。所以人有三部脉，每部各有三候，根据它去决定死生，诊断百病，调和虚实，祛除疾病。

帝曰：何谓三部？

岐伯曰：有下部，有中部，有上部，部各有三候，三候者，有天有地有人也，必指而导之，乃以为真。故下部之天以候肝，地以候肾，人以候脾胃之气。

帝曰：中部之候奈何？

岐伯曰：亦有天，亦有地，亦有人。天以候肺，地以候胸中之气，人以候心。

帝曰：上部以何候之？

岐伯曰：亦有天，亦有地，亦有人。天以候头角之气，地以候口齿之气，人以候耳目之气。三部者，各有天，各有地，各有人，三而成天，三而成地，三而成人，三而三之，合则为九，九分为九野，九野为九脏。故神脏五，形脏四，合为九脏。五脏已败，其色必夭，夭必死矣。

译文

黄帝说：什么叫作三部？

岐伯说：有下部，有中部，有上部，而每部又各有三候，三候是以天地人来代表的，必须有人指导，才能得到真传。下部的天可以用来诊察肝脏之气，下部的地可以用来诊察肾脏之气，下部的人可以用来诊察脾胃之气。

黄帝说：那么中部的情况怎样呢？

岐伯说：中部也有天地人三部。中部之天可以用来诊察肺脏之气，中部之地可以用来诊察胸中之气，中部之人可以用来诊察心脏之气。

黄帝说：上部的情况又怎样呢？

岐伯说：上部也有天地人三部。上部之天可以用来诊察头角之气，上部之地可以用来诊察口齿之气，上部之人可以用来诊察耳目之气。总之，三部之中，各有天，各有地，各有人。三候为天，三候为地，三候为人，三三相乘，合为九候。脉有九候，以应地之九野。地之九野，以应人之九脏；肝、肺、心、脾、肾五神脏，胃、大肠、小肠、膀胱四形脏，合为九脏。如果五脏败坏，气色必见晦暗，而气色晦暗必然要死亡。

帝曰：以候奈何？

岐伯曰：必先度其形之肥瘦，以调其气之虚实，实则泻之，虚则补之。必先去其血脉①，而后调之，无问其病，以平为期。

注释

①去其血脉：除去脉道中的瘀血。

译文

黄帝说：诊察的方法怎样？

岐伯说：一定得先估量病人形体的肥瘦程度，来调和其气的虚实。气实就泻其有余，气虚就补其不足。首先要想办法去掉血脉里的瘀滞，然后再调和气的虚实，不管治什么病，达到五脏的平和是最终目的。

帝曰：决死生奈何？

岐伯曰：形盛脉细，少气不足以息者危。形瘦脉大，胸中多气者死，形气相得者生[1]，参伍不调者病[2]。三部九候皆相失者死。上下左右之脉相应如参舂者病甚[3]。上下左右相失不可数者死。中部之候虽独调，与众脏相失者死，中部之候相减者死。目内陷者死[4]。

注释

[1] 形气相得：形体和气息相符合。如形盛脉盛，形瘦脉细。气，指脉息。得，有"合"的意思。

[2] 参伍不调：指脉动错乱不协调。参伍即三五，三次、五次。

[3] 参舂cēnchōng：参差不齐。参，即参差。舂，用杵捣米，上下不一。

[4] 目内陷者死：目眶塌陷是脏腑精气衰竭的现象，主死。

译文

黄帝说：怎样决断死生呢？

岐伯说：形体盛，脉反细，气短，呼吸不连续，主危。形体瘦，脉反大，胸中多气胀满，也主死。形体和脉息相称的主生，脉象错杂不调的主病。三部九候都失其常度的主死。上下左右之脉相应，一上一下像舂杵一样，大数而鼓，说明病情很严重。上下左右之脉失去了协调，以至于不可计其至数的，是死候。中部的脉，虽然独自调和，而上部下部众脏之脉已失其常的，也是死候，中部的脉较上下两部偏少的，也是死候。目眶内陷的，是精气衰竭的现象，也会死亡。

经脉别论篇第二十一

题解

本篇主要讨论六经病脉象、症状、治法及饮食物的生化过程。因与常论不同，所以叫"别论"。吴昆说："言经脉别有论，出于常谈之外也。"本书仅选其论饮食物生化过程及三阳经脉象部分。

食气入胃，散精于肝，淫气于筋①。食气入胃，浊气归心②，淫精于脉。脉气流经，经气归于肺，肺朝百脉③，输精于皮毛。脉合精，行气于腑。腑精神明，留于四脏④，气归于权衡，权衡以平⑤，气口成寸，以决死生。

注释

①淫气：滋润、浸润。淫，有布散之义。

②浊气：谷气。人体营养，一为源于天的空气，古人称为"清气"；一为源于地的五谷之气，古人称为"浊气"。

③肺朝百脉：百脉会合于肺。朝，通"潮"，百脉会合于肺，如海水之潮汐。

④四脏：指心、肝、脾、肾四脏。

⑤权衡：指阴阳气血平衡。

译文

　　食物入胃，经过消化把一部分精微输散到肝脏，经过肝的疏泄，将浸淫满溢的精气滋养于筋。食物入胃，化生的另一部分浓厚的精气，注入于心，再由心输入血脉。血气流行在经脉之中，上达于肺，肺又将血气送到全身百脉，直至皮毛。皮毛和经脉的精气会合，仍回流归入于脉，脉中精气的循环，周流于四脏。这些正常的生理活动，取决于阴阳气血平衡，其平衡的变化，就能从气口的脉象上表现出来，气口脉象变化，可以判断疾病的预后。

　　饮入于胃，游溢精气①，上输于脾。脾气散精，上归于肺，通调水道，下输膀胱。水精四布，五经并行，合于四时五脏阴阳，揆度以为常也②。

注释

　　①游溢：敷布分散。
　　②揆kuí度：测度。

译文

水液进入胃里，分离出精气，上行输送到脾脏，脾脏散布精华，又向上输送到肺；肺气通调水道，又下行输入膀胱。这样，气化水行，散布于周身皮毛，流行在五脏经脉里，符合于四时五脏阴阳动静的变化，这是可以测度的经脉的正常现象。

宝命全形论篇第二十五

题解

宝，通"保"，珍惜之义。全，即保全之义。本篇内容说明天地之间，万物悉备，莫贵于人。而人体能够保命全形，又与天地的变化密切相关。作为医生，应该时刻注意这种气血虚实与天地阴阳的变化的关系。运用针刺，就必须懂得其中的道理。由于前人非常重视这种道理，所以篇名《宝命全形论》。本篇名言："凡刺之真，必先治神。""道无鬼神，独来独往。"

　　黄帝问曰：天覆地载，万物悉备，莫贵于人，人以天地之气生，四时之法成。君王众庶①，尽欲全形，形之疾病，莫知其情，留淫日深②，著于骨髓③，心私虑之，余欲针除其疾病，为之奈何？

注释

①众庶：老百姓。古代平民称庶，引申有众多之义。

②留淫：积累而逐渐发展。

③著：潜藏。

译文

黄帝问道：天地之间，万物俱全，但没有什么比人更为宝贵的。人禀受天地之气而生存，随着四时规律成长。无论是君王，还是平民，都愿意保持形体的健康，但往往身体有了疾病，自己也不知其所以然，因此病邪就积渐深入，潜藏骨髓之内，不易去掉了。这是我心中所担忧的，我想用针刺来解除他们的疾病痛苦，怎样办呢？

岐伯对曰：夫盐之味咸者，其气令器津泄；弦绝者，其音嘶败①；木敷者，其叶发②；病深者，其声哕。人有此三者，是谓坏府③，毒药无治，短针无取，此皆绝皮伤肉，血气争矣。

注释

①嘶：声破为嘶。

②木敷者，其叶发：张介宾："敷，内溃也。"意思是虽枝叶繁茂，毕竟是外盛中虚，不可长久。

③坏府：脏腑损坏。

163

译文

岐伯回答说：诊断疾病，应该注意观察它所表现的证候：比如盐贮藏在器具中，能够使器具渗出水来；琴弦快断的时候，会发出嘶破的声音；树木弊坏，叶子就要落下来；疾病到了严重阶段，人就要打嗝。人有了这样四种现象，说明脏腑已有严重破坏，药物和针刺都不起作用，这都是皮肉血气各不相得，病不容易治了。

岐伯曰：人生于地，悬命于天①，天地合气，命之曰人。人能应四时者，天地为之父母；知万物者，谓之天子。天有阴阳，人有十二节②；天有寒暑，人有虚实。能经天地阴阳之化者③，不失四时；知十二节之理者，圣智不能欺也④；能存八动之变⑤，五胜更立⑥；能达虚实之数者，独出独入，呿吟至微⑦，秋毫在目⑧。

注释

①悬命于天：人的生命与天气相关联。

②十二节：指上肢的肩、肘、腕和下肢的股、膝、踝关节。

③能经天地阴阳之化者：能效法天地阴阳的变化。经，效法。

④欺：加，超过。

⑤能存八动：能够观察八风的变动。存，察。

⑥五胜更立：指五行递相衰旺。

⑦呿qū吟：指呼吸。呿，张口。吟，呻。
⑧秋毫：秋天动物刚刚生出的细毛，比喻事物的微细。

译文

　　岐伯说：人虽然是生活在地上，但片刻也离不开天，天地之气相合，才产生了人。人如果能适应四时的变化，那么自然界的一切，都会成为他生命的泉源。如果能够了解万物的话，那就是天子了。人与自然是相应的，天有阴阳，人有十二骨节；天有寒暑，人有虚实。所以能效法天地阴阳的变化，就不会违背四时的规律；了解十二骨节的道理，就是所谓圣智也不能超过他。能够观察八风的变动和五行的衰旺，又能够通达虚实的变化规律，就能洞晓病情。即使像病人呼吸那样的细微不易察觉的变化，也如秋毫在目，逃不过他的眼睛。

　　帝曰：人生有形，不离阴阳，天地合气，别为九野，分为四时，月有大小，日有短长，万物并至，不可胜量，虚实呿吟，敢问其方。

译文

　　黄帝道：人生而有形体，离不开阴阳；天地之气相合以后，生成了世界上的万物。从地理上，可以分为九野；

从气候上，可以分为四时。月份有大有小，白天有短有长，万物同时来到世界，实在是度量不尽的，我只希望解除病人的痛苦，请问应该用什么方法呢？

岐伯曰：木得金而伐，火得水而灭，土得木而达，金得火而缺，水得土而绝，万物尽然，不可胜竭。故针有悬布天下者五①，黔首共余食②，莫知之也。一曰治神，二曰知养身，三曰知毒药为真③，四曰制砭石小大，五曰知腑脏血气之诊。五法俱立，各有所先。今末世之刺也，虚者实之，满者泄之，此皆众工所共知也。若夫法天则地，随应而动，和之者若响，随之者若影，道无鬼神，独来独往。

注释

①悬布：张贴公布。

②黔qián首：秦代对百姓的称呼。黔，黑色。以百姓多在户外劳作，风吹日晒，面色黧黑，故称黔首。

③知毒药为真：为真，真假。为，通"伪"。引申指了解药物性能。

译文

岐伯说：治疗的方法，可根据五行变化的道理分析：如木遇到金，就被折断；火遇到水，就会熄灭；土遇到木，就要松软；金遇到火，就要熔化；水遇到土，就要竭绝。万物都是这样，不胜枚举。有五种针法已向天下公布了，但人们只知饱食，而不去了解它们。那五种治法是什么呢？第一要精神专一，第二要修养形体，第三要了解药物的真假性能，第四要制作大小砭石以适应不同的疾病，第五要懂得脏腑血气的诊断方法。这五种治法，各有所长，先用哪个，要视具体情况而定。现在针刺的疗法，用补治虚，用泻治实，而这是人所共知的。至于能够取法天地阴阳的道理，随其变化而施针法，就能取得如响应声，如影随形的疗效。这并没有什么神秘，只是功力积久，就有这样的高超技术。

帝曰：愿闻其道。

岐伯曰：凡刺之真①，必先治神，五脏已定，九候已备，后乃存针，众脉不见②，众凶弗闻③，外内相得④，无以形先，可玩往来，乃施于人。人有虚实，五虚勿近，五实勿远⑤，至其当发，间不容瞚⑥。手动若务⑦，针耀而匀，静意视息，观适之变，是谓冥冥⑧，莫知其形，见其乌乌，见其稷稷⑨，徒见其飞，不知其谁，伏如横弩，起如发机⑩。

注释

①凡刺之真：针刺的正法。真，正。

②众脉mò：众人旁观。脉，通"眽"，视。

③众凶：众人喧嚣的声音。凶，喧嚣之声。

④外内：指察色诊脉。色以应日，属外；脉以应月，属内。

⑤五虚：指脉细、皮寒、气少、泄利前后、饮食不入。

五实：指脉盛、皮热、腹胀、二便不通、闷瞀。

⑥瞚：同"瞬"，一眨眼的时间。

⑦手动若务：手捻针时，要专一协调。

⑧冥冥：无形无象貌。

⑨稷稷：形容气盛像稷一样繁茂。稷，谷物名。

⑩机：弩上的机括。

译文

黄帝道：我希望听一下其中的道理。

岐伯说：针刺的正法，要先集中精神。待五脏虚实已定，脉象九候已备知，然后再下针。在针刺的时候，必须精神贯注，即使有人旁观，也像看不见一样，有人喧嚣，也像听不到一样。同时还要色脉相参，不能仅看外形，必须将发病的机理揣摩清楚，才能给人治病。病人有虚有实，见到五虚的症状，不能随意去泻；见到五实的症状，也不可远而不泻，在应该进针时，就是一瞬间也不能耽搁。在手捻针时，什么事也不想，针要光净匀称。针者要平心静气，观察病人的呼吸。那血气之变化虽不可见，而气至之时，好像鸟一样集合，气盛之时，好像稷一样繁茂。气之往来，正如见鸟之飞翔，而无从捉摸它形迹的起落。所以用针之法，当气未至的时候，应该留针候气，正如横弩之待发，气应的时候，则当迅速起针，正如弩箭之疾出。

帝曰：何如而虚？何如而实？

岐伯曰：刺虚者须其实，刺实者须其虚，经气已至，慎守勿失，深浅在志，远近若一^①，如临深渊，手如握虎，神无营于众物。

注释

①远近若一：取穴无论远近，得气的道理是一样的。

译文

黄帝道：怎样刺虚？又怎样刺实？

岐伯说：刺虚证，须用补法；刺实证，须用泻法。经气已经到了，应慎重掌握，不失时机。无论针刺深浅，无论取穴远近，得气是一样的。在捻针的时候，像面临深渊时那样的谨慎；又像手中捉着老虎那样坚定有力，集中神志，不为其他事物所干扰。

八正神明论篇第二十六

题解

本篇内容有二：一是从四时八正、日月星辰的变化，说明它与人体气血虚实和针刺补泻的密切关系；一是论望闻问切四诊应结合阴阳四时虚实，来分析病情和诊断疾病。由于它讨论了这两个重点，所以篇名叫《八正神明论》。本篇根据天人相应的原理认为人的气血随着寒温的变化、月亮的圆缺而呈现相对充实和虚弱的周期性变化规律，因此在用针治疗时必须根据天时的变化而调气血。基本原则是"天寒无刺，天温无疑。月生无泻，月满无补，月郭空无治，是谓得时而调之"。这样就做到了"因天之序"。本篇内容从总体看是有内在关联的，但具体的写作形式有明显的不同。从"法往古"至"见邪形也"一段显然是"传文"的写作方式。所以该文应该不是原作而是后人根据内容的相关性集结而成。本篇还提出了在诊疗水平上存在的"形"、"神"之异的重要问题。所谓"形"指的是仅仅拘泥于疾病的表面现象而勉强应对的下工，而"神"则是指能够在疾病尚处于隐微状态就能够及时发现或在诊治中能够不为疾病的表象所束缚，把握病人内在脏腑经脉气血的改变而及时施以正确治疗的上工，也就是"神医"。《内经》认为只有"上工"、"神医"才是可以托付生命的人。可见为医之难，责任之大。本篇名言："血气者，人之神，不可不谨养。"

黄帝问曰：用针之服①，必有法则焉，今何法何则？

岐伯对曰：法天则地，合以天光。

注释

①服：事，此指针刺技术。

译文

黄帝问道：用针的技术，必然有一定法则，那么究竟取法于什么呢？

岐伯回答说：要取法于天地阴阳，并结合日月星辰之光来研究。

帝曰：愿卒闻之。

岐伯曰：凡刺之法，必候日月星辰，四时八正之气①，气定乃刺之。是故天温日明，则人血淖液而卫气浮②；天寒日阴，则人血凝泣而卫气沉。月始生，则血气始精，卫气始行，月郭满③，则血气实，肌肉坚；月郭空，则肌肉减，经络虚，卫气去，形独居。是以因天时而调血气也。是以天寒无刺，天温无疑。

月生无泻，月满无补，月郭空无治，是谓得时而调之。因天之序，盛虚之时，移光定位④，正立而待之。故曰月生而泻，是谓重虚；月满而补，血气盈溢，络有留血，命曰重实，月郭空而治，是谓乱经。阴阳相错，真邪不别，沉以留止，外虚内乱⑤，淫邪乃起。

注释

①八正：八节的正气。即二分（春分、秋分），二至（夏至、冬至），四立（立春、立夏、立秋、立冬）。

②淖nào：润泽。

③月郭：月亮的轮廓。郭，通"廓"。

④移光定位：用针当随日的长短，而定其气之所在。光，日光。位，气之所在。

⑤外：指络脉。内：指经脉。络脉循行浅表可见，故称外。经脉循行深藏不见，故称内。

译文

黄帝道：希望详细听听。

岐伯说：大凡针刺之法，必须察验日月星辰四时八正之气，气定了，才能进行针刺。如果气候温和，日光明亮，那么人体血液就濡润而卫气上浮；如果气候寒冷，日光晦暗，那么人体就血液滞涩而卫气沉伏。月亮初生的时候，人的血气随月新生，卫气亦随之畅行；月亮正圆的时候，人的血气强盛，肌肉坚实；月黑无光的时候，人的肌肉消瘦，经络空虚，卫气不足，形体独居，所以要顺着天气而调和血气。因此说：气候寒冷，不要行针刺；气候温暖，不要迟疑；月初生的时候，不要用泻法；月正圆的时候，不要用补法；月黑无光的时候，不要进行治疗。这叫顺应天时而调养血气。按照天时推移的次序结合人身血气的盛衰，来确定气的所在，并聚精会神地等待治疗的最好时机。所以说：月初生时用泻法，这叫作重虚；月正圆时用补法，使血气充溢，经脉中血液留滞，这叫作重实；月黑无光的时候而用针刺，就会扰乱经气，这叫作乱经。这些都是阴阳相错，正气邪气分不清楚，邪气沉伏留而不去，致使络脉外虚，经脉内乱，所以病邪就乘之而起。

帝曰：星辰八正四时何候？

岐伯曰：星辰者，所以制日月之行也。八正者，所以候八风之虚邪，以时至者也。四时者，所以分春秋冬夏之气所在，以时调之也。八正之虚邪，而遇之勿犯也。以身之虚，而逢天之虚，两虚相感，其气至骨，入则伤五脏，工候救之，弗能伤也。故曰：天忌不可不知也[1]。

注释

①天忌：天时的宜忌。

译文

黄帝道：星辰、八正、四时怎么候察呢？

岐伯说：星辰的方位，可以用来测定日月循行的规律；八节常气的交替，可以用来测出八风病邪什么时候到来；四时，可以用来分别春秋冬夏之气的所在；按照时序来调整气血，避免八正病邪的侵犯。假如身体虚弱，又遭遇自然界的虚邪，两虚相感，邪气就会侵犯至骨，进而深入五脏。医生能候察气候变化的道理而及时挽救，病邪就不能伤人。所以说天时的宜忌，不可不了解。

帝曰：善。其法星辰者，余闻之矣，愿闻法往古者。

岐伯曰：法往古者，先知《针经》也。验于来今者，先知日之寒温，月之虚盛，以候气之浮沉，而调之于身，观其立有验也①。观于冥冥者，言形气荣卫之不形于外，而工独知之，以日之寒温，月之虚盛，四时气之浮沉，参伍相合而调之，工常先见之，然而不形于外，故曰观于冥冥焉。通于无穷者，可以传于后世也，是故工之所以异也，然而不形见于外，故俱不能见也。视之无形，尝之无味，故谓冥冥，若神仿佛②。虚邪者，八正之虚邪气也。正邪者③，身形若用力，汗出，腠理开，逢虚风，其中人也微，故莫知其情，莫见其形。上工救其萌芽④，必先见三部九候之气，尽调不败而救之，故曰上工。下工救其已成，救其已败。救其已成者，言不知三部九候之相失，因病而败之也。知其所在者，知诊三部九候之病脉处而治之，故曰守其门户焉，莫知其情而见邪形也。

注释

①立：时间副词，有"即"的意思。

②仿佛：模糊，看不清楚。

③正邪：与能致人生病的虚邪相对，为自然界正常之风。当人体虚弱汗出腠理开张时也能伤人，故曰正邪。

④萌芽：指疾病刚刚发生。

译文

黄帝道：说得好。取法星辰的道理，我已经听到了。希望再听听效法往古的道理。

岐伯说：要效法往古，要先懂得《针经》。要想把前人的针术在现在加以验证，先要知道太阳的寒温、月亮的盈虚，来候察气的浮沉，来给病人进行调整，就会看到它是立有效验的。所谓"观于冥冥"，是说血气荣卫的变化并不显露于外，而医生却能懂得。这就是把太阳的寒温、月亮的盈虚、四时气候的浮沉等情况综合起来考察以调整病人。这样，医生就常能预见病情，然而疾病尚未显露于外，所以叫"观于冥冥"。所谓"通于无穷"，是说医生的高超技术可以流传后世，这就是医生与一般人不同的地方。不过是病情还没有显露出来，大家都不能发现罢了。看不见形象，尝不到味道，所以叫作"冥冥"，就像神灵一样若隐若现，难以捉摸。虚邪，就是四时八节的病邪。正邪，就是身体因劳累出汗，腠理开张，而为虚风侵袭。正邪伤人轻微，所以一般人不了解它的病情，看不到它的病象。高明的医生，在疾病刚开始就救治，先去候察三部九候之脉气，及时调治，不使脉气衰败，所以疾病容易痊愈，所以叫高明的医生。而低劣的医生，却等疾病已形成或疾病已经败坏时才治疗，等到病已形成后才治疗就是不懂得三部九候之脉气的混乱是由疾病发展所导致的。他所谓知道疾病的所在，只不过是知道三部九候病脉的所在部位罢了。所以这就像把守门户一样，已经陷入了被动地位。其原因就是不了解病理，而只看到病证的表面现象。

帝曰：余闻补泻，未得其意。

岐伯曰：泻必用方。方者，以气方盛也①，以月方满也，以日方温也，以身方定也，以息方吸而内针②，乃复候其方吸而转针③，乃复候其方呼而徐引针④。

故曰泻必用方，其气乃行焉。补必用员⑤。员者行也，行者移也，刺必中其荣⑥，复以吸排针也⑦。故员与方，排针也。故养神者，必先知形之肥瘦，荣卫血气之盛衰。血气者，人之神，不可不谨养。

注释

①方盛：正盛。

②内nà针：进针。

③转针：捻转针。

④引针：拔出针。

⑤员：通"圆"。

⑥荣：指荣分、血脉。

⑦排针：推移其针。

译文

黄帝道：我听说针法有补有泻，但不懂它的含义。

岐伯说：泻法必须掌握一个"方"字。因为"方"就是病人邪气正盛、月亮正圆、天气正温和、身体尚安定的时候。要在病人正吸气的时候进针，再等到他正吸气的时候转针。还要等他正呼气的时候慢慢地拔出针来，所以说"泻必用方"，这样，邪气排出，正气流畅，病就会好了。补法必须掌握一个"圆"字，"圆"就是使气运行的意思，行气就是导移血气以至病所，针刺时必须达到荣分，还要在病人吸气时推移其针。所以说圆与方的行针，都要用排针之法。所以善用针术养神的人，必须观察病人形体的肥瘦和荣卫血气的盛衰。因为血气是人的神气寄存之处，不可不谨慎调养。

帝曰：妙乎哉论也！合人形于阴阳四时，虚实之应，冥冥之期①，其非夫子孰能通之。然夫子数言形与神，何谓形？何谓神？愿卒闻之。

注释

①冥míng冥之期：昏暗无边，本无可期，指超出直接感知的理性思维能力。冥，夜晚，昏暗。

译文

黄帝说：讲得妙极了！把人的形体与阴阳四时结合起来，虚实的感应，无形的病况，要不是先生您谁能明白呢？然而先生多次说到形和神，究竟什么叫形神？希望详细听听。

岐伯曰：请言形，形乎形，目冥冥。问其所病，索之于经。慧然在前，按之不得。不知其情，故曰形。

译文

岐伯说：请让我先讲形。所谓形，就是说还没有对疾病看得很清楚。问病人的病痛，再从经脉的变化去探索，病情才突然出现在眼前。要是按寻而不可得，便不知道病情了。因为靠诊察形体，才能知道病情，所以叫作形。

帝曰：何谓神？

岐伯曰：请言神，神乎神，耳不闻。目明心开而志先，慧然独悟，口弗能言①。俱视独见②，适若昏③。昭然独明④，若风吹云，故曰神。三部九候为之原，九针之论不必存也。

注释

①口弗能言：不能用言语形容。

②俱视独见：大家共同察看，唯有自己能看见。

③适：刚才。

④昭然：明显、显著。独：特别。

译文

黄帝道：那么什么叫神呢？

岐伯说：所谓神，就是耳不闻杂声，目不见异物，心志开朗，非常清醒地领悟其中的道理，但这不是用言语所能表达的。有如观察一种东西，大家都在看，但只是自己看得真，刚才还好像很模糊的东西，突然昭然若揭，好像风吹云散，这就叫作神。对神的领会，是以三部九候脉法为本源的，真能达到这种地步，九针之论，就不必太拘泥了。

太阴阳明论篇第二十九

题解

本篇主要阐述太阴、阳明两经的表里关系。文中首先着重讨论二经的异位、异病，继而讨论脾脏旺于四时，以及脾主四肢，为胃行其津液的道理。因而这两经表里相从，故合论之，以《太阴阳明论》名篇。

黄帝问曰：太阴阳明为表里①，脾胃脉也，生病而异者何也？

岐伯对曰：阴阳异位，更虚更实，更逆更从②，或从内，或从外，所从不同，故病异名也。

注释

①太阴：足太阴脾经。阳明：足阳明胃经。表里：根据阴阳相互联系的思想，《内经》认为五脏（六脏）与六腑构成表里关系，即心与小肠、肺与大肠、肝与胆、脾与胃、肾与膀胱为表里。十二经脉与六脏、六腑相联系，因而六阴脉与六阳脉也构成表里关系，即手太阴肺经与手阳明大肠经、手少阴心经与手太阳小肠经、手少阳三焦经与手厥阴心包经、足太阴脾经与足阳明胃经、

足厥阴肝经与足少阳胆经、足少阴肾经与足太阳膀胱经构成表里关系。

②更虚更实，更逆更从：虚实逆从随脾胃之气的变化而变更。

译文

黄帝问道：太阴、阳明两经，互为表里，即脾胃二脉，而所生的疾病不同，这是什么道理呢？

岐伯答道：脾属阴经，胃属阳经，二经循行的路线不同，或虚、或实、或顺，或逆也各不相同。或者从内，或者从外，发病的原因又不同，所以病名也就不同了。

帝曰：愿闻其异状也。

岐伯曰：阳者，天气也，主外；阴者，地气也，主内。故阳道实，阴道虚。故犯贼风虚邪者①，阳受之②；食饮不节起居不时者，阴受之③。阳受之，则入六腑；阴受之，则入五脏。入六腑，则身热不时卧，上为喘呼；入五脏，则䐜满闭塞④，下为飧泄，久为肠澼。故喉主天气，咽主地气。故阳受风气，阴受湿气。故阴气从足上行至头，而下行循臂至指端；阳气从手上行至头，而下行至足。故曰阳病者上行极而下，阴病者下行极而上。故伤于风者，上先受之；伤于湿者，下先受之。

注释

①贼风虚邪：泛指四时不正之气。

②阳：指肌表阳气。

③阴：指内在阴气。

④䐜chēn满：胀满。䐜，肉胀起。

译文

黄帝道：希望听听不同情况。

岐伯说：阳属天气，为人体的外在护卫；阴属地气，为人体的内在营养。外邪有余多犯阳经，所以阳道常实；内伤不足多伤阴经，所以阴道常虚。所以贼风虚邪伤人时，阳分首当其冲；而饮食不慎，起居失调，阴分独受其害。外表受病，就传入六腑；内里受病，就传入五脏。邪入六腑，就会发热，不能安眠，喘促；病在五脏，就会胀满发闷、飧泄，经过一段时间，会成为痢疾。喉是管呼吸的，所以主天气；咽是管进食的，所以主地气。阳经易感风邪，阴经易感湿邪。三阴之经脉，是由足上行至头，由头而下循臂至手指尖端。三阳之经脉，是由手上行至头，再下至足。所以阳经的病邪，先上行到极点，再向下行；阴经的病邪，先向下行到极点，再向上行。因此外感风邪，多在上部；外中湿气，多在下部。

帝曰：脾病而四支不用，何也？

岐伯曰：四支皆禀气于胃，而不得至经^①，必因于脾，乃得禀也。今脾病不能为胃行其津液，四支不得禀水谷气，气日以衰，脉道不利，筋骨肌肉，皆无气以生，故不用焉^②。

注释

①不得至经：胃气不能直接达到四肢。

②不用：不能活动。

译文

黄帝道：脾一有病四肢就不能正常活动，是什么道理？

岐伯说：四肢都从胃接受营养之气。但是胃气不能直达到四肢，必须通过脾的运化，水谷津液才能布达于四肢。如今脾有病了，不能把胃的水谷津液输送出去，四肢得不到水谷精气，一天一天衰弱，经脉不利，筋骨肌肉也因无营养之气来充实，所以四肢就不能活动了。

帝曰：脾不主时何也？

岐伯曰：脾者土也，治中央^①，常以四时长四脏，各十八日寄治②，不得独主于时也。脾脏者常著胃土之精也③，土者生万物而法天地，故上下至头足④，不得主时也。

注释

①治：主。中央：脾在五行中属土，位居中央。

②寄治：每季末有十八日为脾寄旺时间，谓之寄治。

③著胃土之精：胃土受纳腐熟的水谷精微，能够昭明于外，全赖脾脏之气的运行布散。著，显明。

④上下至头足：上至头，下至足，无所不到。

译文

黄帝道：脾脏不能单独主一个时季，是什么原因？

岐伯说：脾属土而位居中央，它经常从四时里分旺于四脏，就是在四季之末各十八日里，不能单独主一个季节。因为脾脏经常为胃土转输水谷精气，如天地生养万物一样，从头至足，无处不到，所以不单主一个季节。

帝曰：脾与胃以膜相连耳，而能为之行其津液何也？

岐伯曰：足太阴者，三阴也①，其脉贯胃、属脾、络嗌，故太阴为之行气于三阴。阳明者，表也，五脏六腑之海也，亦为之行气于三阳。脏腑各因其经而受气于阳明,故为胃行其津液。四支不得禀水谷气,日以益衰,脉道不利,筋骨肌肉无气以生,故不用焉。

注释

①三阴:即指太阴。厥阴为一阴,少阴为二阴,太阴为三阴。

译文

黄帝道:脾和胃通过一膜相连,为什么能够给胃运行津液呢?

岐伯说:足太阴脾经,就是三阴经,它的经脉环绕于胃,连属于脾,联络咽喉,所以太阴经脉能够运输阳明之气,进入手足三阴经。足阳明胃经,是足太阴脾经之表,是五脏六腑的营养之海,所以胃经也能运输太阴之气,进入手足三阳经。五脏六腑都能借助脾经而接受阳明的水谷精气,因此说脾能为胃精送津液。四肢不能从胃气那里接受营养,就会一日比一日衰微,脉道也不通畅了,筋骨肌肉都没有精微之气来滋养,所以就不能运动了。

热论篇第三十一

题解

本篇对热病的概念、成因、主证、传变规律、治疗大法、禁忌和预后等问题作了较为系统的论述，是一篇研究热病的重要文献，所以名《热论篇》。东汉医家张仲景创立的六经辨证的理论体系就以《热论篇》为其理论来源之一。张仲景在《伤寒杂病论》序中说："撰用《素问》、《九卷》、《八十一难》、《阴阳大论》、《胎胪药录》，并平脉辨证，为《伤寒杂病论》，合十六卷。"

黄帝问曰：今夫热病者①，皆伤寒之类也②。或愈或死，其死皆以六七日之间，其愈皆以十日以上者，何也？不知其解，愿闻其故。

注释

①热病：指一切外感发热性疾病，如温病、暑病、风病等。

②伤寒：指广义的伤寒，即多种外感病的总称。

译文

黄帝问道：一般所谓热病，都属于伤寒一类，有的痊愈了，有的死亡了，死亡的都在六七日之间，痊愈的大约在十日以上，这是什么道理？我不知其中的缘故，希望听听其中的道理。

岐伯对曰：巨阳者^①，诸阳之属也。其脉连于风府^②，故为诸阳主气也。人之伤于寒也，则为病热，热虽甚不死。其两感于寒而病者^③，必不免于死。

注释

①巨阳：即太阳。巨、太，都是"大"的意思，所以太阳也称为"巨阳"。

②风府：穴名，在项后入发际一寸，属督脉。

③其：如果。两感于寒而病者：表里俱受寒邪，也就是阴阳俱病。

译文

岐伯答道：足太阳经，是诸阳连属会合之处，它的经脉上连风府，所以能够为诸阳主气。人为寒邪所伤，就要发热，如果单是发热，即便热得很厉害，也不会死。但假如阳经、阴经同时感受寒邪为病，就必然死亡。

帝曰：愿闻其状。

岐伯曰：伤寒一日，巨阳受之，故头项痛，腰脊强；二日，阳明受之，阳明主肉，其脉挟鼻络于目，故身热、目疼而鼻干，不得卧也；三日，少阳受之，少阳主胆，其脉循胁络于耳，故胸胁痛而耳聋。三阳经络皆受其病，而未入于脏者，故可汗而已。四日，太阴受之，太阴脉布胃中，络于嗌，故腹满而嗌干；五日，少阴受之，少阴脉贯肾络于肺，系舌本，故口燥舌干而渴；六日，厥阴受之，厥阴脉循阴器而络于肝，故烦满而囊缩①。三阴三阳，五脏六腑皆受病，荣卫不行，五脏不通，则死矣。

注释

①烦满而囊缩：烦闷并且阴囊紧缩。

译文

黄帝道：希望听听伤寒的症状。

岐伯说：伤寒第一天，太阳经感受寒邪，所以头项疼痛腰脊僵硬。第二天，病邪传到阳明。阳明经主肌肉，它的经脉挟鼻，络于目，所以身热、目疼、鼻干、不能安卧。第三天，病邪传到少阳。少阳主胆，它的经脉循行于两胁，络于两耳，所以胸胁痛，耳聋。如果三阳经络都已受病，但还没有传入到脏腑里的，可以用发汗来治愈。第四天，病邪传到太阴。太阴经脉分布于胃，络于咽嗌，所以腹胀满，咽嗌发干。第五天，病邪传入少阴，少阴经脉通肾、络肺，连系舌根，所以口燥，舌干而渴。第六天，病邪传入厥阴。厥阴经脉环绕阴器，络于肝，所以烦闷、阴囊紧缩。如果三阴三阳经、五脏六腑都受了病害，荣卫不能运行，腑脏不通畅，那就要死了。

其不两感于寒者，七日，巨阳病衰，头痛少愈；八日，阳明病衰，身热少愈；九日，少阳病衰，耳聋微闻；十日，太阴病衰，腹减如故，则思饮食；十一日，少阴病衰，渴止不满，舌干已而嚏；十二日，厥阴病衰，囊纵①，少腹微下，大气皆去②，病日已矣。

帝曰：治之奈何？

岐伯曰：治之各通其脏脉，病日衰已矣。其未满三日者，可汗而已；其满三日者，可泄而已。

注释

①囊纵：阴囊松缓。

②大气：邪气。

译文

如果不是两感于寒邪，到第七天，太阳病就会减轻，头痛也就会稍好一些。到第八天，阳明病会减轻，身热也会渐渐消退。到第九天，少阳病会减轻，耳聋也会好转而能听到点声音。到第十天，太阴病会减轻，胀起的腹部也会平软得和往常一样，就想吃东西了。到第十一天，少阴病会减轻，口不渴了，也不胀满了。舌也不干了，还会打喷嚏。到第十二天，厥阴病减轻了，阴囊也松缓下来，少腹部也觉得舒服，邪气全退了，病也就好了。

黄帝又问：怎样治疗呢？

岐伯回答说：治疗的方法，应根据脏腑经脉的症状，分别施治，疾病就会日渐衰退。受病未满三天的，可以通过发汗治愈；病已超过三天的，可以通过泻下治愈。

帝曰：热病已愈，时有所遗者①，何也？

岐伯曰：诸遗者，热甚而强食之，故有所遗也。若此者，皆病已衰而热有所藏②，因其谷气相薄，两热相合③，故有所遗也。

帝曰：善。治遗奈何？

岐伯曰：视其虚实，调其逆从，可使必已矣。

帝曰：病热当何禁之？

岐伯曰：病热少愈，食肉则复，多食则遗，此其禁也。

注释

①遗：遗留余热。

②热有所藏：残余之热未尽。藏，残留。

③两热：指病的余热和新食谷气的热。

译文

黄帝道：热病已经好了，常常遗有余热，为什么？

岐伯说：凡是余热，都是因为发热重的时候，还勉强吃东西造成的。像这样，病虽然已经减轻，可是余热未尽，于是谷气与余热搏结在一起，所以就有余热现象。

黄帝说：说得好。那么怎样治疗余热呢？

岐伯说：只要根据病的或虚或实，而分别给予正治和反治，病就会好的。

黄帝道：患了热病有什么禁忌呢？

岐伯说：患热病的，如果稍好些，马上吃肉类食物，就会复发，如果多吃谷食，也会有余热，这就是热病的禁忌。

帝曰：其病两感于寒者，其脉应与其病形，何如？

岐伯曰：两感于寒者，病一日，则巨阳与少阴俱病，则头痛口干而烦满；二日，则阳明与太阴俱病，则腹满、身热、不欲食谵言①；三日，则少阳与厥阴俱病，则耳聋囊缩而厥，水浆不入，不知人，六日死。

帝曰：五脏已伤，六腑不通，荣卫不行，如是之后，三日乃死，何也？

岐伯曰：阳明者，十二经脉之长也，其血气盛，故不知人，三日其气乃尽，故死矣。

注释

①谵zhān言：神志不清，语无伦次。

译文

　　黄帝道：假如两感于寒的病人，它的脉象和症状怎样呢？

　　岐伯说：两感于寒的病人，第一天太阳和少阴二经都患病，就有头痛、口干、烦闷而渴的症状；第二天阳明与太阴二经都患病，就有腹满、发烧、不想吃东西、语无伦次的症状；第三天少阳与厥阴二经都患病，就有耳聋、阴囊紧缩、厥逆的症状。如果再发展到水浆不入口，昏迷不醒，第六天就得死。

　　黄帝说：病情发展到五脏都已损伤，六腑不通，荣卫不和的地步以后，三天之后就死亡了，这是为什么？

　　岐伯说：阳明经是十二经脉中最重要的。这一经血气与邪气都盛，正邪相搏，病人容易神志不清，三天以后阳明经气已尽，所以就死亡了。

　　凡病伤寒而成温者①，先夏至日者为病温，后夏至日者为病暑。暑当与汗皆出，勿止。

注释

①温：此指温热病。

译文

　　凡伤于寒邪而变成温病的，在夏至以前发病的叫作温病；在夏至以后发病的叫作暑病。暑病应当发汗，使热从汗出，而不能停止发汗。

咳论篇第三十八

题解

本篇讨论了各种咳嗽的成因、症状、传变、治疗等，特别指出了咳嗽虽然为肺病，而五脏六腑之病皆能犯肺作咳。因为本篇是专论咳嗽，所以篇名《咳论》。本篇名言："五脏六腑皆令人咳，非独肺也。"

黄帝问曰：肺之令人咳，何也？

岐伯对曰：五脏六腑皆令人咳，非独肺也。

帝曰：愿闻其状。

岐伯曰：皮毛者肺之合也，皮毛先受邪气，邪气以从其合也①。其寒饮食入胃，从肺脉上至于肺则肺寒，肺寒则外内合邪②，因而客之，则为肺咳。五脏各以其时受病③，非其时各传以与之。人与天地相参④，故五脏各以治时感于寒则受病⑤，微则为咳，甚者为泄为痛。乘秋则肺先受邪，乘春则肝先受之，乘夏则心先受之，乘至阴则脾先受之⑥，乘冬则肾先受之。

注释

①邪气以从其合也：风寒等邪气侵袭于皮毛，再深入于肺。

②外内合邪：外，皮毛感受风寒邪气。内，胃有寒饮
　食在内。二者相合而伤肺，这就是"外内合邪"。

③五脏各以其时受病：五脏各有所主的时令，如肝
　主春，心主夏，脾主长夏，肺主秋，肾主冬，各
　在主时易受病。

④相参：相合、相应。

⑤治时：指五脏所主的时令，也叫旺时。

⑥至阴：农历六月为至阴，也称季夏。

译文

　　黄帝问道：肺脏能使人咳嗽，为什么？

　　岐伯回答说：五脏六腑都能使人咳嗽，不只是肺脏
能使人咳嗽。

　　黄帝道：希望听听具体情况。

　　岐伯说：皮毛主表，和肺是相配合的，皮毛受了寒气，
寒气就会侵入肺脏。假若喝了冷水或者吃了冷东西，寒
气入胃，从肺脉上注于肺，肺也会因此受寒。这样，内
外的寒邪互相结合，留止在肺脏，就成为肺咳。至于五
脏六腑的咳嗽，是五脏各在所主的时令受病，并不是肺
在它所主之时受病，各自传给它的。人与天地相参应，
五脏各在它所主的时令中受了寒邪，便能得病。若轻微
的，就是咳嗽；严重的，寒气入里，就成为泻泄、腹痛。
一般情况是在秋天肺先受邪，在春天肝先受邪，在夏天
心先受邪，在季夏脾先受邪，在冬天肾先受邪。

帝曰：何以异之？

岐伯曰：肺咳之状，咳而喘息有音，甚则唾血^①。心咳之状，咳则心痛，喉中介介如梗状^②，甚则咽肿喉痹。肝咳之状，咳则两胁下痛，甚则不可以转，转则两胠下满。脾咳之状，咳则右胁下痛，阴阴引肩背^③，甚则不可以动，动则咳剧。肾咳之状，咳则腰背相引而痛，甚则咳涎^④。

注释

①唾血：血随咳唾而出。

②介介：形容喉中有物，如梗塞状。

③阴阴：即隐隐。

④咳涎：咳出粘沫。

译文

黄帝道：怎样来区别这些咳嗽呢？

岐伯说：肺咳的症状，咳嗽的时候，喘息有声音；严重的，还会唾血。心咳的症状，咳嗽的时候，感到心痛，喉中像有东西堵塞，严重的，咽喉肿痛闭塞。肝咳的症状，咳嗽的时候，两胁疼痛，严重的，不能行走，如果行走，两脚就会浮肿。脾咳的症状，咳嗽的时候，右胁痛，隐隐然痛牵肩背，严重的，不能活动，一活动，咳嗽就加重。肾咳的症状，咳嗽的时候，腰背互相牵扯作痛，严重的，就要咳出粘沫来。

帝曰：六腑之咳，奈何？安所受病？

岐伯曰：五脏之久咳，乃移于六腑。脾咳不已，则胃受之，胃咳之状，咳而呕，呕甚则长虫出。肝咳不已，则胆受之，胆咳之状，咳呕胆汁。肺咳不已，则大肠受之，大肠咳状，咳而遗矢[①]。心咳不已，则小肠受之，小肠咳状，咳而失气[②]，气与咳俱失。肾咳不已，则膀胱受之，膀胱咳状，咳而遗溺。久咳不已，则三焦受之，三焦咳状，咳而腹满，不欲食饮。此皆聚于胃，关于肺，使人多涕唾而面浮肿气逆也[③]。

注释

①遗矢：即大便失禁。矢，通"屎"。

②失气：即放屁。

③涕唾：稠痰。

译文

黄帝道：六腑咳嗽的症状怎样？又是怎么得病的呢？

岐伯说：五脏咳嗽，日久不愈，就要转移到六腑。

脾咳不好，胃就要受病；胃咳的症状，咳而呕吐，厉害的时候，可呕出蛔虫。肝咳不好，胆就要受病；胆咳的症状，咳嗽起来，可吐出胆汁。肺咳不好，大肠就要受病；大肠咳的症状，咳嗽的时候，大便失禁。心咳不好，小肠就要受病；小肠咳的症状，咳嗽时要放屁，经常是咳嗽和放屁并作。肾咳不好，膀胱就要受病；膀胱咳的症状，咳嗽的时候，小便失禁。以上各种咳嗽，如果经久不愈，那么三焦就要受病；三焦咳的症状，是咳嗽的时候，肚肠胀满，不想吃东西。这些咳嗽，无论是哪一脏腑的病变，其寒邪都是聚合于胃，联属于肺，使人多吐稠痰，面目浮肿，气逆。

帝曰：治之奈何？

岐伯曰：治脏者治其俞①，治腑者治其合②，浮肿者治其经③。

帝曰：善。

注释

①俞：腧穴。

②合：合穴。

③经：经穴。俞、合、经穴之义，详见本书《九针十二原》注。

译文

黄帝问道：治疗的方法怎样？

岐伯说：治疗五脏的咳嗽，要取腧穴，治疗六腑的咳嗽，要取合穴，凡是由于咳嗽而致浮肿的，要取经穴。

黄帝说：说得好！

痹论篇第四十三

题解

痹，闭也，闭阻不通之义。痹病为邪风侵袭于肌肉骨节经络之间，导致气血运行不畅或闭阻不通，引起肢节疼痛、麻木、屈伸不利的病证；还包括邪气所引起的全身性的多种疾病在内。由于本篇系统论述了痹病的病因、病机、症状、分类、治法和预后等，所以篇名叫《痹论》。本篇名言："饮食自倍，肠胃乃伤。"

黄帝问曰：痹之安生①？

岐伯对曰：风寒湿三气杂至合而为痹也。其风气胜者为行痹，寒气胜者为痛痹，湿气胜者为著痹也②。

注释

①痹：闭阻不通。

②行痹：又称"风痹"。表现为肢节疼痛，游走不定。痛痹：又称"寒痹"。表现为肢体重度疼痛，得热则缓，遇冷加剧。著痹：又称"湿痹"。表现为肢体重度疼痛，固定不移，或肌肉麻木不仁。

译文

黄帝问道：痹病是怎样发生的？

岐伯回答说：风、寒、湿三气混杂在一起入侵人体而形成痹证。风偏重的，叫行痹；寒偏重的，叫痛痹；湿偏重的，叫作著痹。

帝曰：其有五者，何也？

岐伯曰：以冬遇此者，为骨痹①；以春遇此者，为筋痹②；以夏遇此者，为脉痹③；以至阴遇此者，为肌痹④；以秋遇此者，为皮痹⑤。

注释

①骨痹：病名。表现为骨痛，身重，四肢沉重难举。

②筋痹：病名。表现为筋脉拘急，关节疼痛，难以屈伸。

③脉痹：病名。表现为不规则的发热，肌肤有灼热感，疼痛，皮肤或见红斑。

④肌痹：病名。表现为肌肉麻木，或酸痛无力，困倦、汗出等。

⑤皮痹：病名。表现为皮肤枯槁麻木，微觉痛痒。

译文

黄帝道：痹病分为五种，都是什么？

岐伯说：在冬天得病的叫骨痹；在春天得病的叫筋痹；在夏天得病的叫脉痹；在季夏得病的叫肌痹；在秋天得病的叫皮痹。

帝曰：内舍五脏六腑，何气使然？

岐伯曰：五脏皆有合，病久而不去者，内舍其合也①。故骨痹不已，复感于邪，内舍于肾；筋痹不已，复感于邪，内舍于肝；脉痹不已，复感于邪，内舍于心；肌痹不已，复感于邪，内舍于脾；皮痹不已，复感于邪，内舍于肺。所谓痹者，各以其时重感于风寒湿之气也②。

注释

①内舍：指病邪居留潜藏于内。舍，客馆，作动词用，意为入住，中医学指邪气侵入人体为"舍"。合：五脏与五体内外相应。

②各以其时：指五脏所主的季节，如肝主春，心主夏，脾主长夏，肺主秋，肾主冬。

译文

黄帝道：痹病的病邪有内藏于五脏六腑的，这是什么气使它这样的呢？

岐伯说：五脏都有外合的筋、脉、肉、皮、骨，病邪久留在体表不去，就会侵入它所相应的内脏。所以骨痹不愈，又感受了邪气，就内藏于肾；筋痹不愈，又感受了邪气，就内藏于肝；脉痹不愈，又感受了邪气，就内藏于心；肌痹不愈，又感受了邪气，就内藏于脾；皮痹不愈，又感受了邪气，就内藏于肺。所谓的痹病，是在五脏所主季节里感受风、寒、湿三气所形成的。

凡痹之客五脏者，肺痹者，烦满喘而呕。心痹者，脉不通，烦则心下鼓①，暴上气而喘②，嗌干善噫，厥气上则恐。肝痹者，夜卧则惊，多饮数小便，上为引如怀。肾痹者，善胀③，尻以代踵，脊以代头④。脾痹者，四肢解墮⑤，发咳呕汁，上为大塞⑥。肠痹者，数饮而出不得，中气喘争⑦，时发飧泄。胞痹者，少腹膀胱按之内痛，若沃以汤⑧，涩于小便，上为清涕。

注释

①心下鼓：心下如鼓击，即心悸。

②暴上气而喘：气逆上冲而致喘。

③善胀：肿胀，胀满。

④尻以代踵：能坐不能行。尻，臀。踵，脚跟。脊
　　以代头：背曲头俯不能仰，脊骨高耸反过于头。

⑤四肢解堕：四肢困倦无力。

⑥大塞：即痞塞。

⑦中气喘争：肠胃之气上迫于肺，以致喘息气急。

⑧若沃以汤：好像浇了热水的样子。汤，热水。

译文

　　凡痹病侵入到五脏：肺痹的症状，是烦闷，喘息而呕。心痹的症状，是血脉不通，心烦而且心跳，暴气上冲而喘，咽喉干燥，经常嗳气。疼痛循肝经由上而下牵引小腹，如怀孕之状。逆气上乘于心，就令人惊恐。肝痹的症状，是夜间睡眠多惊，好饮水，小便次数多，上引少腹，膨满的情况像怀孕时一样。肾痹的症状，是浑身肿胀，胀得能坐而不能行，能低头而不能仰头，好像用尾骨着地，又好像颈骨下倾，脊骨上耸一样。脾痹的症状，是四肢倦怠无力，咳嗽，呕吐清汁，胸部痞塞。肠痹的症状，是常常喝水而小便困难，中气上逆，喘而急迫，有时要发生飧泄。胞痹的症状，是手按小腹、膀胱，内有痛感，且腹中觉热，好像浇了热水一样，小便涩滞，上部鼻流清涕。

阴气者①，静则神藏，躁则消亡。饮食自倍，肠胃乃伤②。淫气喘息，痹聚在肺；淫气忧思，痹聚在心；淫气遗溺，痹聚在肾；淫气乏竭③，痹聚在肝；淫气肌绝，痹聚在脾。诸痹不已，亦益内也。其风气胜者，其人易已也。

注释

①阴气：此处指五脏精气。

②饮食自倍，肠胃乃伤：如果饮食过多了，肠胃就要受到损伤。自，若，如果。节制饮食是养生的重要原则。《周易·颐》："节饮食，慎言语。"

③乏竭：疲乏口渴。

译文

五脏的阴气，安静时就精神内藏，躁动时就易于耗散。假如饮食过多了，肠胃就要受伤。气失其平和而喘息迫促，那么风寒湿的痹气就容易凝聚在肺；气失其平和而忧愁思虑，那么风寒湿的痹气就容易凝聚在心；气失其平和而遗尿，那么风寒湿的痹气就容易凝聚在肾；气失其平和而疲乏口渴，那么风寒湿的痹气就容易凝聚在肝；气失其平和而过饥伤胃，那么风寒湿的痹气就容易凝聚在脾。各种痹病日久不愈，会越来越往人体的内部发展。如属于风气较胜的，那么病人就比较容易痊愈。

　　帝曰：痹，其时有死者，或疼久者，或易已者，其故何也？

　　岐伯曰：其入脏者，死；其留连筋骨者，疼久①；其留皮肤间者，易已。

注释

　　①留连：即流连。

译文

　　黄帝问：痹病常常有死的，有疼痛很久不好的，有很快就好的，这是什么缘故？

　　岐伯说：痹病侵入五脏，就会死亡；缠绵在筋骨里的，疼痛就会长久不好；如邪气只留在皮肤里的，那就容易好。

　　帝曰：其客于六腑者，何也？

　　岐伯曰：此亦其食饮居处①，为其病本也。六腑亦各有俞②，风寒湿气中其俞，而食饮应之，循俞而入，各舍其腑也。

注释

①此亦其食饮居处：饮食不节，居处失宜，是腑痹致病的根本原因。

②六腑亦各有俞：俞，通"腧"，六腑各有腧穴。亦，语助词。

译文

黄帝道：痹病有的侵入到六腑，是什么情况？

岐伯说：这是由于饮食不节，居处失宜，成为腑痹的根本原因。六腑各有腧穴，风、寒、湿三气从外侵袭了一定的腧穴，而又内伤饮食，外内相应，病邪就循着腧穴而入，各自潜留在本腑。

帝曰：以针治之奈何？

岐伯曰：五脏有俞①，六腑有合②，循脉之分，各有所发，各随其过则病瘳也③。

注释

①五脏有俞：即五脏各有腧穴。如肝腧太冲，心腧大陵，脾腧太白，肺腧太渊，肾腧太溪。

②六腑有合：六腑各有合穴。如胃之合三里，胆之合阳陵泉，大肠之合曲池，小肠之合小海，三焦

之合委阳，膀胱之合委中。

③瘳chōu：病愈。

译文

黄帝道：用针刺治疗痹证应怎样？

岐伯说：五脏有腧穴，六腑有合穴，循着经脉所属的部分，各有发生疾病的部位，只要在各发生疾病的地方进行治疗，病就会痊愈的。

帝曰：荣卫之气，亦令人痹乎？

岐伯曰：荣者①，水谷之精气也，和调于五脏，洒陈于六腑②，乃能入于脉也，故循脉上下，贯五脏络六腑也。卫者，水谷之悍气也③，其气慓疾滑利，不能入于脉也，故循皮肤之中，分肉之间，熏于肓膜④，散于胸腹，逆其气则病，从其气则愈，不与风寒湿气合，故不为痹。

注释

①荣者：指荣气，也称营气。

②洒陈：散布。

③悍气：强悍之气。

④肓huāng膜：心下膈上之膜。肓，字从亡、月（肉），意当为肉之边缘，没有肉之义。古代医

家指心脏和膈膜之间的空隙。

译文

　　黄帝道：营气、卫气也与风寒湿三气相合而成痹病吗？

　　岐伯说：营气是水谷所化成的精气，它调和于五脏，散布在六腑，然后进入脉中，循着经脉的道路上下，贯通五脏、联络六腑。卫气是水谷所化生的悍气，悍气急滑，不能进入脉中，所以只循行皮肤之中，分肉之间，上熏蒸于肓膜，下散布于胸腹。如果卫气不顺着脉外循行，就会生病，但只要其气顺行，病就会好的。总之，卫气是不与风寒湿之气相合的，所以不能发生痹病。

　　帝曰：善。痹，或痛，或不仁，或寒，或热，或燥，或湿，其故何也？

　　岐伯曰：痛者，寒气多也，有寒故痛也。其不痛不仁者，病久入深，荣卫之行涩，经络时疏①，故不痛。皮肤不营，故为不仁。其寒者，阳气少，阴气多，与病相益，故寒也。其热者，阳气多，阴气少，病气胜，阳遭阴，故为痹热。其多汗而濡者，此其逢湿甚也。阳气少，阴气盛，两气相感②，故汗出而濡也。

注释

①疏：通。

②两气：指湿气与阴气。

译文

黄帝道：说得好！痹病有痛的，有不痛的，有麻木的，并有寒、热、湿等不同情况，是什么原因？

岐伯说：痛的是寒气偏多，有寒气就疼痛。如不痛而麻木不仁的，那是病程日久，病邪深入，营卫运行迟滞。但经络有时还能疏通，所以不痛；皮肤得不到营养，所以麻木不仁。寒多的，是阳气少、阴气多，阴气加剧了风寒湿的痹气，所以寒多；热多的，是阳气多，阴气少，病气过强，阳为阴迫，所以是痹热。多汗出而沾湿的，是感受湿气太甚，阳气不足，阴气有余，阴气和湿气相感，所以多汗出而沾湿。

帝曰：夫痹之为病，不痛何也？

岐伯曰：痹在于骨则重，在于脉则血凝而不流，在于筋则屈不伸，在于肉则不仁，在于皮则寒。故具此五者，则不痛也。凡痹之类，逢寒则急①，逢热则纵②。

帝曰：善。

注释

①急：拘急。

②纵：弛缓。

译文

黄帝道：痹病有不痛的，这是什么缘故？

岐伯说：痹在骨的则身重；痹在脉的则血凝滞而不流畅；痹在筋的则屈而不伸；痹在肌肉的则麻木不仁；痹在皮肤的则寒凉。所以有这五种症状的，就不会有疼痛。大凡痹病之类，遇到寒气就挛急，遇到热气就弛缓。

黄帝说：说得好！

调经论篇第六十二

题解

调经，即调治经络。本篇内容，说明了经络是气血运行和沟通脏腑内外的道路，邪气可以由经络传入脏腑或传出体表，所以治疗上要调治经络，并且讨论了运用针刺治疗脏腑经络寒热虚实病变的原理、症状和补泻手法，所以篇名《调经论》。本篇名言："五脏之道，皆出于经隧，以行血气，血气不和，百病乃变化而生，是故守经隧焉。"

黄帝问曰：余闻刺法言，有余泻之，不足补之，何谓有余？何谓不足？

岐伯对曰：有余有五，不足亦有五，帝欲何问？

帝曰：愿尽闻之。

岐伯曰：神有余有不足，气有余有不足，血有余有不足，形有余有不足，志有余有不足，凡此十者，其气不等也。

译文

黄帝问道：我听刺法上说：病属有余的用泻法，病属不足的用补法。什么是有余，什么是不足呢？

岐伯回答说：有余有五种，不足也有五种，你要问哪一种呢?

　　黄帝道:希望都听听!

　　岐伯说:神有有余和不足,气有有余和不足,血有有余和不足,形有有余和不足,志有有余和不足。这十种情况,随气流变,变化无穷。

　　帝曰:人有精气津液,四支九窍,五脏十六部^①,三百六十五节^②,乃生百病,百病之生,皆有虚实。今夫子乃言有余有五,不足亦有五,何以生之乎?

　　岐伯曰:皆生于五脏也。夫心藏神,肺藏气,肝藏血,脾藏肉,肾藏志,而此成形。志意通,内连骨髓,而成身形五脏。五脏之道,皆出于经隧,以行血气,血气不和,百病乃变化而生,是故守经隧焉^③。

注释

　　①十六部:指手足十二经脉,二脉即一督脉一任脉。部,经脉在人体的分区、部分。

　　②三百六十五节:指人的全身关节。

　　③经隧:经脉流行之道。

译文

　　黄帝道:人有精气津液,四肢、九窍、五脏,十六部,三百六十五节，能够发生各种疾病，而各种疾病发生各有虚实的不同。现在，先生只说有余的有五种，不足的也有五种，究竟是怎样发生的呢？

岐伯说：都是从五脏发生的。心藏神，肺藏气，肝藏血，脾藏肉，肾藏志，因而生成人的形体。而志意通达，与内部骨髓互相联系，而形成了人的身体五脏，五脏之间相互联系的通道，都是出自经脉之间，从而运行血气。如果血气不调和，就会变化发生各种疾病。所以诊断治疗，要以经脉作为根据。

帝曰：神有余不足，何如？

岐伯曰：神有余则笑不休，神不足则悲。血气未并①，五脏安定，邪客于形，洒淅起于毫毛，未入于经络也，故命曰神之微②。

帝曰：补泻奈何？

岐伯曰：神有余，则泻其小络之血，出血勿之深斥③，无中其大经，神气乃平。神不足者，视其虚络④，按而致之，刺而利之，无出其血，无泄其气，以通其经，神气乃平。

帝曰：刺微奈何？

岐伯曰：按摩勿释，著针勿斥，移气于不足，神气乃得复。

注释

①血气未并：血气未有偏聚。

②神之微：心经的微邪。因心藏神，故有此说。

③深斥：推针深刺。斥，字从斤，斤为刀斧，加点意为以斤向外开拓，故有推、排斥、斥责等义。

④虚络：指虚而陷下的络脉。

译文

黄帝道：神有余和不足的情况如何？

岐伯说：神有余就大笑不止，神不足就悲忧。如果病邪还未与血气混杂，那么，五脏还是安定的。这时病邪只是滞留在身体表面，只是肌肤毫毛恶寒，尚未进入经络，这叫作心经的微邪。

黄帝又问：治疗时怎样使用补泻之法呢？岐伯说：神有余的就刺它的小络之脉，使之出血，但不要推针深刺，更不要刺伤大的经脉。这样，神气就自然平调了。神不足的要用补法，看准那虚络，按摩以达病所，再配合针刺通利经气，不令出血，也不使其气外泄，只是疏通它的经脉，神气就平调了。

黄帝又问：针刺微邪应该怎样？

岐伯说：按摩病处，不要停止，针刺时不向深推针，只是引导转移病人之气，使之充足，神气就能恢复。

帝曰：善。有余不足奈何？

岐伯曰：气有余则喘咳上气，不足则息不利少气。血气未并，五脏安定，皮肤微病，命曰白气微泄。

帝曰：补泻奈何？

岐伯曰：气有余，则泻其经隧，无伤其经，无出其血，无泄其气。不足，则补其经隧，无出其气。

帝曰：刺微奈何？

岐伯曰；按摩勿释，出针视之，曰故将深之，适入必革，精气自伏，邪气散乱①，无所休息，气泄腠理，真气乃相得。

注释

①精气自伏，邪气散乱：精气贯注于内，邪气散乱于浅表。

译文

黄帝道：很好！气有余和不足的情况是怎样的？

岐伯说：气有余就喘咳、上逆，气不足就呼吸不利、气短。如果邪气尚未与气血混杂，那么五脏还是安定的。这时皮肤只是微病，病势尚轻，这叫作肺气微虚。

黄帝又问道：补泻的方法怎样？

岐伯说：气有余就泻经隧，但不要伤了经脉，不能出血，不能气泄。如气不足的，就要补经隧，不能出气。

黄帝又问道：针刺微病时应怎样？

岐伯说：应按摩病处，不要停止，同时拿出针让病人看，并佯说：准备深刺。但是进针还是比较浅，这样病人的精气自然贯注于内，而邪气就散乱于浅表，无处留止，邪气从腠理发泄了，真气自然就能恢复正常。

帝曰：善。血有余不足奈何？

岐伯曰：血有余则怒，不足则恐。血气未并，五脏安定，孙络外溢，则络有留血[1]。

帝曰：补泻奈何？

岐伯曰：血有余，则泻其盛经出其血。不足，则视其虚经内针其脉中，久留而视，脉大，疾出其针，无令血泄。

帝曰：刺留血奈何？

岐伯曰：视其血络，刺出其血，无令恶血得入于经，以成其疾。

注释

①络有留血：络内血行不畅，有留滞现象。

译文

黄帝说：很好！血不足和有余的情况是怎样的？

岐伯说：血有余就易发怒，血不足就易悲忧。如果邪气尚未与血气混杂，五脏还安定。只是孙络邪盛外溢，络内就会有瘀血现象。

黄帝又问道：补泻的方法怎样？

岐伯说：血有余，刺之出血；血不足，补其虚弱的经脉。在进针后，如病人脉象正常，留针时间就要稍长；如脉见洪大，就要立刻拔针，不使出血。

黄帝又问道：刺留血的方法怎样？

岐伯说：看准那有留血的络脉，刺出其血，但注意不要让恶血回流入经脉，而引起其他疾病。

帝曰：善。形有余不足，奈何？

岐伯曰：形有余则腹胀，泾溲不利①，不足则四支不用。血气未并，五脏安定，肌肉蠕动，命曰微风。

帝曰：补泻奈何？

岐伯曰：形有余则泻其阳经，不足则补其阳络②。

帝曰：刺微奈何？

岐伯曰：取分肉间，无中其经，无伤其络，卫气得复，邪气乃索③。

注释

①泾jing溲不利：大小便不利。

②阳经、阳络：指足阳明经脉、足阳明络脉。

③索：消散。

译文

黄帝道：很好！形有余和不足的情况是怎样的？

岐伯说：形有余就腹胀，小便不利；形不足则手足不灵活。如果邪气尚未与血气混杂，五脏还安定，只是肌肉有些微微蠕动的感觉，这叫"微风"。

黄帝又问道：补泻的方法怎样？

岐伯说：形有余就泻足阳明胃经之气，形不足就补足阳明胃经的络脉之气。

黄帝又问道：针刺微风之病应怎样？

岐伯说：刺其分肉间以散其邪，不要刺中经脉，也不要伤及络脉，卫气能够恢复，邪气就消散了。

帝曰：善。志有余不足，奈何？

岐伯曰：志有余则腹胀飧泄，不足则厥。血气未并，五脏安定，骨节有动①。

帝曰：补泻奈何？

岐伯曰：志有余则泻然筋血者，不足则补其复溜②。

帝曰：刺未并奈何？

岐伯曰：即取之，无中其经，邪所乃能立虚。

注释

①骨节有动：骨节之间有微动感。

②复溜：穴名。在足内踝上二寸处，属足少阴肾经。

译文

黄帝道：很好！志有余和不足的情形是怎样的呢？

岐伯说：志有余就要腹胀飧泄，志不足就手足厥冷。如果邪气尚未与气血混杂，那么五脏还是安定的，只是骨节间有微动感。

黄帝又道：补泻的方法是怎样的？

岐伯说：志有余就刺泻然谷出血，志不足就在复溜穴采取补法。

黄帝又问道：在邪气与血气尚未相混的时候，怎样刺治呢？

岐伯说：就刺骨节微动的地方，不要伤及经脉，只刺邪所留止处，病邪马上就能除去。

帝曰：善。余已闻虚实之形，不知其何以生。

岐伯曰：气血以并，阴阳相倾①，气乱于卫，血逆于经，血气离居②，一实一虚。血并于阴，气并于阳，故为惊狂。血并于阳，气并于阴，乃为炅中③。血并于上，气并于下，心烦惋善怒④。血并于下，气并于上，乱而喜忘。

　　帝曰：血并于阴，气并于阳，如是血气离居，何者为实？何者为虚？

　　岐伯曰：血气者，喜温而恶寒，寒则泣不能流，温则消而去之⑤，是故气之所并为血虚⑥，血之所并为气虚。

注释

　　①阴阳相倾：阴阳失去平衡。倾，倾斜，不平。

　　②血气离居：血气失去正常状态。

　　③炅jiǒng中：内热。炅，字从日、火，会意，热。

　　④惋wǎn：闷。惋，即宛，宛，通"蕴"，郁闷。

　　⑤温则消而去之：温暖则气血散开而流走。

　　⑥并：偏胜。

译文

　　黄帝道：很好！我已经听到关于虚实的各种情况，但还不知道是怎样产生的？

　　岐伯说：虚实的发生，是由于邪气与血气混杂，阴阳混乱，失去平衡。这样，气窜乱于卫分，血逆行于经络，血气都离了本位，就形成了一虚一实的情况。如果血与阴邪相混，气与阳邪相混，就会发生惊狂的病证。如果血与阳邪相混，气与阴邪相混，就会发生内热的病证。如果血与邪气在人体上部相混杂，气与邪气在人体下部相混杂，就会心中烦闷，多怒。如果血与邪气在下部相混杂，气与邪气在人体上部相混杂，就会使人气乱健忘。

黄帝道：血与阴邪相混，气与阳邪相混，像这样血气离了本位，怎样才算实，怎样才算虚呢？

岐伯说：血和气都喜欢温暖而厌恶寒冷，寒冷会使血气涩滞不能畅通，温暖就能使血气消散而易于运行，所以气若偏胜，就有血虚的现象；而血若偏胜了，就有气虚的现象。

帝曰：人之所有者，血与气耳。今夫子乃言血并为虚，气并为虚，是无实乎？

岐伯曰：有者为实，无者为虚，故气并则无血，血并则无气，今血与气相失①，故为虚焉。络之与孙脉俱输于经，血与气并，则为实焉。血之与气并走于上，则为大厥②，厥则暴死，气复反则生，不反则死。

注释

①血与气相失：血和气失去了相互联系。

②大厥：突然昏倒，中风之类的疾病。

译文

黄帝说：人体最宝贵的，就是血和气了，现在您说血偏胜，气偏胜都是虚，那么就没有实了吗？

岐伯说：多余的就叫作实，不足的就叫作虚。因为，气偏胜，血就显得不足；血偏胜，气就显得不足。加之血和气失去了正常联系，所以就成为虚了。大络和孙络里的血气都流注到经脉，如果血与气混杂，那就成为实了。如血和气混杂后，循着经络上逆，就会发生大厥证，得了大厥证，就会突然昏死过去，如果气能恢复就能活，否则就会死去。

帝曰：实者何道从来？虚者何道从去？虚实之要，愿闻其故。

岐伯曰，夫阴与阳皆有俞会①，阳注于阴，阴满之外，阴阳匀平，以充其形，九候若一，命曰平人。夫邪之生也，或生于阴，或生于阳。其生于阳者，得之风雨寒暑。其生于阴者，得之饮食居处，阴阳喜怒②。

注释

①阴与阳：阴经和阳经。

②阴阳：男女房事的隐语。

译文

黄帝道：实是从什么渠道来的？虚又是从什么渠道去的？虚实的关键，我希望听听其中的缘故。

岐伯说：阴经和阳经，都有输入和会合的腧穴。阳经的气血，灌注到阴经，阴经气血充满了，就流走到其他地方，这样阴阳平衡，来充实人的形体，九候的脉象一致，就是正常人。凡邪气的发生，有生于阴分，有生于阳分。生于阳分，是感受了风雨寒暑；生于阴分，是由于饮食不节，起居失常，房事过度，喜怒无常。

帝曰：风雨之伤人，奈何？

岐伯曰：风雨之伤人也，先客于皮肤，传入于孙脉，孙脉满则传入于络脉，络脉满则输于大经脉，血气与邪并客于分腠之间，其脉坚大，故曰实。实者外坚充满，不可按之，按之则痛。

帝曰：寒湿之伤人奈何？

岐伯曰：寒湿之中人也，皮肤收①，肌肉坚紧，荣血泣，卫气去，故曰虚。虚者聂辟气不足②，按之则气足以温之，故快然而不痛。

注释

①收：急而聚，拘急。

②聂辟zhébì：即折皱的意思，此处指皮肤上的皱纹。聂，通"摺"。辟，通"襞"，指衣服上的皱褶。

译文

黄帝道：风雨伤人的情况如何？

岐伯说：风雨伤人是先侵入皮肤，然后传入孙脉，孙脉充满再传到络脉，络脉充满就注入大经脉，血气和邪气混杂于分肉腠理之间，其脉象坚大，所以说是实证。实证外表坚实充满，肌肤不能够按触，按触就会疼痛。

黄帝又问：寒湿伤害人的情况如何？

岐伯说：寒湿伤人，会使皮肤拘急，肌肉坚紧，营血凝涩，卫气耗散，所以说是虚证。病虚的人，多是皮肤松弛而有皱纹，卫气不足。按摩就会血脉流畅，则气足而温暖了，所以感觉舒服不痛了。

帝曰：善。阴之生实奈何？

岐伯曰：喜怒不节则阴气上逆①，上逆则下虚，下虚则阳气走之②，故曰实矣。帝曰：阴之生虚奈何？

岐伯曰：喜则气下，悲则气消，消则脉虚空。因寒饮食，寒气熏满，则血泣气去，故曰虚矣。

注释

①喜怒：偏义复词，此偏指怒。

②下虚则阳气走之：下部阴气不足，阳气就来凑合。

译文

黄帝道：很好！阴分发生的实证是怎样的?

岐伯说：多怒不节制，就会使阴气上逆。如果阴气上逆，下部的阴气就要不足，阳气就来凑合，所以说是实证。

黄帝又道：阴分发生的虚证是怎样的?

岐伯说：恐惧太过，其气下陷；悲哀太过，其气消散。气消耗，血脉就虚了。若再吃了寒冷的饮食，寒气乘虚而充满于经脉，就会使血涩滞而气耗散，所以说是虚证。

帝曰：经言阳虚则外寒，阴虚则内热，阳盛则外热，阴盛则内寒，余已闻之矣，不知其所由然也。

岐伯曰：阳受气于上焦，以温皮肤分肉之间，今寒气在外，则上焦不通，上焦不通，则寒气独留于外，故寒慄。

帝曰：阴虚生内热奈何?

岐伯曰：有所劳倦，形气衰少，谷气不盛，上焦不行，下脘不通。胃气热，热气熏胸中，故内热。

帝曰：阳盛生外热奈何?

岐伯曰：上焦不通利，皮肤致密，腠理闭塞，玄府不通，卫气不得泄越，故外热。

帝曰：阴盛生内寒奈何?

岐伯曰：厥气上逆，寒气积于胸中而不泻，不泻则温气去^①，寒独留，则血凝泣，凝则脉不通，其脉盛大以涩，故中寒。

注释

①温气：阳气。

译文

黄帝道：古经上所说的阳虚产生外寒，阴虚产生内热，阳盛产生外热，阴盛产生内寒。我已听到了这种说法，但不知其所以然。

岐伯说：诸阳都是受气于上焦的，来温养腠理之间。现在寒气侵袭于外，就会使上焦之气不能达于肤腠之间，以致寒气独留在外表，所以恶寒战栗。

黄帝又问：阴虚产生内热是怎么回事？

岐伯说：劳倦过度，形体气力衰疲，谷气不足，上焦不能宣发五谷之味，下脘不能布化五谷之精，胃气郁结生热，上熏胸中，所以阴虚生内热。

黄帝又问：阳盛产生外热是怎样？

岐伯说：皮肤紧密，腠理闭塞不通，卫气不能发泄外越，所以就发生外热。

黄帝又问道：阴盛产生内寒是怎样的？

岐伯说：由于厥逆之气上冲，寒气积在胸中而不得下泄，使阳气消散，而寒气独留，因而血液凝涩，血液凝涩则脉不通畅，其脉虽盛大却兼涩象，所以成为寒中。

帝曰：阴与阳并，血气以并，病形以成。刺之奈何？

岐伯曰：刺此者，取之经隧，取血于营，取气于卫。用形哉，因四时多少高下。

帝曰：血气以并，病形以成，阴阳相倾，补泻奈何？

岐伯曰：泻实者，气盛乃内针①，针与气俱内，以开其门，如利其户②。针与气俱出，精气不伤，邪气乃下③。外门不闭④，以出其疾。摇大其道，如利其路。是谓大泻。必切而出，大气乃屈。

帝曰：补虚奈何？

岐伯曰：持针勿置⑤，以定其意。候呼内针，气出针入⑥。针空四塞，精无从去。方实而疾出针，气入针出，热不得还。闭塞其门，邪气布散，精气乃得存。动气候时，近气不失，远气乃来。是谓追之⑦。

注释

①气盛乃内针：邪气盛才进针。

②如：而。

③邪气乃下：邪气才退。

④外门：针孔。

⑤持针勿置：拿针不立即刺入。

⑥气出针入：在呼气时将针刺入。

⑦追之：针刺中的补法。

译文

黄帝道：阴与阳相混杂，同时又与血气相混杂，病已经形成，刺治的方法应怎样？

岐伯说：刺治这样的病证，取其经隧刺之，并刺脉中营血和脉外卫气，同时还要观察病人形体的长短肥瘦和四时气候的不同，而采取或多或少或高或下的刺法。

黄帝又道：邪气已经和血气混杂，病形已成，阴阳失去平衡，这时补法和泻法怎样运用呢？

岐伯说：泻实的方法是在邪气盛时进针，使针与气一起入内，从而开放邪气外泄的门户。拔针时，要使气和针一同出来，精气不受伤，邪气就会消退。不闭塞针孔，让邪气出尽，这就要摇大针孔，从而通利邪气外出的道路，这就叫大泻。拔针时一定要急出其针，邪气才会退。

黄帝又问：补虚的方法又是怎样的？

岐伯说：拿着针先不要忙着针刺，必须定神定志，等待病人呼气时下针，呼气出而针入。这样，针孔四围紧密，使精气没有地方外泄。待气正实的时候迅速把针拔出，气入而针出。这样，针下的热气不能随针而出，堵住其散失之路，而邪气就会散去，人的精气就能保存了。总而言之，在针刺时，不论入针还是出针都要不失时机，使已得之气不致从针孔外泄散失，使未至之气能够引导而来，这就叫作补法。

帝曰：夫子言虚实者有十①，生于五脏。五脏，五脉耳。夫十二经脉皆生其病，今夫子独言五脏。夫十二经脉者，皆络三百六十五节，节有病必被经脉②，经脉之病皆有虚实。何以合之？

岐伯曰：五脏者，故得六腑与为表里③。经络支节，各生虚实。其病所居，随而调之。病在脉，调之血；病在血，调之络；病在气，调之卫；病在肉，调之分肉；病在筋，调之筋；病在骨，调之骨。燔针劫刺其下及与急者④；病在骨，焠针药熨；病不知所痛，两跷为上⑤；身形有痛，九候莫病，则缪刺之；痛在于左而右脉病者，巨刺之。必谨察其九候，针道备矣。

注释

①虚实者有十：神、气、血、肉、志各有虚实，计有十种情况。

②被：及。

③故：通"固"，本来。

④燔针劫刺：针刺入后，用微火烧其针。

⑤两跷：即阴阳脉。

译文

黄帝道：你说虚实有十种，都产生于五脏的五脉。可是人身有十二经脉，能够产生各种病变，你只是谈了五脏，那十二经脉，联络人体的三百六十五个气穴，每个气穴有病，必定波及经脉，经脉的病，又都有虚实，它们与五脏的虚实关系如何呢？

岐伯说：五脏本来和六腑有表里的关系，其经络和支节，各有虚实的病证，根据病变的所在，随时调治。病在脉，可以调治其血；病在血，可以调治其络；病在气，可以调治其卫气；病在肌肉，可以调治其分肉间；病在筋，调治其筋。用火针劫刺病处和拘急的地方。如病在骨，可用火针深刺，并用药温熨病处；如病人不知疼痛，最好针刺阳、阴二脉；如有疼痛，而九候的脉象没有变化，就用缪刺法治疗；如疼痛在左侧，而右脉出现病象，用巨刺方法治疗。必须谨慎审察病人九候的脉象，然后进行针治，这样，针刺的道理就算完备了。

天元纪大论篇第六十六

题解

　　本篇论述了五运六气学说的一些基本法则，从太过、不及、平气的岁气变化，说明运气对宇宙万物的影响。因其用天干以纪地气，地支以纪天气，天地运气是宇宙万物生化的本源，本篇专门纪而论之，故以《天元纪大论》名篇。本书仅选录其总论天地万物生成的部分。这部分内容与《易传》特别是其中论乾元、坤元在万物生化中的重要作用有密切关系，当是《易传》思想在医学方面的发展。读者宜参考《周易》来理解这段文字。

　　黄帝问曰：天有五行，御五位①，以生寒、暑、燥、湿、风。人有五脏，化五气，以生喜、怒、思、忧、恐。论言五运相袭而皆治之②，终期之日③，周而复始，余已知之矣，愿闻其与三阴三阳之候，奈何合之？

注释

　　①御：有主、统属的意思。五位：东、南、中央、
　　　西、北五方。
　　②论言：指《素问·六节脏象论》。
　　③期：一年。

译文

黄帝问道：天有五行，统率东、南、西、北、中五方之位，产生寒、暑、燥、湿、风的气候变化。人有五脏化生五气，产生喜、怒、思、忧、恐。《六节脏象论》说道：五运之气相承袭，都有其固定的顺序，到岁终的那一天是一个周期，然后开始新的循环。这些道理、我已经了解了，希望再听听五运与三阴三阳这六气是怎样结合的？

鬼臾区稽首再拜对曰①：昭乎哉问也。夫五运阴阳者，天地之道也，万物之纲纪，变化之父母，生杀之本始，神明之府也，可不通乎！故物生谓之化②，物极谓之变③，阴阳不测谓之神④，神用无方谓之圣⑤。夫变化之为用也，在天为玄，在人为道，在地为化，化生五味，道生智，玄生神。神在天为风，在地为木；在天为热，在地为火，在天为湿，在地为土，在天为燥，在地为金；在天为寒，在地为水。故在天为气，在地成形，形气相感而化生万物矣⑥。然天地者，万物之上下也，左右者，阴阳之道路也，水火者，阴阳之征兆也，金木者，生成之终始也⑦。气有多少，形有盛衰，上下相召而损益彰矣。

注释

①鬼臾区：人名，黄帝的大臣。

②物生谓之化：万物的生长是由五运阴阳变化而成的，称为"化"。

③物极谓之变：万物生长发展到极端，称之为"变"。

④阴阳不测谓之神：阴阳变化不可揣测，称为"神"。语出《易传·系辞》。

⑤神用无方谓之圣：神的作用（阴阳运动）变化无穷叫作"圣"。方，边的意思。《易传》云："神无方，而易无体。"

⑥形气相感而化生万物矣：在天无形之气与在地有形的质（五行）相互感应，从而化生万物。

⑦金木者，生成之终始也：金，代表秋；木，代表春。万物生发于春，收成于秋，一生一成，而成为万物的终始。

译文

鬼臾区恭敬行礼回答说：你问得很明确啊！五运阴阳是天地自然的根本规律，是一切事物的纲领，是千变万化的起源，是生长、毁灭的根本，是天地万物神奇变化的内在动力，能不通晓它吗？所以万物的生长称为"化"，生长发展到极端就叫"变"，阴阳的变化不可测度叫"神"。这个神的作用变化无穷叫"圣"。神明变化的作用，在天就是深奥不测的宇宙，在人就是社会人事的道理。在地就是万物的化生。地能够化生，就产生了万物的五味；人明白了道理，就产生了智慧；天的深奥不测，就产生了神明。而神明变化，在天为风，在地为木；在天为热，在地为火；在天为湿，在地为土；在天为燥，在地为金；在天为寒，在地为水。总之在天为无形的六气，在地为有形的五行，形气相互交感，就能化生万物了。然而，天地是万物的上下范围，左右是阴阳升降的道路，水火是阴阳的表现，春秋是生长收成的开始与终结。气有多少的不同，形有盛衰的分别，形气相互交感，或者衰弱或者强盛的现象，也就很明显了。

帝曰：愿闻五运之主时也，何如？

鬼臾区曰：五气运行，各终期日①，非独主时也。

帝曰：请闻其所谓也。

鬼臾区曰：臣积考《太始天元册》文曰②：太虚寥廓③，肇基化元④，万物资始⑤，五运终天，布气真灵，摠统坤元⑥，九星悬朗⑦，七曜周旋⑧，曰阴曰阳，曰柔曰刚，幽显既位⑨，寒暑弛张，生生化化⑩，品物咸章⑪。臣斯十世，此之谓也。

注释

①期日：即三百六十五日。

②《太始天元册》：古代占候之书，已佚。

③太虚寥廓：太空苍茫辽阔，无边无际。

④肇基化元：化生万物的基础。肇，开始。元，根源、本始。

⑤资：依靠。

⑥摠 zǒng 统坤元：天之气统摄生化万物的大地。摠，总。统，统摄，统领。坤元，大地。

⑦九星：指天蓬、天芮、天冲、天辅、天食、天心、天任，天柱、天英九星。

⑧七曜周旋：七曜环绕旋转。七曜，古时指日、月、土、火、木、金、水七星。

⑨幽显既位：昼夜的明暗有固定的规律。幽，暗。显，明。

⑩生生化化：指万物不断地生长变化。

⑪品物：万物。

译文

　　黄帝道：我想听听五运主四时的情况如何。

　　鬼臾区说：五气运行，每气冬尽一年的三百六十五日，并不是仅仅主四时的。

　　黄帝又问道：希望听听其中的缘由。

　　鬼臾区说：我查考了《太始天元册》，上面说：广阔无垠的天空，是化生万物的基础，万物依靠它开始成长，五运终而复始地运行于宇宙之中。它还敷布真灵之气，统摄作为万物生长之根本的坤元。九星悬挂辉耀。七曜环绕旋转。在天产生了阴与阳的变化，在地有了柔与刚的分别。昼夜的明暗有了固定的规律，四时寒暑更替有常。这样生化不息，万物自然就繁荣昌盛了。我家已经十世相传，就是前面所讲这些道理。

六微旨大论篇第六十八

题解

本篇阐明天道六六之节，亦应天气、应地理，突出主岁主时加临之六气。因所论各节内容，至为精微，故称《六微旨大论》。高世栻认为"本经第九篇六节脏象论，为六气之大纲；此则阐明其旨，以悉其微，故曰六微旨大论"。本篇名言："出入废则神机化灭，升降息则气立孤危。""升降出入，无器不有。"

黄帝问曰：呜呼！远哉！天之道也①，如迎浮云，若视深渊，视深渊尚可测，迎浮云莫知其极。夫子数言谨奉天道，余闻而藏之。心私异之，不知其所谓也。愿夫子溢志尽言其事②，令终不灭，久而不绝，天之道可得闻乎？

岐伯稽首再拜对曰：明乎哉问，天之道也！此因天之序，盛衰之时也。

注释

①天之道：天体运行变化的道理。

②溢志尽言：尽情详细地讲。

译文

黄帝问道:哎呀,天道运行的规律真是太深远了,就像仰望浮云,又像俯视深渊。视深渊还可以测量,而迎浮云却不能知道它的极点。你常说要谨慎奉行天道,我听了以后,记在心里,但又有疑问,不知其所以然。希望你详细地讲一讲,使它永不泯灭,长久流传而不断绝。天道运行的规律,可以讲给我听吗?

岐伯行礼回答说:你问得很高明啊。天道运行的规律就是自然的变化所显示出来的时序和盛衰。

帝曰:愿闻其岁候[①],何如?

岐伯曰:悉乎哉问也!日行一周[②],天气始于一刻;日行再周,天气始于二十六刻;日行三周,天气始于五十一刻;日行四周,天气始于七十六刻;日行五周,天气复始于一刻,所谓一纪也[③]。是故寅午戌岁气会同[④],卯未亥岁气会同,辰申子岁气会同,巳酉丑岁气会同,终而复始。初之气复始于一刻,常如是无已,周而复始。

注释

①岁候:这里指一年之六气运行始终总刻分数,以一年来计算。

②日行一周：即太阳在天体黄道上循行一周，就是
　一年。从甲子年算起，日行一周，即指甲子年。
③一纪：四年为一纪。
④岁气：指一年中六气始终的刻分数。

译文

　　黄帝问道：希望听听一年六气终始变化的情况是怎样的？

　　岐伯说：问得真详细啊！太阳循行第一周，六气开始于一刻；太阳循行第二周，六气开始于二十六刻；太阳循行第三周，六气开始于五十一刻；太阳循行第四周，六气开始于七十六刻；太阳循行第五周，六气又从一刻开始。这是六气四周的循环，叫作一纪。所以寅年、午年、戌年，六气始终的时刻相同；卯年、未年、亥年，六气始终的时刻相同；辰年、申年、子年，六气始终的时刻相同；巳年、酉年、丑年，六气始终的时刻相同。总之，六气是循环不已，终而复始的。

　　帝曰：愿闻其用也①。
　　岐伯曰：言天者求之本，言地者求之位，言人者求之气交②。
　　帝曰：何谓气交？
　　岐伯曰：上下之位，气交之中，人之居也。故曰：

天枢之上③，天气主之；天枢之下，地气主之；气交之分，人气从之，万物由之。此之谓也。

帝曰：何谓初中？

岐伯曰：初凡三十度而有奇④，中气同法。

帝曰：初中何也？

岐伯曰：所以分天地也。

帝曰：愿卒闻之。

岐伯曰：初者地气也，中者天气也。

注释

①用：指六气变化动静升降出入的作用。

②本：天之六气。位：指金、木、火、土、水、君火。气交：天地之气上下交互为气交。

③天枢：天地之交的交点。

④初凡三十度而有奇：度，即日。一气为六十日八十七刻半，一气又分初、中二气，每气各占一半，即三十日四十三又四分之三刻。

译文

黄帝道：我希望听你讲一讲六气的作用。

岐伯说：说到天，天当推求于六气，说到地，当推求于主时之六位，说到人体，当推求于天地气交之中。

黄帝又道：什么叫作气交？

岐伯说：天气下降，地气上升，天地气交之处，就是人类生活的地方。所以说中枢的上面，是属于天气所主，中枢的下面，是属于地气所主，而气交的部分，人气随之而来，万物也由之化生，说的就是这个事。

黄帝又问：什么叫作初气、中气呢？岐伯说：初气三十度有零，中气也是这样。

黄帝又问：初气、中气，是什么？

岐伯说：这是用来分别天气与地气的根据。

黄帝又问：我希望听个究竟。

岐伯说：初就是地气，中就是天气。

帝曰：其升降何如？

岐伯曰：气之升降，天地之更用也^①。

帝曰：愿闻其用何如？

岐伯曰：升已而降，降者谓天^②，降已而升，升者谓地。天气下降，气流于地；地气上升，气腾于天。故高下相召，升降相因^③，而变作矣。

帝曰：善。寒湿相遘，燥热相临，风火相值^④，其有闻乎？

岐伯曰：气有胜复，胜复之作，有德有化^⑤，有用有变，变则邪气居之。

注释

①更用：相互交替作用。

②升已而降，降者谓天：地气上升后而下降，是天的作用。

③相召：相互感应。相因：互为因果。

④相遘：相互遇合。相临：相守。相值：相当。

⑤德：本质。化：生化。

译文

黄帝问：气的升降是怎样的?

岐伯说：地气上升，天气下降，这是天地之气的相互作用。

黄帝又问：希望听听它的作用如何?

岐伯说：升后而降，这是天的作用；降后又升，这是地的作用。天气下降，气就下流于大地；地气上升，气就蒸腾于天空。所以上下交相呼应，升降互为因果，变化就发生了。

黄帝说：讲得好! 寒与湿相遇，燥与热相守，风与火相当，这些道理可以说说吗?

岐伯说：六气有胜有复，胜复的变化中，有根本与生化，有原因与变异，一旦有了变异，就会招致邪气滞留。

帝曰：何谓邪乎?

岐伯曰：夫物之生从于化①，物之极由乎变，变化之相薄，成败之所由也。故气有往复^②，用有迟速，四者之有，而化而变，风之来也。

帝曰：迟速往复，风所由生，而化而变，故因盛衰之变耳。成败倚伏游乎中何也？

岐伯曰：成败倚伏生乎动^③，动而不已，则变作矣。

注释

①物之生从于化：万物的生长，是由于六气生化作用。

②往复：往返。

③成败倚伏：成功与失败互为因果。

译文

黄帝问：什么是邪呢？

岐伯说：万物的生长都由于化，万物的终结都由于变。变与化相争是成长与毁败的根源。所以气有往有复，作用有慢有快。从往复快慢里，就会出现化与变的过程，这就是风气的由来。

黄帝问：慢快往复是风气产生的原因，由化至变的过程，是随着盛衰的变化而进行的。但是无论成败，其潜伏的因素都是从变化中来，这是为什么？

岐伯说：成败因素相互蕴伏是由于六气的运动，运动不止，就会发生变化。

帝曰：有期乎？

岐伯曰：不生不化，静之期也。

帝曰：不生化乎？

岐伯曰：出入废则神机化灭，升降息则气立孤危^①。故非出入，则无以生长壮老已，非升降，则无以生长化收藏。是以升降出入，无器不有。故器者生化之宇，器散则分之，生化息矣。故无不出入，无不升降，化有小大，期有近远，四者之有，而贵常守，反常则灾害至矣。故曰：无形无患。此之谓也。

帝曰：善。有不生不化乎。

岐伯曰：悉乎哉问也！与道合同，惟真人也。

帝曰：善。

注释

①出入：人类和动物呼吸空气，饮食水谷，排泄废物。废：即不出不入。神机：精神和一切功能活动。气立：古人认为金石草木之类的物体，生气根于外，借气以成立，故曰气立。

译文

黄帝问：变化有停止的时候吗？

岐伯说：没有生，没有化，就是停止的时候。

黄帝问：有不生不化的时候吗？

岐伯说：凡动物之类的呼吸停止，那么生命就会立即消灭；凡植物类的阴阳升降停止，那么其活力也就立即委顿。因此说没有出入，就不可能由生而长、而壮、而老、而死亡；没有升降，也就不能由生而长、而开花、而结实、而收藏。所以升降出入之气，凡是有形之物都具有。因此事物的形器，是气机生化的场所。如果形器瓦解分散，生化也就熄灭了。因此任何具有形体的东西，没有不出不入、不升不降的，其间仅仅有生化的大小和时间早晚的分别而已。任何事物都存在升降出入，重要的是要保持正常，如果失常，就有灾害。所以说：除非是无形体的东西，才能免于灾患。

黄帝说：讲得好！那么有没有不生不化的人呢？

岐伯说：问得真详细啊！能与自然规律相融合，而同其变化的，只有真人。

黄帝道：说得好。

五常政大论篇第七十

题解

本篇首论五运有平气、太过、不及的变化，四方地势有高下阴阳之气的差异，及其对自然万物和人体的影响；次论治则在临床上的运用。因为篇中主要论述了五运正常的政令，故以《五常政大论》名篇。本篇名言："阴精所奉其人寿，阳精所降其人夭。""必先岁气，无伐天和。""无代化，无违时，必养必和，待其来复。""大毒治病，十去其六；常毒治病，十去其七；小毒治病，十去其八；无毒治病，十去其九；谷肉果菜，食养尽之，无使过之，伤其正也。"

帝曰：天不足西北，左寒而右凉①；地不满东南，右热而左温②；其故何也？

岐伯曰：阴阳之气，高下之理，太少之异也。东南方，阳也，阳者其精降于下，故右热而左温。西北方，阴也，阴者其精奉于上，故左寒而右凉。是以地有高下，气有温凉，高者气寒，下者气热，故适寒凉者胀，之温热者疮③，下之则胀已，汗之则疮已，此腠理开闭之常，太少之异耳。

注释

①左寒而右凉：左、右，指方位。西北的右方是西方，属金，气凉。西北的左方是北方，属水，气寒。

②右热而左温：东南的左方是东方，属木，气温。东南的右方是南方，属火，气热。

③适：往。之：往。

译文

黄帝问：天气不足于西北，北方寒，西方凉；地气不满于东南，南方热，东方温。这是什么缘故？

岐伯说：天气的阴阳，地理的高下，都随着四方疆域的大小而有不同。东南方属阳，阳的精气自上而下降，则南方热而东方温；西北方属阴，阴的精气自下而上奉，则西方凉而北方寒。所以地势有高低，气候有温凉，地势高的气候就寒，地势低的气候就热。往西北寒凉地方去就容易有胀病，往东南温热的地方去就容易有疮疡。胀满，用通利药可治愈；疮疡，用发汗药可治愈。这是气候和地理影响人体腠理开闭的一般情况，在治疗上根据病情大小的不同而变化就可以了。

249

帝曰：其于寿夭，何如？

岐伯曰：阴精所奉其人寿，阳精所降其人夭。

帝曰：善。其病也，治之奈何？

岐伯曰：西北之气，散而寒之；东南之气，收而温之。所谓同病异治也①。故曰：气寒气凉，治以寒凉，行水渍之②，气温气热，治以温热，强其内守③，必同其气，可使平也，假者反之④。

帝曰:善。一州之气,生化寿夭不同,其故何也?

岐伯曰：高下之理，地势使然也。崇高则阴气治之，污下则阳气治之⑤，阳胜者先天，阴胜者后天⑥，此地理之常，生化之道也。

帝曰：其有寿夭乎?

岐伯曰：高者其气寿，下者其气夭；地之小大异也，小者小异，大者大异。故治病者，必明天道地理，阴阳更胜，气之先后，人之寿夭，生化之期，乃可以知人之形气矣。

注释

①同病异治：同一病证，但治法不同。

②行水渍之：用热汤浸渍，以散其寒。

③内守：阳气不泄，而固守其中。

④假者反之：假热假寒，应用反治法。

⑤污下：低下。

⑥阳胜者先天，阴胜者后天：阳气太过，四时气候先于天时而至；阴气太过，四时气候后于天时而至。

译文

黄帝道：它与人的寿命长短有什么关系？

岐伯说：阴精上承的地方，腠理致密，其人多长寿。阳精下降的地方，腠理开发，其人多夭折。

黄帝说：说得好。但人有了病，应该怎样治疗呢？

岐伯说：西北方气候寒冷，应该散外寒清里热；东南方气候温热，应该收敛阳气温内寒。这就是同样的病证而治法不同的道理。所以说：气候寒凉的地方，多内热，可以用寒凉药治疗，并可用汤水浸渍。气候温热的地方，多内寒，可用温热药治疗，又必加强内守，不使真阳外泄。治法必须与当地的气候统一，这样可使气机平和。如果有真假寒热之病，又该用相反的方法治疗。

黄帝说：说得好。但同是一个地区的气候，而生化寿夭，各有不同，这是什么原因？

岐伯说：这是地势的高下不同导致的。地势崇高的地方多寒，属于阴气所治；地势低下的地方多热，属于阳气所治。阳气太过，四时气候就来得早；阴气太过，四时气候就来得晚。这就是地理高下与生化迟早关系的一般规律。

黄帝又说：那么它与寿夭也有关系吗？

岐伯说：地势高的地方，因为寒收则元气内守而多寿；地势低的地方，因为热散则元气外泄而多夭。地域差异的大小跟这种差别成正比关系。地域差异小寿夭的差别就小，地域差异大寿夭的差别就大。所以治病必须懂得天道和地理，阴阳的交胜，气候的后先，人的寿命长短，生化的时期，然后才可以了解人的形体和气机啊。

岐伯曰：……故有胎孕不育，治之不全①，此气之常也，所谓中根也②。根于外者亦五，故生化之别，有五气、五色、五类、五宜也③。

帝曰：何谓也？

岐伯曰：根于中者，命曰神机，神去则机息。根于外者，命曰气立，气止则化绝。故各有制，各有胜，各有生，各有成。故曰：不知年之所加，气之同异，不足以言生化。此之谓也。

注释

①治之不全：指胎孕和不育有不同的情况。张介宾："治，谓治岁之气。"

②中根：五运在中，是万物生化之根本。

③五宜：张介宾："无论动植之物，凡在生化中者，皆有五行之别。如臊焦香腥腐，五气也；酸苦甘辛咸，五味也；青赤黄白黑，五色也。物各有类，不能外乎五者。物之类殊，故各有互宜之用。"即各有与天地五运六气相适应之处。

译文

　　岐伯说：……所以有胎孕和不育的分别，这不是治化的不全，也是运气的一种正常现象，因此叫作中根。中根以外的五气，也是根据五行而施化。所以生化之气不齐，而有臊、焦、香、腥、腐五气，酸、苦、辛、咸、甘五味，青、黄、赤、白、黑五色，毛、羽、倮、鳞、介五类分别。它们在万物之中各得其所宜。

　　黄帝问：这是什么道理呢？

　　岐伯说：生物的生命，其根源藏于内的，叫作神机，如果神离去了，则生化的机能也就停止。凡生命根源于外的，叫作气立，假如在外的六气歇止，那么生化也就随之断绝了。所以说运各有制约，各有相胜，各有所生，各有所成，设若不知道岁运和六气的加临，以及六气的同异，就不能晓得生化，就是这个道理。

　　帝曰：有毒无毒，服有约乎？

　　岐伯曰：病有久新，方有大小，有毒无毒，固宜常制矣。大毒治病，十去其六；常毒治病，十去其七；小毒治病，十去其八；无毒治病，十去其九；谷肉果菜，食养尽之，无使过之，伤其正也。不尽，行复如法，必先岁气，无伐天和。无盛盛，无虚虚而遗人夭殃[①]；无致邪，无失正[②]，绝人长命。

　　帝曰：其久病者，有气从不康，病去而瘠[③]，奈何？

岐伯曰：昭乎哉圣人之问也！化不可代，时不可违。夫经络以通，血气以从，复其不足，与众齐同，养之和之，静以待时，谨守其气，无使倾移，其形乃彰，生气以长，命曰圣王。故《大要》曰：无代化^④，无违时，必养必和，待其来复。此之谓也。

帝曰：善。

注释

①盛盛：即实证用补法，使邪气更盛。虚虚：即虚证用泻法，使虚者更虚。

②致邪：实证误补，使邪气更盛。失正：虚证误泻，使正气丧失。

③气从不康：气血已和顺，仍未能恢复健康。瘠：瘦弱。

④无代化：不要用人力代替天地的气化。

译文

黄帝说：有毒的药和无毒的药，服法也有什么规定吗？

岐伯说：病有新久，处方有大小，药物有毒无毒，固然有它的常规。凡用大毒之药，病去十分之六，不可再服；用小毒之药，病去十分之七，不可再服；用平常的毒药，病去十分之八，不可再服；无毒的药，病去十分之九，也不必再服。以后用谷肉果菜，饮食调养，就可使病气都去掉了，但不可吃得过多而损伤了正气。如果邪气未尽，还可再按上法服药。一定得先知道岁气的偏胜，千万不能攻伐天真的冲和之气，不要使实者更实，不要使虚者更虚，而给患者留下后患。总之，一方面要注意不能使邪气更盛，另一方面要注意不能使正气丧失，以免断送人的生命。

黄帝问：那久病的人，有时气顺，而身体并不健康；病虽去了，而身体仍然瘦弱，又怎么办呢？

岐伯说：你问得真高明啊！天地万物的生化，人是不能代替的，四时的气序，人是不可违反的。因此只有顺应天地四时的气化，使经络畅通，气血和顺，慢慢来恢复它的不足，使与正常人一样，或补养，或调和，要耐心地观察，谨慎地守护正气，不要使它耗损。这样，病人的形体就会强壮，生气也会一天一天地增长起来，这才是圣王之道。《大要》说：不要以人力来代替天地的气化，不要违反四时的运行，必须静养，必须安和，等待正气的恢复，说的就是这个意思。

黄帝说：说得好。

至真要大论篇第七十四

题解

本篇论述了六气司天、在泉，有正化、胜复等变化，以及其所致疾病的症状、诊断和诊法等内容。由于这些内容精深切要，故篇名《至真要大论》。又马莳说："此篇总括前八篇未尽之义，至真至要，故名篇。"

帝曰：气有多少①，病有盛衰，治有缓急，方有大小，愿闻其约奈何？

岐伯曰：气有高下，病有远近，证有中外，治有轻重，适其至所为故也②。《大要》曰：君一臣二，奇之制也；君二臣四，偶之制也③；君二臣三，奇之制也；君二臣六，偶之制也。故曰：近者奇之，远者偶之；汗者不以奇，下者不以偶；补上治上制以缓，补下治下制以急；急则气味厚，缓则气味薄。适其至所，此之谓也。病所远，而中道气味乏者，食而过之，无越其制度也。是故平气之道，近而奇偶，制小其服也。远而奇偶，制大其服也。大则数少，小则数多。多则九之，少则二之。奇之不去则偶之，是谓重方④。偶之不去，则反佐以取之⑤，所谓寒热温凉，反从其病也。

注释

①气：指阴阳之气。

②适其至所：指药力达到病所。

③奇：指奇方，即单方。偶：指偶方，即复方。

④重方：即复方。

⑤反佐：即从治。

译文

黄帝问：阴阳之气有多有少，疾病有盛有衰，治法有缓有急，处方有大有小，希望听听划分标准是什么？

岐伯说：邪气有高下之别，疾病有远近之分，症状有表里之异，治法有轻有重。总以药力达到病所为准则。《大要》说：君药一味，臣药二味，是奇方之制；君药二味，臣药四味，是偶方之制；君药二味，臣药三味，是奇方之制；君药三味，臣药六味，是偶方之制。所以说：病在近处用奇方，病在远处用偶方；发汗不用奇方，攻下不用偶方；补上部、治上部的方制宜缓，补下部、治下部的方制宜急；气味迅急的药物其味多厚，性缓的药物其味多薄。方制用药要恰到病处，说的就是这种情况。如果病所远，而在中途药力就已不足，就当考虑饭前或饭后服药，以使药力达到病所，不要违反这个规定。所以平调病气的方法是：病所近，不论用奇方或偶方，其制方服量要小；病所远，不论用奇方或偶方，其制方服量要大。方制大的，是药的味数少而量重；方制小的，是药的味数多而量轻。味数最多可至九味，味数最少仅用二味。用奇方而病不去，就用偶方，这叫作重方。用偶方而病仍不去，就用反佐之药来治疗，这就属于反用寒、热、温、凉的药来治疗了。

帝曰：善。夫百病之生也，皆生于风寒暑湿燥火，以之化之变也①，经言盛者泻之，虚则补之。余锡以方士②，而方士用之尚未能十全，余欲令要道必行，桴鼓相应，犹拔刺雪污③，工巧神圣，可得闻乎？

岐伯曰：审察病机，无失气宜，此之谓也。

帝曰：愿闻病机如何？

岐伯曰：诸风掉眩，皆属于肝。诸寒收引，皆属于肾。诸气膹郁④，皆属于肺。诸湿肿满⑤，皆属于脾。诸热瞀瘛⑥，皆属于火。诸痛痒疮⑦，皆属于心。诸厥固泄，皆属于下⑧。诸痿喘呕，皆属于上⑨。诸禁鼓慄，如丧神守⑩，皆属于火。诸痉项强⑪，皆属于湿。诸逆冲上，皆属于火。诸腹胀大，皆属于热。诸躁狂越⑫，皆属于火。诸暴强直，皆属于风。诸病有声，鼓之如鼓，皆属于热。诸病胕肿，疼酸惊骇，皆属于火。诸转反戾⑬，水液浑浊⑭，皆属于热。诸病水液，澄澈清冷，皆属于寒。诸呕吐酸，暴注下迫⑮，皆属于热。故《大要》曰：谨守病机，各司其属，有者求之，无者求之，盛者责之，虚者责之，必先五胜^⑯，疏其血气，令其调达，而致和平。此之谓也。

有者求之，无者求之，盛者责之，虚者责之，必先五胜[16]，疏其血气，令其调达，而致和平。此之谓也。

注释

①以之化之变：气之正者为化，邪者为变。气之邪正，皆由于风寒暑湿燥火。

②锡：同"赐"。

③雪污：洗除污秽。

④膹 fèn 郁：烦恼郁闷。

⑤胕满：浮肿胀满。

⑥瞀瘛 chì：视物昏花，手足筋脉拘急抽搐。

⑦疮：此为痈、疽、疡、疖的通称。

⑧固：通"痼"，指二便不通。泄：指二便泻利不禁。下：指下焦肝肾。

⑨上：指上焦。

⑩禁：同"噤"，牙关紧，口不开。鼓慄：寒战发抖，上下牙齿叩击。如丧神守：心神烦乱不安。

⑪痉：身体强直，筋脉拘急。

⑫躁：躁动不安。狂：神志狂乱。越：举动失常。

⑬诸转反戾：指筋脉急的三种不同现象。转，转筋。反，角弓反张。戾，身曲不直。

⑭水液：指人体排出的液体，如尿、汗、痰、涕、涎等。

⑮暴注：突然急泄。下迫：里急后重。

⑯五胜：五气中何气所胜，五脏中何脏受病。

译文

黄帝说：讲得好！大凡各种疾病，都由风、寒、暑、湿、燥、火六气的化与变而产生。医经中说：实证用泻法，虚证用补法。我把这些方法教给医生，而医生使用后还不能达到十全的效果。我想使这些重要的理论得到普遍的运用，达到像桴鼓相应的效果，好像拔除芒刺、洗雪污浊一样，使医生能够达到工、巧、神、圣的程度，可以讲给我听吗？

岐伯说：仔细观察疾病的机理，不违背六气平和的原则，说的就是这种情况。

黄帝说：希望听听病机是什么？

岐伯说：凡是风病而发生的颤动眩晕，都属于肝。凡是寒病而发生的筋脉拘急，都属于肾。凡是气病而发生的烦懑郁闷，都属于肺。凡是湿病而发生的浮肿胀满，都属于脾。凡是热病而发生的视物昏花，肢体抽搐，都属于火。凡是疼痛、搔痒、疮疡，都属于心。凡是厥逆、二便不通或失禁，都属于下焦。凡是患喘逆呕吐，都属于上焦。凡是口噤不开、寒战、口齿叩击，都属于火。凡是痉病颈项强急，都属于湿。凡是气逆上冲，都属于火。凡是胀满腹大，都属于热。凡是躁动不安，发狂而举动失常的，都属于火。凡是突然发生强直的症状，都属于风邪。凡是病而有声，在触诊时，发现如鼓音的，都属于热。凡是浮肿、疼痛、酸楚，惊骇不安，都属于火。凡是转筋挛急，排出的尿液浑浊，都属于热。凡是排出的尿液感觉清亮、寒冷，都属于寒。凡是呕吐酸水，或者突然急泄而有窘迫感的，都属于热。所以《大要》说：要谨慎地观察病机，了解各种症状的所属，有邪气要加以推求，没有邪气也要加以推求，如果是实证要看为什么实，如果是虚证要看为什么虚。一定得先分析五气中何气所胜，五脏中何脏受病，疏通其血气，使其调和畅达，而回归平和，说的就是这些道理。

帝曰：善。五味阴阳之用何如？

岐伯曰：辛甘发散为阳，酸苦涌泄为阴①，咸味涌泄为阴，淡味渗泄为阳②。六者，或收或散，或缓或急，或燥或润，或软或坚，以所利而行之，调其气使其平也。

帝曰：非调气而得者，治之奈何？有毒无毒，何先何后？愿闻其道。

岐伯曰：有毒无毒，所治为主，适大小为制也③。

帝曰：请言其制。

岐伯曰：君一臣二，制之小也；君一臣三佐五，制之中也；君一臣三佐九，制之大也。寒者热之，热者寒之，微者逆之，甚者从之，坚者削之，客者除之，劳者温之，结者散之，留者攻之，燥者濡之，急者缓之，散者收之,损者温之,逸者行之,惊者平之,上之下之,摩之浴之,薄之劫之,开之发之,适事为故④。

帝曰:何谓逆从?

岐伯曰:逆者正治,从者反治⑤,从少从多,观其事也。

帝曰:反治何谓?

岐伯曰:热因寒用,寒因热用,塞因塞用,通因通用⑥。必伏其所主,而先其所因。其始则同,其终则异。可使破积,可使溃坚,可使气和,可使必已。

帝曰:善。气调而得者何如?

岐伯曰:逆之,从之,逆而从之,从而逆之,疏气令调,则其道也。

注释

①涌:吐。泄:泻。

②渗泄:利小便及通窍。

③适大小为制:根据病情轻重,确定剂量的大小。

④适事为故:适应病情为原则。

⑤逆者正治,从者反治:逆其病情而治为正治法。顺从病情而治为反治法。

⑥塞因塞用:反治法之一,指用补益收敛的药物治疗有壅塞假象的疾病。通因通用:反治法之一,指用通利药物治疗有通利假象的疾病。

译文

黄帝说：说得好！药物五味阴阳的作用是怎样的？

岐伯说：辛、甘味的药物，其性发散，属于阳。酸、苦味的药物其性涌泄，属于阴。咸味的药物其性也是涌泄的，属阴。淡味的药物其性渗泄，也属阳。这六种性味的药物有的收敛，有的发散，有的缓和，有的迅急，有的干燥，有的濡润，有的柔软，有的坚实。要根据它们的不同作用来使用，从而调和其气，归于平和。

黄帝说：病有不是调气所能治好的，应该怎样治疗？有毒的药和无毒的药，哪种先用，哪种后用，希望听听这里的规则。

岐伯说：用有毒或用无毒的药，以能治病为准则，根据病情来制定剂量的大小。

黄帝说：请你讲讲方制。岐伯说：君药一味，臣药一味，这是小剂的组成；君药一味，臣药三味，佐药五味，这是中剂的组成；君药一味，臣药三味，佐药九味，这是大剂的组成。寒证，要用热药；热证，要用寒药。轻证，逆着病情来治疗；重证，顺着病情来治疗。病邪坚实的，就削弱它。病邪停留在体内的，就驱除它。病属劳倦所致的，就温养它。病属气血郁结的，就加以疏散。病邪滞留的，就加以攻逐。病属枯燥的，就加以滋润。病属急剧的，就加以缓解。病属气血耗散的，就加以收敛。病属虚损的，就加以补益。病属安逸停滞的，要使其畅通。

病属惊怯的，要使之平静。或升或降，或用按摩，或用洗浴，或迫邪外出，或截邪发作，或用开泄，或用发散，都以适合病情为好。

黄帝问：什么叫作逆从？岐伯说：逆就是正治法，从就是反治法，应用从治药，应多应少，要观察病情来确定。

黄帝说：反治是什么意思呢？岐伯说：就是热因热用、寒因寒用、塞因塞用、通因通用，要制伏其主病，必先找出致病的原因。反治之法，开始时药性与病情之寒热似乎相同，但是它所得的结果却并不相同，可以用来破除积滞，可以用来消散坚块，可以用来调和气血，可使疾病得到痊愈。

黄帝说：说得好！有六气调和而得病的，应怎样治？

岐伯说：或用逆治，或用从治，或主药逆治而佐药从治，或主药从治而佐药逆治，疏通气机，使之调和，这是治疗的正法。

帝曰：善。病之中外何如？

岐伯曰：从内之外者调其内；从外之内者治其外；从内之外而盛于外者，先调其内而后治其外；从外之内而盛于内者，先治其外而后调其内；中外不相及则治主病。

译文

　　黄帝说：病有内外相互影响的，怎样治疗？

　　岐伯说：病从内生而后发展于外的，应先调治其内；病从外生而后发展于内的，应先调治其外；病从内生，影响到外部而偏重于外部的，先调治它的内部，而后治其外部；病从外生，影响到内部而偏重于内部的，先调治它的外部，然后调治它的内部；既不从内，又不从外，内外没有联系的，就治疗它的主要病证。

　　帝曰：论言治寒以热，治热以寒，而方士不能废绳墨而更其道也①。有病热者寒之而热，有病寒者热之而寒，二者皆在②，新病复起，奈何治？

　　岐伯曰：诸寒之而热者取之阴，热之而寒者取之阳，所谓求其属也。

　　帝曰：善。服寒而反热，服热而反寒，其故何也？

　　岐伯曰：治其王气③，是以反也。

　　帝曰：不治王而然者何也？

　　岐伯曰：悉乎哉问也！不治五味属也。夫五味入胃，各归所喜，故酸先入肝，苦先入心，甘先入脾，辛先入肺，咸先入肾。久而增气，物化之常也，气增而久，夭之由也。

注释

①绳墨：古代木工用来取直的工具，指规矩、准则。

②二者：指寒与热。

③王气：即旺气，亢盛之气。

译文

　　黄帝说：前人之经论中曾说：治寒病用热药，治热病用寒药，医生不能废除这个准则而变更治则。但是有些热病服寒药而更热，有些寒病服热药而更寒，原来的寒热二证还在，又发生新病，应该怎样治呢？

　　岐伯说：各种用寒药而反热的，应该滋阴，用热药而反寒的，应该补阳，这就是求其属类的治法。

　　黄帝说：说得好！服寒药而反热，服热药而反寒，道理何在？

　　岐伯说：只治其偏亢之气，所以有相反的结果。

　　黄帝道：有的没有治偏亢之气也出现这种情况，是什么原因？

　　岐伯说：问得真详尽啊！这是不治偏嗜五味一类。五味入胃以后，各归其所喜的脏器，所以酸味先入肝，苦味先入心，甘味先入脾，辛味先入肺，咸味先入肾，积累日久，便能增加各脏之气，这是五味入胃后所起气化作用的一般规律。脏气增长日久而形成过胜，这是导致病夭的原因。

帝曰：善。方制君臣何谓也？

岐伯曰：主病之谓君，佐君之谓臣，应臣之谓使，非上中下三品之谓也。

帝曰：三品何谓？

岐伯曰：所以明善恶之殊贯也①。

注释

①善恶之殊贯：王冰："此明药善恶不同性用也。"

张志聪："谓药有有毒无毒之分。"

译文

黄帝说：说得好！制方有君臣的分别，是什么道理呢？

岐伯说：主治疾病的药味就是君，辅佐君药的就是臣，附应臣药的就是使，不是上中下三品的意思。

黄帝道：三品是什么意思？

岐伯说：所谓三品，是用来说明药性有毒无毒的。

帝曰：善。病之中外何如？

岐伯曰：调气之方①，必别阴阳，定其中外，各守其乡②，内者内治，外者外治，微者调之，其次平之，盛者夺之，汗之下之，寒热温凉，衰之以属，随其攸利。谨道如法，万举万全，气血正平，长有天命。

帝曰：善。

注释

①调气之方：调治病气的方法。

②乡：处所，病之所在。

译文

黄帝说：说得好！疾病的内在外在都怎样治疗？

岐伯说：调治病气的方法，必须分别阴阳，确定在内在外，各依其病之所在，在内的治其内，在外的治其外，病轻的调理，较重的平治，病势盛的就攻夺。或用汗法，或用下法，要分辨病邪的寒、热、温、凉，根据病气的属性，使之消退，要随其所宜。谨慎地遵守如上的法则，就会万治万全，使气血平和，确保天年。

黄帝说：好。

疏五过论篇第七十七

题解

本篇内容主要讨论诊治上的五种过错，并且指出临证诊治，必须结合饮食、人事、脏象、色脉等进行分析和研究，才能正确地诊断和治疗。疏，分条陈述；五过，五种过错。马莳说："疏，陈也。内有五过，故名篇。"本篇名言："治病之道，气内为宝。"

黄帝曰：呜呼远哉！闵闵乎若视深渊①，若迎浮云。视深渊尚可测，迎浮云莫知其际。圣人之术，为万民式②，论裁志意③，必有法则，循经守数④，按循医事，为万民副⑤。故事有五过，汝知之乎？

雷公避席再拜曰：臣年幼小，蒙愚以惑⑥，不闻五过，比类形名，虚引其经，心无所对。

注释

①闵闵：深远貌。形容医道深奥无穷。

②圣人之术，为万民式：圣人的医术，是众人的典范。

③论裁：讨论决定。

④循经守数：遵守常规和法则。

⑤为万民副：为众人谋福利。副，辅助，引申为谋

福利。

⑥蒙愚以惑：愚笨而又不明事理。

译文

黄帝道：哎呀，真是太深远了！深远得好像探视深渊，又好像面对空中浮云。深渊还可以测量，而浮云就很难知道它的尽头了。圣人的医术，是众人的典范，他讨论决定医学上的认识，必然有一定的法则。遵守常规和法则，依循医学的原则治疗疾病，才能给众人谋福利。所以在医事上面有五过的说法，你知道吗？

雷公离开座位再拜说：我年岁幼小，愚笨而又糊涂，不曾听到五过的说法，只能在疾病的表象和名称上进行比类，空洞地引用经文，而心里却无法对答。

帝曰：凡诊病者，必问尝贵后贱，虽不中邪，病从内生，名曰脱营①。尝富后贫，名曰失精，五气留连②，病有所并。医工诊之，不在脏腑，不变躯形，诊之而疑，不知病名。身体日减，气虚无精，病深无气，洒洒然时惊③，病深者，以其外耗于卫，内夺于荣。良工所失，不知病情，此亦治之一过也④。

注释

①脱营：与后文的"失精"皆为病证名，皆为情志

郁结所致。

②五气：即五脏之气，实指五脏所生之情志而言。

③洒 xiǎn 洒然：恶寒貌。

④此亦治之一过也：这在诊治上是第一种过失。亦，句中助词。过，过失。

译文

黄帝道：凡是在诊病的时候，必须询问病人是否以前高贵而以后卑贱，那么虽然不中外邪，疾病也会从内而生，这种病叫"脱营"。如果是以前富裕而以后贫困而发病，这种病叫"失精"。这两种病都是由于情志不舒，五脏气血郁结，渐渐积累而成的。医生诊察时，疾病的部位不在脏腑，身躯也没有变化，所以诊断上发生疑惑，不知道是什么病。但病人身体却一天天消瘦，气虚精耗，等到病势加深，就会毫无气力，时时怕冷，时时惊恐。这种病会日渐加深，就是因为情志抑郁，在外耗损了卫气，在内劫夺了营血的关系。粗工的疏忽，是不懂得病情，随便处理，这在诊治上是第一种过失。

凡欲诊病者，必问饮食居处。暴乐暴苦，始乐后苦，皆伤精气，精气竭绝，形体毁沮①。暴怒伤阴，暴喜伤阳，厥气上行，满脉去形②。愚医治之，不知补泻，不知病情，精华日脱，邪气乃并③，此治之二过也。

注释

①毁沮：毁坏。

②满脉：即张脉。经脉张满。去形：形体羸瘦。

③邪气乃并：邪气愈加盛实。

译文

凡是诊察病人，一定得问他饮食起居的情况，精神上有没有突然的欢乐，突然的痛苦，原来生活安逸后来生活艰难，这些都能伤害精气，精气衰竭，形体毁坏。暴怒会损伤阴气，暴喜会损伤阳气。阴阳受伤，厥逆之气就会上行而经脉张满，形体羸瘦。愚笨的医生诊治时，不知道该补还是该泻，也不了解病情，以致病人脏腑精华一天天损耗，而邪气愈加盛实，这是诊治上的第二种过失。

善为脉者，必以比类、奇恒从容知之①。为工而不知道，此诊之不足贵，此治之三过也。

注释

①比类：用取类相比，以求同中之异或异中之同。

奇：指异常的。恒：指正常的。

译文

　　善于诊脉的医生，必然能够别异比类，分析奇恒，从容细致地掌握疾病的变化规律。作为医生而不懂医道，那他的诊治就没有什么值得称许的了。这是诊治上的第三种过失。

　　诊有三常①，必问贵贱，封君败伤，及欲侯王。故贵脱势，虽不中邪，精神内伤，身必败亡。始富后贫，虽不伤邪，皮焦筋屈，痿躄为挛②。医不能严，不能动神，外为柔弱，乱至失常③，病不能移④，则医事不行，此治之四过也。

注释

　　①三常：这里指贵贱、贫富，苦乐三种情况。
　　②躄bì：足痿弱不能行走。
　　③乱至失常：诊治上失去常法。乱，反训为"治"。
　　④病不能移：病患不能除去。

译文

　　诊病时，对于病人的贵贱、贫富、苦乐三种情况，必须先问清楚。比如原来的封君公侯，一旦丧失原来的封土，高贵的地位和势力随之消失，虽然不中外邪，而精神上先已受伤，身体一定要败坏，甚至死亡。如先是富有的人，一旦贫穷，虽没有外邪的伤害，也会发生皮毛枯焦，筋脉拘挛，成为痿躄的病。这种病人，医生如不能认真对待，去转变患者的精神状态，而仅是顺从病人之意，敷衍诊治，以致在治疗上丢掉法度，那么病患就不能去除，当然也就没有什么疗效了。这是诊治上的第四种过失。

凡诊者，必知终始，有知余绪①。切脉问名②，当合男女。离绝菀结③，忧恐喜怒。五脏空虚，血气离守。工不能知，何术之语。尝富大伤，斩筋绝脉。身体复行，令泽不息④。故伤败结，留薄归阳，脓积寒炅。粗工治之，亟刺阴阳。身体解散，四肢转筋，死日有期。医不能明，不问所发⑤。唯言死日，亦为粗工。此治之五过也。

注释

①余绪：末端。既察其本，又知其末。

②问名：问症状。

③离绝：指生离死别。菀结：情志郁结。

④令泽不息：使津液不能滋生。

⑤不问所发：不问发病的原因。

译文

　　凡是诊治疾病，必须了解疾病的全部过程，同时还要察本而能知末。在切脉问证的时候，应注意到男女性别的不同，以及生离死别，情怀郁结，忧愁恐惧喜怒等因素，这些都能使五脏空虚，血气难以持守。如果医生不知道这些，还谈什么治疗技术！比如曾经富有之人，一旦失去财势，身心备受打击，以致筋脉的营养断绝，虽然身体还能行动，但津液不能滋生，过去形体的旧伤痛被引发，血气内结，迫于阳分，日久成脓，发生寒热。粗率的医生治疗时，多次刺其阴阳经脉，使病人的身体日见消瘦，难于行动，四肢拘挛转筋，死期已经不远了。而医生不能明辨，不问发病原因，只能说出哪一天会死，这也是粗率的医生。这是诊治上的第五种过失。

　　凡此五者，皆受术不通，人事不明也。故曰：圣人之治病也，必知天地阴阳，四时经纪，五脏六腑，雌雄表里①，刺灸砭石，毒药所主，从容人事，以明经道，贵贱贫富，各异品理②，问年少长，勇怯之理，审于分部，知病本始，八正九候，诊必副矣。

注释

　　①雌雄表里：此指经脉而言。如六阴为雌，六阳为

雄，阳脉行表，阴脉行里。

②贵贱贫富，各异品理：指由于贵贱贫富的不同，其体质亦异。

译文

　　以上所说的五种过失，都是由于所学医术不精深，又不懂得贵贱、贫富、苦乐人事的缘故啊！所以说，高明的医生治病，必须知道天地阴阳、四时经络、五脏六腑的相互关系，经脉的阴阳表里，刺灸、砭石、毒药所治疗的主要病证，联系人事的变迁，掌握诊治的常规。贵贱贫富及各自不同的体质，询问年龄的少长，分析个性的勇怯，再审查疾病的所属部分，就可以知道疾病的根本原因；然后参考八正的时节，九候的脉象，那么诊治就一定精确了。

　　治病之道，气内为宝①，循求其理，求之不得，过在表里。守数据治，无失俞理，能行此术，终身不殆。不知俞理，五脏菀热②，痈发六腑。

　　诊病不审，是谓失常，谨守此治，与经相明，《上经》、《下经》，揆度阴阳，奇恒五中③，决以明堂④，审于终始，可以横行⑤。

注释

①气内为宝：张介宾："气内，气之在内者，即元气也。"指察病人元气的强弱是治病的关键。

②菀热：郁热。菀，通"宛"，蕴。

③五中：即五脏，因脏腑在体内故也称五中。这里指五脏的气色。

④明堂：古时朝廷议政之大堂，一般位居皇宫中央。因鼻位居面部中央，故以明堂喻鼻。这里泛指面部颜色。

⑤终始：始为初病，终是现病。横行：遍行，自由行走。

译文

治病的关键，在于深察病人元气的强弱，来寻求邪正变化的机理。假如不能切中，那么过失就在于对表里关系的认识了。治疗时，应该守数据治，不要搞错取穴的理法。能这样进行治疗，可以一生不发生医疗过错。若不知取穴的理法，妄施刺灸，就会使五脏郁热，六腑发生痈疡。诊病不能审慎，叫作失去常规。谨守常规来治疗，自然就与经旨相合了。《上经》、《下经》二书，都是研究揆度阴阳奇恒之道的。五脏之病，表现于气色，取决于颜色，能从望诊上了解病的终始，可以无往而不胜。

灵枢

九针十二原第一

题解

九针，古代用来针治的九种针具，即镵针、员针、锃针、锋针、铍针、员利针、毫针、长针、大针。针具何以为九种，这与古人的数字崇拜有关。古人在生产生活的实践中发现客观世界存在着数量关系，这种数量关系似乎是世界的本质，决定着万物的存在方式。数，不仅是单纯的计算工具，而且是自然规律的反映。于是产生了数理哲学，来指导人类的社会实践。《素问·三部九候论》云："天地之至数，始于一，终于九焉。""九"为数之极，所以针具也有九种。十二原，指十二原穴。具体指五脏各二原穴，合膏之原、肓之原各一，共十二穴。原即源，本源之义。所以篇中云："五脏有疾也，应出十二原。"五脏之病在十二原穴上有反映，因此"五脏有疾也，当取十二原"。本篇主要内容有三部分，首先论述了针刺中经气的微妙变化及针刺的疾、徐、迎、随、开、阖等手法和补泻作用。其次，详论了九针之形制及各自适宜的主治病证。最后叙述了分布在肘、膝、胸、脐等处的十二个原穴及脏腑疾病分别取用十二原穴的道理。取其论述所及内容"九针"和"十二原"而名篇。

黄帝问于岐伯曰：余子万民，养百姓^①，而收其租税。余哀其不给，而属有疾病^②。余欲勿使被毒药^③，无用砭石，欲以微针通其经脉，调其血气，营其逆顺出入之会。令可传于后世，必明为之法。令终而不灭，久而不绝，易用难忘，为之经纪^④，异其章，别其表里，为之终始，令各有形，先立《针经》。愿闻其情。

注释

①子万民：爱万民。子，这里是动词，以万民为子。百姓：百官。上古只有贵族有姓氏，平民无姓，而且姓氏较少，所谓"百姓"，后指百官。

②属 zhǔ：连续。

③被：受。毒药：治病药物。古人以药能治病，谓之毒药。

④经纪：条理。

译文

黄帝问岐伯说：我爱万民、养百官，而征收他们的租税，很怜悯他们不能终尽天年，还接连不断地生病。我想叫他们不服药，也不用砭石，只用细针，刺入肌肤，就能疏通经脉，调和气血，使气血运行，在经脉中逆来顺往出入会合。使这种疗法，可以传到后世，就必须明确地制定出针经大法。为使针法永远不会磨灭，历久相传而不断绝，在学习中，容易运用，难以忘记，这又必须制定出微针使用的准则。另外，更要辨章析句，辨别表里，讲明用针的终始之道，把九针的形状写清楚，首先编成一部《针经》，我希望听到实际内容。

岐伯答曰：臣请推而次之，令有纲纪，始于一，终于九焉。请言其道。小针之要①，易陈而难入②。粗守形，上守神③。神乎神，客在门④。未睹其疾，恶知其原？刺之微，在速迟。粗守关，上守机⑤。机之动，不离其空⑥，空中之机，清静而微，其来不可逢，其往不可追⑦。知机之道者，不可挂以发⑧；不知机道，叩之不发。知其往来，要与之期。粗之暗乎，妙哉！工独有之。往者为逆，来者为顺⑨，明知逆顺，正行无问。逆而夺之，恶得无虚？追而济之，恶得无实？迎之随之，以意和之，针道毕矣。

注释

①小针：也叫微针，即今之毫针。

②易陈而难入：容易言语陈述，难以操作掌握。

③粗守形，上守神：技术低下的医生拘泥于有形的刺法，而高明的医生却能够把握气血变化和精神

而施针。

④神乎神，客在门：人身气血精神的运行通道，也是客邪侵入人体的门户。

⑤粗守关，上守机：粗工仅知道守着四肢关节附近的穴位施针，高明的医生等待经气的到来而施以补泻手法。

⑥不离其空：经气的往来离不开腧穴。空，通"孔"，腧穴。

⑦其来不可逢，其往不可追：当邪气正盛时，不可迎而补之；当邪气衰退，正气未复时，不可用泻法。

⑧不可挂以发：此处以发射弓弩的技术比喻针刺。"不可挂以发"诸家解释都认为是指针刺技术精深之义。但对其本义未有确解。"不可挂以发"与"叩之不发"意正相反。后者意为虽箭在弦上却不能射出。窃以为"不可挂以发"，意指不可将箭与弦挂得过紧则可较容易地把箭发出。

⑨往者为逆，来者为顺：往，指经气去。来，指经气至。

译文

岐伯答道：我愿意把所知道的按照次序来谈，这样才有条理，从一到九，终始不乱。先谈谈针刺治疗的一般道理。小针的关键所在，说起来容易，可是达到精微的境界却很难啊！粗工拘守形体，仅知在病位上针刺，高明的医工却懂得根据病人的神气变化针治疾病，神啊！神啊！气血循行经脉，出入有一定的门户一样，病邪可从门户侵入体内，医生看不出是什么病，哪能了解病变的原因呢？针刺的巧妙，在于如何运用疾徐手法。粗工拘守四肢关节的穴位治疗，高明的医工却能观察经气。经气的循行，离不开腧穴。邪气随着经气而流动，腧穴所体现的经气虚实变化是清静微妙的，必须仔细体验。当邪气盛时，不可迎而补之，在邪气衰时，不可追而泻之。懂得气机变化的道理，就不会有毫发的差失，不懂得气机变化的道理，就像箭扣弦上，不能射出一样，所以针刺必须掌握气的往来顺逆盛衰之机，才能确有疗效。粗工对此昏昧无知，这种妙处，只有高明的医工才能有。什么是逆顺呢？正气离去叫作逆，正气来复叫作顺，明白逆顺之理，就可以放胆直刺，无须四顾询问了。那正气已虚，反而用泻法，怎么不会更虚呢？邪气正盛，反而用补法，怎么不会更实呢？必须迎其邪而泻，随其去而补，对于补泻手法，能用心体察，那么针刺之道，也就尽在其中了。

凡用针者，虚则实之，满则泄之，宛陈则除之^①，邪胜则虚之。《大要》曰：徐而疾则实，疾而徐则虚^②。言实与虚，若有若无^③。察后与先，若存若亡^④。为虚与实，若得若失^⑤。虚实之要，九针最妙，补泻之时，以针为之。泻曰：必持内之，放而出之，排阳得针^⑥，邪气得泄。按而引针，是谓内温^⑦，血不得散，气不得出也。补曰：随之，随之，意若妄之，若行若按^⑧，如蚊虻止，如留如还，去如弦绝。令左属右^⑨，其气故止，外门以闭，中气乃实。必无留血，急取诛之。

持针之道，坚者为宝^⑩，正指直刺，无针左右，神在秋毫，属意病者，审视血脉者，刺之无殆。方刺之时，必在悬阳，及与两卫^⑾，神属勿去，知病存亡。血脉者，在腧横居，视之独澄^⑿，切之独坚。

注释

①宛 yù 陈则除之：血气瘀滞日久，当排除之。

②徐而疾则实：进针慢，出针快，出针后急按针孔的刺法，属补法。疾而徐则虚：进针快，出针慢，出针后不闭针孔的刺法，属泻法。

③言实与虚，若有若无：针下有气为实，无气为虚。有气指针刺后在刺穴周围产生的酸麻胀痛之感，甚至沿经脉传导，在医生手下有紧滞感。无气则为针刺后没有感觉，医生下针如刺豆腐。气本无形，故云若有若无。

④察后与先：审察疾病的缓急，决定治疗先后的次序。若存若亡：根据气之虚实，而决定是否留针及留针的久暂。

⑤为虚与实，若得若失：形容针刺补泻手法的作

用。实证，泻而取之，使患者若有所失；虚证，补而实之，使患者若有所得。

⑥放而出之：摇大针孔，使邪气得出。排阳得针：有三说。一、阳指皮肤浅表部位，排开浅表部位，使邪气随针外泄。二、阳指表阳，排开表阳，以去邪气。三、排阳，推扬，转针。

⑦内温：气血内蕴。温，同"蕴"。

⑧意若妄之：随意而为，好像漫不经心。若行若按：行，行针导气。按，按压孔穴以下针。

⑨令左属右：右手出针，令左手急按针孔。

⑩坚者为宝：针刺时要紧固有力。

⑪悬阳：悬，举。阳，神气。凡刺时必举阳气为主，故曰悬阳。两卫：卫气在阳，肌表之卫。脾气在阴，脏腑之卫。二者皆神气所居，不可伤犯。凡用针首宜顾此。

⑫视之独澄：看得很清楚。

译文

凡是针刺时，正气虚用补法，邪气实用泻法，有瘀血的用破除法，邪气胜的用攻邪法。《大要》说：慢进针而快出针，急按针孔的为补法；快进针而慢出针，不按针孔的为泻法。说到针下有气感为实，针下无气感为虚，因为气本无形，所以似有似无。根据疾病的缓急及气的虚实来决定补泻的先后次序，根据气之虚实，而决定是否留针及留针的久暂。总的说来，如掌握得法，就能达到补虚泻实的目的，使患者感到补之若有所得，泻之若有所失。补虚泻实的要点，在于巧妙地使用九针。或补或泻，用针刺手法来解决。泻法的要领是：持针纳入，得气后，摇大针孔，转而出针，这可使邪气随针外泄。假如出针随即按闭针孔，会使邪气蕴郁于内，瘀血不散，邪气不得外泄。补法的要领是：顺随经脉循行的方向进针，好像漫不经心地轻轻刺入。在行针引气、按穴下针时，像蚊虫叮咬一样似留去的感觉。得气以后，急速出针像箭离弓弦一样快。右手出针，左手急闭针孔，经气因而留止，针孔已闭，中气就会充实了。如有皮下出血，应该速予除去。持针的准则，以手下坚牢有力最可贵。对准腧穴，端正直刺，针不偏左偏右，行针者的精神要集中在针端，注意观察病人。仔细看其血脉，进针时避开它，这样，就不会发生危险了。要进针的时候，一定要注意病人的精神状态，而针者也须聚精会神，毫不疏忽，从而测知病气的存亡。血脉之所在，横布在腧穴周围，看起来显得很清楚，用手去摸按也会感到坚实。

九针之名，各不同形：一曰镵针①，长一寸六分；二曰员针，长一寸六分；三曰鍉针②，长三寸半；四曰锋针，长一寸六分；五曰铍针③，长四寸，广二分半；六曰员利针，长一寸六分；七曰毫针，长三寸六分；八曰长针，长七寸；九曰大针，长四寸。镵针者，头大末锐，去泻阳气；员针者，针如卵形，揩摩分间，不得伤肌肉，以泻分气；鍉针者，锋如黍粟之锐，主按脉勿陷，以致其气；锋针者，刃三隅，以发痼疾；铍针者，末如剑锋，以取大脓；员利针者，尖如氂④，且员且锐，中身微大，以取暴气；毫针者，尖如蚊虻喙，静以徐往，微以久留之而养，以取痛痹；长针者，锋利身长，可以取远痹；大针者，尖如梃⑤，其锋微员，以泻机关之水也。九针毕矣。

注释

①镵chán针：因其针形尖锐，故名镵针。镵，锐。

②鍉shí针：因其针形似箭而得名。鍉，箭镞。

③铍pī针：因其针锋如剑而得名。铍，两刃小刀。

④氂máo：牦牛尾，也指马尾。

⑤尖如梃：梃，植物之干。《说文·木部》："梃，一枚也。从木，廷声。"朱骏声《说文通训定声》："竹曰竿，草曰莛，木曰梃。"《内经》以梃喻大针之尖。

译文

九针的名称不同，形状也各异。第一种叫作镵针，长一寸六分；第二种叫作员针，长一寸六分；第三种叫作鍉针，长三寸五分；第四种叫作锋针，长一寸六分；

第五种叫作铍针，长四寸，宽二分半；第六种叫作员利针，长一寸六分；第七种叫作毫针，长三寸六分；第八种叫作长针，长七寸；第九种叫作大针，长四寸。镵针，针头大而针尖锐利，适于浅刺以泻皮肤之热；员针，针形如卵，用于按摩分肉之间，既不会损伤肌肉，又能够疏泄分肉的邪气；锃针，针尖像小米粒的微圆，用于按摩经脉，流通气血，但不能深陷肌肉之内，否则反伤正气；锋针，三面有刃，用以治疗积久难治之病；铍针，针尖像剑锋一样锐利，用以刺痛排脓；员利针、针尖像马尾，圆而锐利，针身稍粗，用于治疗急证；毫针，针尖像蚊虻的嘴，轻缓地刺入皮内，留针养神，可以治疗痛痹；长针，针锋锐利，针身薄而略长，可以治疗久痹证；大针，针身粗大而头尖，其锋稍圆，可用以泻去关节积水。所有九针的情况，大致如此而已。

夫气之在脉也，邪气在上，浊气在中，清气在下①。故针陷脉则邪气出，针中脉则浊气出，针太深则邪气反沉②，病益。故曰：皮肉筋脉，各有所处，病各有所宜，各不同形，各以任其所宜。无实无虚，损不足而益有余，是谓甚病，病益甚。取五脉者死③，取三脉者恇④。夺阴者死，夺阳者狂。针害毕矣。

刺之而气不至，无问其数；刺之而气至，乃去之，勿复针。针各有所宜，各不同形，各任其所为。刺之要，气至而有效，效之信，若风之吹云，明乎若见苍天。刺之道毕矣。

注释

①邪气在上：风热阳邪侵犯人体上部。浊气在中：寒温不适，饮食不节，浊气留于肠胃。浊气，饮食积滞之气。清气在下：清冷寒湿之邪，侵入人体必从足部开始。

②针陷脉则邪气出：各经腧穴多在人体凹陷部位，驱寒邪，需刺各经陷脉，经气行，则邪气出，所以取阳邪在上部。针中脉则浊气出：中脉，中部阳明之合穴，即足三里穴。针三里可排除肠胃浊气。针太深则邪气反沉：应浅刺之病，深刺反会引邪深入。

③五脉：五脏腧穴。

④取三脉者恇 kuāng：泻手足三阳经穴，致形气虚弱。三脉，手足三阳脉。

译文

邪气在人体经脉之内，风热之气常在上部；饮食积滞之气常停中部，寒湿之气常留下部，因而针刺部位也就不同了。刺上部各经腧穴可使风热之气外出；刺阳明之脉，可以排除胃肠积滞。病在浅表而针刺太深了，能够引邪入里，加重病势。因此说：皮肉筋脉各有它的部位，病证各有它的适应孔穴，情况不同，就应该随着病情慎重施针。不能实证用补法，虚证用泻法，这就是损不足而益有余，会加重病情。精气虚的病人，误泻五脏腧穴，会致人于死；阳气不足的病人，误泻三阳经的腧穴，可以致正气怯弱，神志错乱。总之，误泻阴经，耗伤了脏气，会致死；误泻阳经，损伤了阳气，会发狂证。用针不当的害处大致如此。针刺时，需要候气，如刺后尚未得气，不应拘泥手法次数的多少，必须等待经气到来；如果针已得气，就可去针不再刺了。九针各有不同适用证，针形也不一样，在使用时，要根据病情分别选用。总之，针刺的关键，是要得气，针下得气，必有疗效，疗效显著的，就像风吹云散，可以看到明朗的天空那样，这些都是针刺的道理。

黄帝曰：愿闻五脏六腑所出之处①。

岐伯曰：五脏五腧，五五二十五腧；六腑六腧，六六三十六腧②。经脉十二，络脉十五③。凡二十七气，以上下。所出为井，所溜为荥，所注为输，所行为经，所入为合④。二十七气所行，皆在五腧也。节之交，三百六十五会⑤。知其要者，一言而终；不知其要，流散无穷。所言节者，神气之所游行出入也，非皮肉筋骨也。

注释

①五脏六腑所出之处：脏腑各自连属的经脉脉气所出之处。

②二十五腧：每脏有井、荥、输、经、合之五腧穴，五脏共二十五腧穴。三十六腧：每腑有井、荥、输、原、经、合六腧六，六腑共三十六腧穴。

③络脉十五：十二经各有一络脉，加任、督及脾之大络，共十五络。

④所出为井：古代以泉源出水之处为井。人之血气，出于四肢，故脉出处，为井。所溜为荥 xíng：形容脉气流过的地方，像刚从泉源流出的小水流。《说文·水部》"荥，绝小水也"。所注为输：形容脉气流注到此后又灌注到彼。注，灌注。输，运输。脉注于此而舒于彼，其气渐盛。所行为经：脉气由此通过。经，通。所入为合：形容脉气汇合处。

⑤节之交，三百六十五会：节之交，人体关节等部交接处的间隙。这些间隙共有三百六十五个，为经脉中气血渗灌各部的汇合点。

译文

我希望听到脏腑脉气所出之处的情况。

岐伯说：五脏经脉，各有井、荥、输、经、合五个腧穴，五五共二十五个腧穴；六腑经脉，各有井、荥、输、

293

原、经、合六个腧穴，六六共三十六个腧穴，人体有十二经脉，每经各有一络，加上任、督之脉各一络和脾之大络，共十五络，这二十七脉之气循行周身。脉气所出之处叫"井"，脉气流过之处叫"荥"，脉气灌注运输之处叫"输"，脉气通过之处叫"经"，脉气汇聚之处叫"合"。这二十七气出入于上下手足之间，它的脉气由始微而趋向正盛，最后入合于内。这二十七气流注运行都在这五腧之中，昼夜不息。人体关节等相交部位的间隙，共有三百六十五个会合处。知道这些要妙所在，就可以一言以蔽之，否则就散无边际了。这里所说的"节"，都是血气游行出入和络脉渗灌诸节的地方，不是指皮肉筋骨说的。

睹其色，察其目，知其散复；一其形，听其动静，知其邪正。右主推之，左持而御之，气至而去之①。凡将用针，必先诊脉，视气之剧易，乃可以治也。五脏之气已绝于内，而用针者反实其外，是谓重竭。重竭必死，其死也静。治之者辄反其气，取腋与膺。五脏之气已绝于外，而用针者反实其内，是谓逆厥。逆厥则必死，其死也躁。治之者反取四末。刺之害，中而不去，则精泄；害中而去，则致气。精泄则病益甚而恇，致气则生为痈疡。

注释

①右主推之：指右手进针。张景岳："右主推之，所以入针也。"左持而御之：指用左手护持针身。张景岳："左持而御之，所以护持也。"气至而去之：得气之后即起针。张景岳："邪气去而谷气至，然后可以出针。"

译文

在针刺时，注意察看患者的面色和眼神，可以了解血气的耗散与还复，从病人形态动静、声音变化，可以了解邪正虚实。然后右手推而进针，左手护持针身，等到针下得气，就可出针了。凡用针的时候，必先诊察脉象以了解脏气的和与不和，然后治疗。如五脏之气已绝于内，属阴虚，而用针反补在外的阳经，会使阳愈盛而阴愈虚，这叫"重竭"。重竭必死，死时安静。这是因为医生每违反经气补泻原则，误取腋和胸的腧穴，使脏气虚竭所致。五脏之气已虚于外，属阳虚。而用针反补在内阴经，阴愈盛而阳愈虚，引起四肢厥冷，这叫"逆厥"，逆厥必死，死时烦躁。这是误取四肢末端穴位，使阳气愈竭而致。针刺的要害，刺已中病而不出针就会耗伤精气；不中病而出针，会使邪气留滞不散。伤经气会加重病情而使人虚弱，气滞很容易发生痈疡。

　　五脏有六腑，六腑有十二原，十二原出于四关[①]，四关主治五脏。五脏有疾，当取之十二原。十二原者，五脏之所以禀三百六十五节之会也。五脏有疾也，应出十二原，而原各有所出，明知其原，睹其应，而知五脏之害矣。

注释

　　①四关：即两肘两膝之四个关节。

译文

　　五脏联系在外的六腑，六腑之外有十二原穴连属，十二原穴出于四肢关节，四关原穴主治五脏病变。所以五脏有病，就应该取十二原穴。因为十二原穴，是五脏聚三百六十五节经气而集中的地方。因此五脏有了病变，就反应到十二原穴，而十二原穴也各有所属之内脏。了解原穴的性质，观察它的反应，就可知五脏的病情。

寿夭刚柔第六

题解

本篇主要论述人的体质有刚柔的不同，而刚和柔可以从形体的缓急、正气的盛衰、骨骼的大小、肌肉的坚脆、皮肤的厚薄等方面进行分辨。体质刚柔不但与发病和治疗密切相关，而且与人的寿命长短有着直接联系，因此观察形气是否相称也可以预测寿命的长短。由于文中内容以"寿夭刚柔"为主，故以此名篇。本篇特别详尽地论述了"形"与"气"的关系。形气是中医学及中国哲学的一对重要范畴。中医和中国哲学认为事物包含形气两方面。形为事物的载体，气为事物生存的动力，形气应该和谐相称。在两者之中，气是事物的本质，决定事物的性质、状态以及存亡。因此，中医学极为重视形气的相称、和谐，特别看重气对人体生命的意义，强调气对治疗和养生的意义。本篇的名言是："形与气相任则寿，不相任则夭。皮与肉相裹则寿，不相裹则夭。血气经络胜形则寿，不胜形则夭。"

黄帝问于少师曰[①]：余闻人之生也，有刚有柔，有弱有强，有短有长，有阴有阳，愿闻其方。

少师答曰：阴中有阴，阳中有阳，审知阴阳，刺之有方，得病所始，刺之有理，谨度病端②，与时相应，内合于五脏六腑，外合于筋骨皮肤。是故内有阴阳，外亦有阴阳。在内者，五脏为阴，六腑为阳；在外者，筋骨为阴，皮肤为阳。故曰病在阴之阴者③，刺阴之荥输；病在阳之阳者④，刺阳之合；病在阳之阴者⑤，刺阴之经；病在阴之阳者⑥，刺络脉。故曰病在阳者命曰风，病在阴者命痹，阴阳俱病命曰风痹。病有形而不痛者，阳之类也；无形而痛者，阴之类也；无形而痛者，其阳完而阴伤之也，急治其阴，无攻其阳；有形而不痛者，其阴完而阳伤之也，急治其阳，无攻其阴。阴阳俱动，乍有形，乍无形，加以烦心，命曰阴胜其阳，此谓不表不里，其形不久⑦。

注释

①少师：相传为黄帝之臣。

②谨度 duó 病端：意谓慎重地推测疾病发生的原因。度，推测、衡量。端，有"本"、"始"的含义。

③病在阴之阴者：病变部位在脏。内为阴，五脏为阴中之阴。

④病在阳之阳者：病变部位在皮肤。外为阳，皮肤为外之阳，故云阳之阳。

⑤病在阳之阴者：病变部位在筋骨。外为阳，筋骨为外之阴。

⑥病在阴之阳者：病变部位在腑。内为阴，六腑为

阴中之阳。

⑦其形不久：即预后不良。

译文

黄帝问少师说：我听说人的先天禀赋，有刚柔、强弱、长短、阴阳的区别，希望听一下其中的道理。

少师回答说：就人体阴阳来说，阴当中还有阴，阳当中还有阳，只有了解了阴阳的规律，才能很好地运用针刺方法，了解疾病发生的情况，才能在针刺时作出适当的手法，同时要认真地揣度发病的经过与四时变化的相应关系。人体的阴阳，在内合于五脏六腑，在外合于筋骨皮肤，所以人体内有阴阳，体外也有阴阳。在体内的五脏为阴，六腑为阳；在体外的，筋骨为阴，皮肤为阳。因此，病在阴中之阴的，当刺阴经的荥输；病在阳中之阳的，当刺阳经的合穴；病在阳中之阴的，当刺阴经的经穴；病在阴中之阳的，当刺阳经的络穴。这是根据阴阳内外与疾病的关系，而选取针刺穴位的基本法则。阴阳也可以作为疾病的分类准则：病在阳经的叫风，病在阴经的叫痹，阴阳两经都有病的叫风痹。病有形态变化而不疼痛的，属于阳经一类；病无形态变化而疼痛的，属于阴经一类。没有形态变化而感到疼痛的，是阳经未受侵害，只是阴经有病，赶快在阴经取穴治疗，不要攻至阳经。有形态变化而不感觉疼痛的，是阴经未受侵害，只是阳经有病，赶快在阳经取穴治疗，不要攻治阴经。

阴阳表里都有病，忽然有形态变化，忽然又没了，更加上心烦，叫阴病重于阳，这是所谓的病不表不里，预后不良。

黄帝问于伯高曰：余闻形有缓急，气有盛衰，骨有大小，肉有坚脆，皮有厚薄，其以立寿夭，奈何？

伯高答曰：形与气相任则寿①，不相任则夭。皮与肉相裹则寿，不相裹则夭。血气经络胜形则寿②，不胜形则夭。

注释

①相任：相当、相称。

②胜形：血气经络不但与外形相称，而且要更为强盛才能长寿。

译文

黄帝问伯高说：我听说人的外形有缓有急，正气有盛有衰，骨骼有大有小，肌肉有坚有脆，皮肤有厚有薄，从这些怎样来确定人的寿夭呢？

伯高回答说：外形与正气相称的多长寿，不相称的多夭亡；皮肤与肌肉结合紧密的多长寿，不紧密的多夭亡；血气经络充盛胜过外形的多长寿，血气经络衰弱不能胜过外形的多夭亡。

黄帝曰：何谓形之缓急？

伯高答曰：形充而皮肤缓者则寿，形充而皮肤急者则夭。形充而脉坚大者顺也，形充而脉小以弱者气衰，衰则危矣。若形充而颧不起者骨小，骨小则夭矣。形充而大肉䐃坚而有分者肉坚，肉坚则寿矣；形充而大肉无分理不坚者肉脆，肉脆则夭矣。此天之生命，所以立形定气而视寿夭者。必明乎此立形定气，而后以临病人，决死生。

译文

黄帝说：什么叫作形体的缓急？

伯高回答说：形体充实而皮肤柔软的人，多长寿；形体充实而皮肤坚紧的人，多短寿。形体充实而脉气坚大的为顺；形体充实而脉气弱小的属于气衰，气衰是危险的。如果形体充实而面部颧骨不突起的人，骨骼必小，骨骼小的多短寿。形体充实而臂腿臀部肌肉突起坚实而有肤纹的，称为肉坚，肉坚的人多长寿。形体充实而臂腿臀部肌肉没有肤纹的，称为肉脆，肉脆的人多短寿。这是自然界赋予人生命所形成的形体与生气的自然状态，可据此来判断人的寿命长短。医者，必须了解形体与生气的状态，然后可以临床治病，判断死生。

黄帝曰：余闻寿夭，无以度之。

伯高答曰：墙基卑，高不及其地者①，不满三十而死；其有因加疾者，不及二十而死也。

黄帝曰：形气之相胜，以立寿夭奈何？

伯高答曰：平人而气胜形者寿；病而形肉脱，气胜形者死，形胜气者危矣。

注释

①墙基卑，高不及其地：这是以比喻的方法来说明面部形态。墙基，在此指耳边下部。地，指耳前肌肉。大意是说面部肌肉陷下，四周骨骼显露。

译文

黄帝说：我听说人有寿夭，但无法推测。

伯高回答说：衡量人的寿夭，凡是面部肌肉陷下，而四周的骨骼显露，不满三十岁就会死的。如再加上疾病影响，不到二十岁，就可能死亡。

黄帝说：从形与气的相胜，怎样用它去确定寿命长短呢？

伯高回答说：健康人，正气胜过形体的可以长寿；有病的人，形体肌肉很消瘦，即使其气胜过形体，也是要死的。即使形体尚可，但元气已衰，也很危险。

本神第八

题解

"本"，这里是动词，探究本原、本质的意思。"神"，一般指精神活动，是心的主要功能，并主宰着整个人体的生命活动。广义的神，还包括肝、肺、脾、肾等脏所主的魂、魄、意、志，以及思、虑、智、忆等精神思维活动在内。本篇对于精神活动的产生、变化，与五脏的关系，以及发病后的症状表现等等，都一一作了阐述，特别提出"凡刺之法，先必本于神"的论点，故以《本神》名篇。神是中国文化和哲学的重要的范畴之一。《周易》认为"阴阳不测之谓神"，"神"既是天地阴阳之道变化的内在动力，又是其外在的极致表现。中国哲学注重对宇宙变化之神的探求。中医学重视人身之神，在养生上强调"养神"；在治疗上强调"治神"；医学上的最高成就者称为"神医"。中国的文学、艺术强调"神韵"，艺术上追求"出神入化"。总之，"神"是把握中国文化和中医学的关键范畴之一。《内经》的很多篇章都有指示，读者宜深玩。

黄帝问于岐伯曰：凡刺之法，先必本于神①。血、脉、营、气、精、神，此五脏之所藏也，至其淫泆离脏则精失②，魂魄飞扬③，志意恍乱④，智虑去身者，何因而然乎？天之罪与？人之过乎？何谓德、气、生、精、神、魂、魄、心、意、志、思、智、虑⑤？请问其故。

注释

①神：这是广义的神，概括了人体整个生命活动现象。包括下文所讲"血、脉、营、气、精、神"等生理活动的内容。

②淫泆 yì：指七情过度，任性恣纵。泆，恣纵。

③魂魄：魂，是精神活动之一。魄，是先天的本能，如感觉、运动等。《左传·昭公七年》孔颖达疏："形气既殊，魂魄各异，附形之灵为魄，附气之神为魂也。附形之灵者，谓初生之时，耳目心识，手足运动，啼呼为声，此则魄之灵也；附气之神者，谓精神性识，渐有所知，此则附气之神也。"

④志意恍乱：思想混乱，茫然无主。

⑤德、气：古代哲人认为万物由天之气地之形和合化生。《管子·内业》："凡人之生也，天出其精，地出其形，合此以为人。"有时天气也称为"天德"，包括上文所提到的精、神、魂、魄等。人死后，精神魂魄又回到了天上，所以古人祭祀祖先，是相信祖先的灵魂在天上存在。现在的很多注家把德理解为四时气候以及日光、雨露等自然界的正常变化。这样理解虽然有其合理性，但与古人原意并不符合。

译文

黄帝问岐伯说：针刺的法则，必须先研究病人的精神状态。因为血、脉、营、气、精、神，这都是五脏所藏的。至其失了正常，离开所藏之脏，五脏精气走失，魂魄也飞扬了，志意也烦乱了，智慧和思考能力离开了自身，为什么会这样呢？是上天的惩罚呢，还是人为的过失呢？什么叫德、气、精、神、魂、魄、心、意、志、思、智、虑？希望听到其中的道理。

岐伯答曰：天之在我者德也，地之在我者气也，德流气薄而生者也[①]。故生之来谓之精，两精相搏谓之神[②]，随神往来者谓之魂，并精而出入者谓之魄，所以任物者谓之心[③]，心之所忆谓之意，意之所存谓之志，因志而存变谓之思，因思而远慕谓之虑，因虑而处物谓之智。

注释

①德流气薄：在天之气下流与在地之气结合。薄，迫近、附着。

②两精相搏：搏，结合。张景岳："两精者，阴阳之精也。搏，交结也。"即男女交媾，两精结合。

③任：负担、主持。

译文

岐伯回答说：天赋予我们人类的是德，地赋予我们人类的是气，由于天德下流与地气上交，阴阳相结合，使万物化生成形，人才能生存。所以，人体生命的原始物质，叫精；阴阳两精相结合产生的生命活动，叫神；随着神的往来活动而出现的知觉机能，叫魂；跟精气一起出入而产生的运动机能，叫魄；可以支配外来事物的，叫心；心里有所忆念而留下的印象，叫意；意念所在，形成了认识，叫志；根据认识而反复研究事物的变化，叫思；因思考而有远的推想，叫虑；因思虑而能定出相应的处理事物方法，叫智。

故智者之养生也，必顺四时而适寒暑，和喜怒而安居处，节阴阳而调刚柔，如是则僻邪不至，长生久视①。

注释

①长生久视：寿命延长，不易衰老之义。《吕氏春秋》有"莫不欲长生久视"，注云："视，活也"。《老子·五十九章》有"是谓深根固柢，长生久视之道"。

译文

因此，智者养生必定顺着四时来适应寒暑的气候，调和喜怒而安定起居，节制房事，调和刚柔。这样，虚邪贼风就不能侵袭人体，自然可以延寿，不易衰老了。

终始第九

题解

终始，是中国古代哲学的重要范畴。中国哲学关注的是包括人类在内的天地万物的生生化化，是关乎生命的学问。中国的医学与哲学一样也是关乎生命的科学而不仅仅是治病祛疾之术。生命是在时间中展开的过程，对于时间的关注，成为中国哲学和医学的根本特征。古人认为生命是在阳变阴合的大化流行中永不停息、循环往复的过程。标志这一循环往复过程的范畴就是终始。生命活动以及生命活动过程中正常和异常的变化，都有这种终而复始的规律。抓住了终始范畴就掌握了事物发展变化的关键。正如《大学》所说："物有本末，事有终始，知所先后，则近道矣。"终始范畴见于《内经》的诸多篇章，是贯穿于《内经》中的重要思想线索之一。本篇以《终始》名篇，来组织有关材料，对临床医家有重要的提示作用。本篇的中心内容，是从脉口、人迎的脉象对比，来诊察十二经气血阴阳的变化；根据病证情况，以确定针刺治疗的原则和方法。篇首以"明知终始，五藏为纪"开端，篇末以六经终绝的症状结尾，前后呼应，层次分明，以示读者掌握这些自始至终的规律，所以篇名《终始》。本篇名言："散气可收，聚气可布。""深居静处，占神往来。"

凡刺之道，毕于终始。明知终始，五脏为纪[①]，阴阳定矣。阴者主脏，阳者主腑。阳受气于四末，阴受气于五脏[②]。故泻者迎之，补者随之。知迎知随，气可令和。和气之方，必通阴阳。五脏为阴，六腑为阳。传之后世，以血为盟[③]。敬之者昌，慢之者亡。无道行私，必得夭殃[④]。

注释

①五脏为纪：纪，总要。意谓"终始"的内容，以五脏为纲领。

②阳受气于四末，阴受气于五脏：四末，即四肢。末，与"本"相对的范畴。就人体而言，躯干好比本，四肢为末。马元台："阳在外，受气于四肢；阴在内，受气于五脏。"

③以血为盟：古人盟誓时一种极其郑重的仪式。即宰杀牲畜取血，由参加订盟的人共同吸饮或涂于口旁，以此表示决不背信弃约。

④无道行私，必得夭殃：张景岳："不明至道，而强不知以为知，即无道行私也。"夭殃，夭折死亡的祸害。

译文

大凡针刺的法则，全在《终始》篇里。明确了解终始的意义，就可以确定阴经阳经的关系。阴经是与五脏相通，阳经是与六腑相通。阳经承受四肢的脉气，阴经承受五脏的脉气。所以泻法是迎而夺之，补法是随而济之。知道迎随补泻的方法，可以使脉气调和。而调和脉气的关键，必定要明白阴阳的规律。五脏在内为阴，六腑在外为阳。要将刺法流传于后世，必须严肃认真地对待，如同"以血为盟"一样。重视此法会使它发扬光大，忽视此法能使其散失消亡。如果不懂装懂，一定会危害人的生命。

谨奉天道，请言终始。终始者，经脉为纪。持其脉口人迎，以知阴阳。有余不足，平与不平。天道毕矣。所谓平人者不病。不病者，脉口人迎应四时也，上下相应而俱往来也，六经之脉不结动也，本末之寒温之相守司也，形肉血气必相称也。是谓平人。少气者，脉口人迎俱少而不称尺寸也。如是者，则阴阳俱不足。补阳则阴竭，泻阴则阳脱。如是者，可将以甘药，不愈，可饮以至剂。如是者，弗灸。不已者，因而泻之，则五脏气坏矣。

译文

慎重地遵循天地阴阳变化规律，让我谈谈针刺的终始意义吧！所谓终始，是以十二经脉为纲纪，从脉口、人迎两部的脉象了解阴经阳经是否平衡。这样，阴阳变化就大致掌握了。所谓平人，就是没有病的人，无病人的脉口和人迎的脉象是和四时相应的，脉口、人迎互相呼应，往来不息；六经之脉搏动不止。人体上下内外，在寒温不同的环境里能够保持平衡，形肉和血气也能够协调一致，这就是没有病的人。气虚的人，脉口、人迎的脉象细小，而尺肤和脉象不相称。这是阴阳都不足的象征。补阳就会使阴气衰竭，泻阴就会使阳气亡脱。这样的病人，只可以用缓剂补养，不能治愈，可用峻猛的药物。这种病证也不能用灸法。因为病未愈，而用泻法，那就会败坏五脏真气。

凡刺之道，气调而止。补阴泻阳，音气益彰，耳目聪明。反此者，血气不行。

译文

大凡针刺的原则，阴阳之气调和了，就要停针。要注意阴阳补泻，这样才会有语音清朗、耳聪目明的效果。相反，血气就不能正常运行。

　　所谓气至而有效者，泻则益虚①。虚者，脉大如其故而不坚也。坚如其故者，适虽言故，病未去也。补则益实。实者，脉大如其故而益坚也。夫如其故而不坚者，适虽言快，病未去也。故补则实，泻则虚。痛虽不随针，病必衰去。必先通十二经脉之所生病，而后可得传于终始矣。故阴阳不相移，虚实不相倾，取之其经。

注释

　　①气至而有效：中医以针刺治病取效的关键在于得气，即"气至"。人体生命活动的关键在于气血的畅通周流，疾病之所以发生就是因为气血出了问题，治疗时也是以调动和恢复气血的功能为目标。所以只有"气至"，即有了酸麻胀痛及循经感传的现象，才会有疗效。

译文

　　所谓针下气至而获得疗效，是说实证用了泻法，就会由实转虚。这虚的脉象仍旧大，却不坚实。如果脉象坚实照旧，虽说一时觉得舒服，其实病情并没有减轻。虚证用了补法，就会由虚转实，这实的情况，是脉象仍旧大些，并且更坚实了。如果脉象大虽照旧而并不坚实，虽说一时觉得舒服，其实病情并没有减轻。所以准确地运用补法，会使正气充实；准确地运用泻法，会使病邪衰退。即使病不随着针立即除去，但病势必定是减轻的。必须先明白十二经脉与各种疾病的关系，然后才可以做到有始有终。阴经和阳经是不会互相改变的，虚证和实证也是不会相反的，所以针治疾病，就要取其所属的经脉。

凡刺之属，三刺至谷气①。邪僻妄合②，阴阳易居。逆顺相反，沉浮异处③。四时不得④，稽留淫泆。须针而去。故一刺则阳邪出，再刺则阴邪出，三刺则谷气至，谷气至而止。所谓谷气至者，已补而实，已泻而虚，故以知谷气至也。邪气独去者，阴与阳未能调，而病知愈也。故曰补则实，泻则虚。痛虽不随针，病必衰去矣。

注释

①三刺：指针刺皮肤、肌肉、分肉三种深浅不同的刺法。

②邪僻妄合：指不正之气，即邪气与血气混合。

③沉浮异处：脉气当沉而反浮之在表，当浮而反沉之在下。杨上善："春脉或沉，冬脉或浮，故曰异处。"

④四时不得：脉气不能与四时顺应。张志聪："四时不得者，不得其升降浮沉也。"

译文

大凡针刺所应该注意的是采用三刺法使正气徐徐而来。那邪僻不正之气与血气混合，使阴阳失其常位而逆乱。气血运行的逆顺颠倒，脉象沉浮异常。脉气与四时不相应合，患者或血气留滞，或血气妄行。所有这许多病变，都有待用针刺去排除。因此要注意三刺法：初刺能使阳分的病邪排出，再刺会使阴分的病邪排出，三刺就会使正气徐徐而来，这时就应该出针了。所谓谷气至，是说已经用了补法，就觉得气充实些；已经用了泻法，就觉得病邪衰退些。从这些表现就知道谷气已至。起初，仅是邪气排除了，阴与阳之间的血气还没有调和，但是已能知道病要痊愈了。所以说用补法而能使正气充实，用泻法而能使邪气衰退，病痛虽未能随针立即消除，但病势必会减轻。

阴盛而阳虚，先补其阳，后泻其阴而和之。阴虚而阳盛，先补其阴，后泻其阳而和之。

译文

阴经邪气盛，阳经正气虚，先补阳经正气，后泻阴经邪气，从而调和有余和不足。阴经正气虚，阳经邪气盛，先补阴经正气，后泻阳经邪气，从而调和有余和不足。

三脉动于足大指之间①，必审其实虚。虚而泻之，是谓重虚。重虚，病益甚。凡刺此者，以指按之。脉动而实且疾者疾泻之，虚而徐者则补之。反此者，病益甚。其动也，阳明在上，厥阴在中，少阴在下。膺腧中膺，背腧中背。肩膊虚者，取之上②。重舌，刺舌柱以铍针也③。手屈而不伸者，其病在筋；伸而不屈者，其病在骨。在骨守骨，在筋守筋。

注释

①三脉：指足阳明、足厥阴、足少阴三脉。马元台："阳明动于大指次指之间，凡厉兑、陷谷、冲阳、解溪，皆在足跗上也。厥阴动于大指次指之间，正以大敦、行间、太冲、中封，在足跗内也。少阴则动于足心，其穴涌泉，乃足跗之下也。"

②"膺腧中膺"四句：张景岳："凡肩膊之虚软而痛者，病有阴经阳经之异。阴经在膺，故治阴病者，当取膺腧而必中其膺；阳经在背，故治阳病者，当取背腧而必中其背。病在手经，故取之上。上者，手也。如手太阴之中府、云门，手厥

阴之天池，皆膺腧也。手少阳之肩髎、天髎，手太阳之天宗、曲垣、肩外俞，皆背腧也。咸主肩膊虚痛等病。"

③重舌：舌下的血脉胀起，形如小舌，似为两舌相重，故称重舌。舌柱：即舌下的筋，像柱一样，故称舌柱。

译文

足阳明经、足厥阴经、足少阴经三条经脉，都有动脉散布于足大指之间，在针刺时，必须审察它是属于虚证，或是属于实证。假如虚证误用了泻法，这叫重虚，虚而更虚，病就更厉害了。大凡针刺这些病证时，先用手指去按动脉，脉的搏动实而快的就用泻法，脉的搏动虚而缓的就用补法。如所用的补泻之法，与此相反，那么病就会更加重。至于动脉的所在，足阳明经在足跗之上，足厥阴经在足跗之内，足少阴经在足跗之下。取胸部腧穴必中其胸。取背部腧穴，必中其背。肩膊出现酸胀麻木的虚证，应取上肢经脉的腧穴。对于重舌的患者，应该用铍针，刺舌下根柱，使之出血。手指弯曲而不能够伸直，那病在筋上；伸直了而不能够弯曲，那病在骨上。病在骨，应该求之于主骨的各个穴位去治疗；病在筋，应该求之于主筋的各个穴位去治疗。

315

泻一方实，深取之，稀按其痏^①，以极出其邪气；补一方虚，浅刺之，以养其脉，疾按其痏^②，无使邪气得入。邪气来也紧而疾，谷气来也徐而和。脉实者，深刺之，以泄其气；脉虚者，浅刺之，使精气无得出，以养其脉，独出其邪气。刺诸痛者，其脉皆实。

注释

①稀按其痏 wěi：杨上善："希，迟也。迟按针伤之处，使气泄也。"痏，针孔。

②疾按其痏：杨上善："按针伤之处，急关其门，使邪气不入，正气不出也。"

译文

补泻的大法，在于泻的时候要注意脉气之实，深刺，出针后，缓按针孔，以尽量泄去邪气；补的时候要注意脉气之虚，浅刺，以保养所取的经脉，出针后，急按针孔，不叫邪气侵入。邪气来了，针下会感到拘急；谷气来了，针下会感到徐和。脉气盛实的，深刺；脉气虚弱的，浅刺，使精气不外泄，以养其经脉，而仅让邪气排出。对于各种疼痛的病证，要一律深刺，因为疼证的脉象都是实的。

故曰：从腰以上者，手太阴阳明皆主之；从腰以下者，足太阴阳明皆主之。病在上者下取之，病在下者高取之，病在头者取之足，病在足者取之腘。病生于头者头重，生于手者臂重，生于足者足重。治病者先刺其病所以生者也。

译文

所以说：腰以上的病，都在手太阴肺经，手阳明大肠经的主治范围；腰以下的病，都在足太阴脾经、足阳明胃经的主治范围。病在上部的，可以取下部的穴位；病在下部的，可以取上部的穴位；病在头部的，可取足部的穴位；病在足部的，可取腘部的穴位。病患于头部的，头必觉得重；病患于手部的，臂必觉得重；病生于足部的，足必觉得重。治疗这些病证，应当先针刺疾病开始发生的部位。

春，气在毛；夏，气在皮肤；秋，气在分肉；冬，气在筋骨。刺此病者各以其时为齐①。故刺肥人者，以秋冬之齐；刺瘦人者，以春夏之齐。病痛者，阴也。痛而以手按之不得者，阴也，深刺之②。痒者，阳也，浅刺之③。病在上者，阳也；病在下者，阴也。

注释

①齐：通"剂"，在此可理解为"标准"。

②"病痛者"五句：张景岳："凡病痛者，多由寒邪滞逆于经，及深居筋骨之间，凝聚不散，故病痛者为阴也。按之不得者，隐藏深处也，是为阴邪，故刺亦宜深。然则痛在浮浅者，由属阳邪可知也。但诸痛属阴者多耳。"

③"痒者"三句：张景岳："痒者，散动于肤腠，故为阳。"

译文

春天，邪气在毫毛；夏天，邪气在皮肤；秋天，邪气在分肉；冬天，邪气在筋骨。治疗这些与时令有关的病证，针刺的浅深，应该根据季节而变化。刺胖人，要用适于秋冬的深刺法；刺瘦人，就用适于春夏的浅刺法。感到疼痛的病人，多属阴证。疼痛时用手按压，不能缓解的，也是属于阴证，要深刺。患者身上发痒，是病邪在外属阳，要浅刺。病在上部的属阳，病在下部的属阴。

病先起阴者，先治其阴而后治其阳；病先起阳者，先治其阳而后治其阴。刺热厥者，留针，反为寒；刺寒厥者，留针，反为热。刺热厥者，二阴一阳；

刺寒厥者，二阳一阴。所谓二阴者，二刺阴也；一阳者，一刺阳也。久病者，邪气入深。刺此病者，深内而久留之，间日而复刺之。必先调其左右，去其血脉，刺道毕矣。

译文

　　病先起于阴经的，应该先治疗阴经，然后再治疗阳经；病先起于阳经的，应该先治疗阳经，然后再治疗阴经。针刺热厥，留针可以由热转寒。针刺寒厥，留针可以由寒转热。针刺热厥。当刺阴经二次，刺阳经一次；针刺寒厥，当刺阳经二次，阴经一次。所谓二阴的意思，就是在阴经针刺二次，二阳的意思，就是在阳经针刺二次。患病的时间长了，病邪深入脏腑。针治这类宿疾，应该深刺并且长时间地留针，每隔一日，再继续针刺。还要首先察明病邪在左在右的偏盛现象，去掉血脉中的瘀滞。针刺的原则无非就是这些。

　　凡刺之法，必察其形气。形肉未脱，少气而脉又躁，躁疾者，必为缪刺之。散气可收，聚气可布①。深居静处，占神往来。闭户塞牖，魂魄不散。专意一神，精气之分。毋闻人声，以收其精。必一其神，令志在针。浅而留之，微而浮之。以移其神，气至乃休。男内女外，坚拒勿出。谨守勿内，是谓得气。

注释

①散气可收，聚气可布：杨上善："缪刺之益，正气散而收聚，邪气举而可散也。"

译文

　　大凡针刺的法则，必须诊察患者的形气。形肉虽然不显消瘦，但是气短，脉又躁动而快，出现了躁而且快的脉象，就应当采用缪刺法，使耗散的真气可以收住，积聚的邪气可以散去。在针刺时，医生就好像深居静处，只有与神往来，又像闭户塞窗，意识不乱，念头单纯，心神一贯，精气不分，听不到旁人的声音，从而使精神内守，专一地集中在针刺上。浅刺留针，或微捻提针，以转移病人的精神紧张，直到针下得气为止。针刺之时，男子浅刺候气于外，女子深刺候气于内，坚拒正气不使之出。严防邪气不使之入，这叫作得气。

经脉第十

题解

本篇详细叙述了十二经脉的起止点、循行部位、发病证候及治疗原则，并分别说明十五络脉的循行和病候，五阴经气绝所出现的特征和预后。因篇中重点是论述十二经脉，篇首即着重指出经脉在决死生、处百病、调虚实等方面的重要作用，故以《经脉》名篇，是中医经络学说的重要文献。篇幅所限，本书仅选录其论十二经脉循行部分的内容。本篇名言："经脉者，所以能决死生，处百病，调虚实，不可不通。"

雷公问于黄帝曰：《禁服》之言，凡刺之理，经脉为始。营其所行，制其度量。内次五脏，外别六腑。愿尽闻其道。

黄帝曰：人始生，先成精，精成而脑髓生；骨为干，脉为营，筋为刚，肉为墙；皮肤坚而毛发长。谷入于胃，脉道以通，血气乃行。

雷公曰：愿卒闻经脉之始生。

黄帝曰：经脉者，所以能决死生，处百病，调虚实，不可不通。

译文

雷公问黄帝说：《禁服》篇说过，针刺的道理，从研究经脉开始，揣度它的运行，知道它的长短，向内联系五脏，在外联系六腑，希望详细地听听其中的道理。

黄帝说：人最初生成，首先形成于精，由精发育而生脑髓，此后就逐渐形成人体。以骨为支柱，以经脉作为营运气血的通道，以坚劲的筋来约束骨骼，肌肉像墙一样卫护机体，到皮肤坚韧、毛发生长，人形即成，出生以后，水谷入胃，化生精微，脉道内外贯通，血气即可在脉中运行不止。

雷公说：我希望听到经脉最初发生的情况。

黄帝说：经脉的作用，可以决断死生，处理百病，察明虚实。作为医生，不可不明白。

肺手太阴之脉，起于中焦①，下络大肠②，还循胃口③，上膈属肺④。从肺系横出腋下⑤，下循臑内⑥，行少阴心主之前，下肘中，循臂内，上骨下廉⑦，入寸口，上鱼，循鱼际⑧，出大指之端；其支者，从腕后直出次指内廉，出其端。

注释

①中焦：指中脘部位。

②络：联络。凡萦绕于与本经相表里的脏腑均称络。

③还：指经脉循行去而复回。循：沿着。胃口：指胃上口贲门与下口幽门。

④属：隶属。凡经脉连于其本经的脏腑均称属。

⑤肺系：指与肺连接的气管、喉咙等组织。

⑥臑 nào：上臂。

⑦廉：边缘。

⑧鱼际："鱼"的边缘。鱼，手大指本节后掌侧肌肉隆起处，形状如鱼，故名。

译文

　　肺手太阴的经脉，从中焦腹部起始，下绕大肠，返回循着胃的上口，上膈膜，属于肺。再从气管横走而出腋下，沿着上臂内侧，行在手少阴与手厥阴两经的前面，下至肘内，沿着臂的内侧和掌后高骨下缘，入寸口，沿着鱼际，出拇指尖端。它的支脉，从手腕后，直出食指尖端内侧，与手阳明大肠经相接。

　　大肠手阳明之脉，起于大指次指之端，循指上廉，出合谷两骨之间①，上入两筋之中②，循臂上廉，入肘外廉，上臑外前廉，上肩，出髃骨之前廉③，上出于柱骨之会上④，下入缺盆络肺⑤，下膈属大肠；其支者，从缺盆上颈贯颊，入下齿中，还出挟口，交人中，左之右，右之左，上挟鼻孔。

注释

①两骨之间：即第一、二掌骨之间，俗名虎口，又名合谷。

②两筋之中：指手腕背侧，拇长伸肌腱与拇短伸肌腱两筋间陷中，有穴名叫阳溪。

③髃yú骨：肩胛骨与锁骨相连接的地方，即肩髃穴处。髃、隅，字皆从禺。隅为山水弯曲边缘处，髃为肩胛骨与锁骨相连接的边缘处。

④柱骨之会上：柱，支撑屋宇的直立构件，即屋柱。第七颈椎棘突突出如柱，故名柱骨。肩胛骨上，颈骨隆起处，即大椎穴处。因诸阳脉会于大椎，故称会上。

⑤缺盆：其形如盆，但缺损半边，即锁骨窝。

译文

大肠手阳明的经脉，起始于食指尖端，沿食指上侧，出合谷穴拇指、食指歧骨之间，上入腕上两筋凹陷处，沿前臂上方，入肘外侧，再沿上臂外侧前缘，上肩，出肩端的前缘，上出于肩胛上，与诸阳经会合于大椎。向下入缺盆络肺，下贯膈膜，会属于大肠。它的支脉，从缺盆上走颈部，通过颊部，下入齿缝中，回转过来绕至上唇，左右两脉交会于人中，左脉向右，右脉向左，上行挟于鼻孔两侧，与足阳明胃经相接。

胃足阳明之脉，起于鼻之交頞中①，旁纳太阳之脉，下循鼻外，入上齿中，还出挟口，环唇，下交承浆，却循颐后下廉②，出大迎，循颊车，上耳前，过客主人，循发际，至额颅③；其支者，从大迎前下人迎，循喉咙，入缺盆，下膈，属胃，络脾；其直者，从缺盆下乳内廉，下挟脐，入气街中④；其支者，起于胃口，下循腹里，下至气街中而合，以下髀关，抵伏兔，下膝膑中，下循胫外廉，下足跗，入中指内间；其支者，下廉三寸而别，下入中指外间；其支者，别跗上，入大指间，出其端。

注释

①頞è：鼻梁。頞，字从安、页。页为头，凡从页之字多与头有关。安，平安。鼻梁为头部正中之骨，好比具有安定全局之功，故称鼻梁。梁，支撑房屋的梁木。

②颐：在口角的外下方，腮的前下方。

③额颅：即前额骨部，在发下眉上处。

④气街：又叫"气冲"。在少腹下方，毛际两旁。

译文

胃足阳明的经脉，起于鼻孔两旁的迎香穴，旁入足太阳的经脉，下沿鼻外侧，入上齿缝中，回来环绕口唇，下交于承浆穴处，再沿腮下后方，出大迎穴，沿颊车穴，上至耳前，通过客主人穴，沿发际，至额颅部；它的支脉，从大迎穴的前面，向下至人迎穴，沿喉咙入缺盆，下贯膈膜，会于胃腑，与脾脏联系；它另有一支直行经脉，从缺盆下至乳房的内侧，再向下挟脐，入毛际两旁气街部；另一支脉，起胃下口，下循腹里，至气街前与直行的经脉相合，循髀关穴，至伏兔部，下至膝盖，沿胫骨前外侧，下至足背，入中趾内侧；另一支脉，从膝下三寸处别行，下至足中趾外侧；它另一支脉，从足背面，进入足大趾，直出大趾尖端，与足太阴脾经相接。

脾足太阴之脉，起于大指之端，循指内侧白肉际①，过核骨后②，上内踝前廉，上踹内③，循胫骨后，交出厥阴之前，上膝股内前廉，入腹属脾络胃，上膈，挟咽，连舌本④，散舌下；其支者，复从胃，别上膈，注心中。

注释

①白肉际：又称赤白肉际，是手足两侧阴阳界面的分界处。阳面赤色，阴面白色。

②核骨：足大趾本节后内侧凸出的圆骨。形如果核，故名。

③踹 shuàn：小腿肚。

④舌本：舌根。

译文

脾足太阴的经脉，起于足大趾尖端，沿着大趾内侧白肉处，经过核骨，上行至内踝前面，再上小腿肚，沿胫骨后方，与厥阴肝经交叉出于其前，上行膝股内侧前缘，入腹，属脾、络胃，上过膈膜，挟行咽喉部，连于舌根，并散布于舌下；它的支脉，又从胃腑分出，注入心中，与手少阴心经相接。

心手少阴之脉，起于心中，出属心系①，下膈络小肠；其支者，从心系上挟咽，系目系②；其直者，复从心系却上肺，下出腋下，下循臑内后廉，行太阴心主之后，下肘内，循臂内后廉，抵掌后锐骨之端③，入掌内后廉，循小指之内出其端。

327

注释

①心系：指心脏与其他脏器相联系的脉络。张景岳："心当五椎之下，其系有五，上系连肺，肺下系心，心下三条，连脾肝肾，故心通五脏之气而为之主也。"

②目系：眼球内连于脑的脉络。

③锐骨：指掌后小指侧的高骨。

译文

心手少阴的经脉，起于心脏里，出属于心的脉络，下贯膈膜，联络小肠；它的支脉，从心系的脉络上行，挟于咽喉，关联到目珠连于脑的脉络；它另有直行的经脉，又从心脏的脉络上行于肺部，向下横出腋下，再向下沿上臂内侧的后缘，行于手太阴肺经和手厥阴心包络经的后面，下行肘内，沿着前臂内侧的后缘，到掌后小指侧高骨的尖端，入掌内后侧，沿着小指的内侧至指端。

小肠手太阳之脉，起于小指之端，循手外侧上腕，出踝中①，直上循臂骨下廉，出肘内侧两筋之间，上循臑外后廉，出肩解②，绕肩胛，交肩上，入缺盆络心，循咽下膈，抵胃属小肠；其支者，从缺盆循颈上颊，至目锐眦③，却入耳中；其支者，别颊上䪼抵鼻④，至目内眦⑤，斜络于颧。

注释

①踝：此处指手腕后方小指侧的高骨。

②肩解：即肩后骨缝。

③目锐眦：眼外角。

④䪼 zhuō：眼眶的下方，包括颧骨内连及上牙床的部位。䪼，字从出、页，即突出之骨，颧骨。《广韵·薛韵》："䪼，面秀骨。"杨上善注："䪼谓面颧秀高骨也。"清沈彤《释骨》卷四："目下之起骨曰䪼。"

⑤目内眦：眼内角。

译文

小肠手太阳的经脉，起于手小指尖端，循行手外侧，上入腕部，出小指侧的高骨，直上沿前臂骨的下缘，出肘内侧两筋之间，再向上沿上臂外侧后缘，出肩后骨缝，绕行肩胛部，交于肩上，入缺盆，联络心脏。再沿咽部下穿横膈膜，至胃，再向下属于小肠；它的支脉，从缺盆沿头颈上抵颊部，至眼外角，回入耳中；另有支脉，从颊部上眼眶下，至鼻，再至眼内角。

膀胱足太阳之脉，起于目内眦，上额交巅①；其支者，从巅至耳上角②；其直者，从巅入络脑，还出别下项，循肩髆内③，挟脊抵腰中，入循膂④，络肾属膀胱；其支者，从腰中下挟脊贯臀，入腘中；其支者，从髆内左右，别下，贯胛，挟脊内，过髀枢⑤，循髀外，从后廉下合腘中，以下贯踹内，出外踝之后，循京骨⑥，至小指外侧。

注释

①巅：指头顶正中最高点，当百会穴处。

②耳上角：即耳壳的上部。

③肩髆bó：即肩胛骨。

④膂lǚ：挟脊两旁的肌肉。

⑤髀bì枢：指股骨上端的关节，即环跳穴处。为髀骨所嵌入的地方，有转枢作用，故称髀枢。髀，即股骨。因股骨位居人体下部，故"髀"字从"卑"。

⑥京骨：足外侧小趾本节后突出的半圆骨，又穴名。京，本义为高地、高处。

译文

膀胱足太阳的经脉，起于眼内角，向上过额部，会于头顶之上；它的支脉，从头顶至耳上角；它的直行经脉，从头顶入络于脑，还出，另下行过项，沿肩胛骨内侧，夹脊椎两旁，直至腰部，沿脊肉深入，联系肾脏，会于膀胱；它另有支脉，从腰中，会于后阴，通过臀部，直入膝窝中；它又有支脉，从左右肩胛骨内侧，另向下行，穿过脊肉，过髀枢部，沿大腿外侧后缘，向下行合于膝弯内，又向下通过小腿肚，出外踝骨的后边，沿着京骨，至小指外侧尖端，与足少阴肾经相接。

肾足少阴之脉，起于小指之下，邪走足心①，出于然谷之下，循内踝之后，别入跟中，以上踹内，出腘内廉，上股内后廉，贯脊，属肾，终膀胱；其直者，从肾上贯肝膈，入肺中，循喉咙，挟舌本；其支者，从肺出络心，注胸中。

注释

①邪：通"斜"。

译文

肾足少阴的经脉，起于足小趾之下，斜向足掌心，出于然谷穴之下，沿着内踝骨的后方，另入足跟，上小腿肚内侧，出腘内侧，上行股部内侧后缘，穿过肾脏，与膀胱联系；其直行的经脉，从肾脏向上经过肝和横膈膜，进入肺脏，沿着喉咙，归结于舌根；它的支脉，从肺联系心脏，注于胸中，与手厥阴心包经相接。

心主手厥阴心包络之脉，起于胸中，出属心包络，下膈，历络三焦①；其支者，循胸出胁，下腋三寸，上抵腋，下循臑内，行太阴少阴之间，入肘中，下臂行两筋之间，入掌中，循中指出其端；其支者，别掌中，循小指次指出其端。

注释

①历络三焦：自胸至腹依次联络上中下三焦。

译文

心主手厥阴的经脉，起于胸中，出属于心包络，下穿膈膜，依次联系胸腹的上中下三焦；它的支脉，循行胸中横出胁下，当腋缝下三寸处，又向上行至腋部，沿着上臂内侧，行于手太阴肺经与手少阴心经的中间，入肘中，下循臂，行掌后两筋之间，循中指，至指端；它另有支脉，从掌内分出，沿无名指直达指端，与手少阳三焦经相接。

三焦手少阳之脉，起于小指次指之端，上出两指之间，循手表腕①，出臂外两骨之间，上贯肘，循臑外，上肩，而交出足少阳之后，入缺盆，布膻中，散络心包，下膈，循属三焦；其支者，从膻中上出缺盆，上项，系耳后直上，出耳上角，以屈下颊至𬱟;其支者，从耳后入耳中，出走耳前，过客主人前，交颊，至目锐眦。

注释

①手表腕：指手与腕的背面。

译文

三焦手少阳的经脉，起于无名指尖端，上出次指之间，沿着手背，出前臂外侧两骨的中间，向上穿过肘，沿上臂外侧，上肩，而交出于足少阳胆经之后，入缺盆，分布于膻中，散布络于心包，下过膈膜，依次会属于上中下三焦;它的支脉，从膻中上出缺盆，上颈项，夹耳后，直上出耳上角，由此屈而下行额部，至眼眶下；它另有支脉，从耳后进入耳中，再出走耳前，通过客主人穴的前方，与前支脉会于颊部，而至眼外角，与足少阳胆经相接。

胆足少阳之脉，起于目锐眦，上抵头角，下耳后，循颈行手少阳之前，至肩上，却交出手少阳之后，入缺盆；其支者，从耳后入耳中，出走耳前，至目锐眦后；其支者，别锐眦，下大迎，合于手少阳，抵于颅，下加颊车，下颈合缺盆，以下胸中，贯膈络肝属胆，循胁里，出气街，绕毛际①，横入髀厌中②；其直者，从缺盆下腋，循胸过季胁，下合髀厌中，以下循髀阳③，出膝外廉，下外辅骨之前，直下抵绝骨之端④，下出外踝之前，循足跗上，入小指次指之间；其支者，别跗上，入大指之间，循大指歧骨内出其端，还贯爪甲，出三毛⑤。

注释

①毛际：耻骨部生阴毛之处。

②髀厌：就是髀枢，即环跳部。

③髀阳：大腿的外侧。髀，大腿部。阳，指外侧。

④绝骨：在外踝直上三寸许腓骨的凹陷处。腓骨至此似乎绝断，故称绝骨。

⑤三毛：足大趾爪甲后生毛处。

译文

胆足少阳的经脉，起于眼外角，上至额角，向下绕至耳后，沿颈部，行于手少阳三焦经的前面，至肩上，又交叉到手少阳三焦经的后面，而进入缺盆；它的支脉，另从眼外角，下行至大迎穴附近，与手少阳三焦经相合，至眼眶下，向颊车，下颈，与前入缺盆的支脉相合，然

后下行胸中，贯膈，络肝，属胆，沿着胁内，出少腹两
侧的气街，绕过阴毛际，横入环跳部；它的直行经脉，
从缺盆下走腋，沿胸部过季胁，与前支脉合于环跳部，
再下沿髀部外侧，出阳陵泉，下行于腓骨之前，直下抵
阳辅穴，下出外踝之前，沿着足背，出足小趾与第四指
之间；它的另一支脉，由足背走向足大趾间，沿着大趾
的骨缝，到它的尖端，又返回穿入爪甲，出三毛与足厥
阴肝经相接。

肝足厥阴之脉，起于大指丛毛之际^①，上循足跗
上廉，去内踝一寸，上踝八寸，交出太阴之后，上
腘内廉，循股阴入毛中，过阴器，抵小腹，挟胃属
肝络胆，上贯膈，布胁肋，循喉咙之后，上入颃颡，
连目系，上出额，与督脉会于巅；其支者，从目系
下颊里，环唇内；其支者，复从肝别贯膈，上注肺。

注释

①丛毛：即上文"三毛"。

译文

　　肝足厥阴的经脉，起于足大趾丛毛上的大敦穴，沿
着足背上侧，至内踝前一寸处，向上至踝骨上八寸处，
交叉于足太阴脾经的后方，上腘内缘，沿阴股，入阴毛中，

环绕阴器一周，至小腹，夹行于胃的两旁，属肝，络胆，上通膈膜，散布于胁腹部，沿喉咙的后侧，入喉咙的上孔，联系眼球深处的脉络，与督脉会合于巅顶的百会，它的支脉，从眼球深处脉络，向下行于颊部内侧，环绕口唇之内，它另有一支脉，又从肝脏通过膈膜，上注于肺脏与手太阴肺经相接。

经脉十二者，伏行分肉之间，深而不见；其常见者，足太阴过于外踝之上①，无所隐故也。诸脉之浮而常见者，皆络脉也。六经络手阳明少阳之大络，起于五指间，上合肘中。饮酒者，卫气先行皮肤，先充络脉，络脉先盛，故卫气已平，营气乃满，而经脉大盛。脉之卒然动者，皆邪气居之，留于本末；不动则热，不坚则陷且空，不与众同，是以知其何脉之动也。

注释

①足太阴过于外踝之上：张景岳："足太阴当作手太阴，经脉深而直行，故手足十二经脉，皆伏行分肉之间，不可得见。其有见者，惟手太阴一经，过于手外踝之上，因其骨露皮浅，故不能隐。下文云：'经脉者，常不可见也，其虚实也，以气口知之'，正谓此耳。"张氏之说可从。

译文

　　十二经脉，隐伏在体内而行于分肉之间，其深不能看到。经常可以见到的，只是手太阴肺经在经过手外踝之上气口部分，这是由于该处骨露皮浅无所隐蔽的缘故。其他各脉在浅表而经常可见到的，都是络脉。在手足六经络脉中，手阳明大肠经，手少阳三焦经的大络，分别起于手五指之间，上合于肘中。饮酒的人，它的酒气随着卫气行于皮肤，充溢络脉，首先使络脉满盛，就会使卫气均平，营气满盛，那经脉也就很充盛了。人的经脉突然充盛，这都是邪气侵袭于内，留在脏腑经脉里，聚而不动，可以化热。如浮络不现坚实，就是病邪深入，经气虚空，不与一般相同，所以知道哪条经脉发病了。

　　雷公曰：何以知经脉之与络脉异也？
　　黄帝曰：经脉者常不可见也，其虚实也以气口知之，脉之见者皆络脉也。

译文

　　雷公说：怎样能够知道经脉和络脉的不同呢？
　　黄帝说：经脉在平常是看不到的，它的虚实从气口切脉可知。显露在外的脉，都是络脉。

营卫生会第十八

题解

营卫来源于水谷，生成于脾胃，分为两条道路：清纯的为营气，行于脉中；慓悍的为卫气，行于脉外。一昼夜之间，两者各行于阳二十五周次，行于阴亦二十五周次，当黎明与日落的时候，交相出入，至半夜大会于手太阴。由于本篇主要论述营卫的生成和会合，故命名《营卫生会》。本篇名言："血之与气，异名同类。""人生有两死，而无两生。""上焦如雾，中焦如沤，下焦如渎。"

黄帝问于岐伯曰：人焉受气？阴阳焉会？何气为营？何气为卫？营安从生？卫于焉会？老壮不同气，阴阳异位，愿闻其会。

岐伯答曰：人受气于谷，谷入于胃，以传于肺。五脏六腑，皆以受气。其清者为营，浊者为卫①。营在脉中，卫在脉外。营周不休，五十而复大会。阴阳相贯，如环无端。卫气行于阴二十五度，行于阳二十五度，分为昼夜。故气至阳而起，至阴而止。故曰：日中而阳陇为重阳，夜半而阴陇为重阴。故太阴主内，太阳主外。各行二十五度，分为昼夜。夜半为阴陇，夜半后而为阴衰。平旦阴尽，而阳受气矣。日中为阳陇②，日西而阳衰。日入阳尽，而阴受气矣。夜半而大会，万民皆卧，命曰合阴。平旦阴尽而阳受气。如是无已，与天地同纪。

注释

①清者为营，浊者为卫：张景岳："谷气出于胃，而气有清浊之分。清者，水谷之精气也。浊者，水谷之悍气也。诸家以上下焦言清浊者皆非。清者属阴，其性精专，故化生血脉，而周行于经隧之中，是为营气；浊者属阳，其性慓疾滑利，故不循经络，而直达肌表，充实于皮毛分肉之间，是为卫气。"

②陇 lǒng：通"隆"，盛的意思。

译文

黄帝问岐伯说：人的精气来自哪里？阴和阳在哪里会合？什么叫作营气？什么叫作卫气？营卫之气是从哪里产生的？营卫之气在哪里会合？老年人和壮年人气的盛衰不同，昼夜气行的位置各异，我希望听听会合的道理。

岐伯回答说：人的精气，来源于饮食。当饮食入胃，它的精微就传给了肺脏，五脏六腑都因此接受了营养。其中清的称为营气，浊的称为卫气。营气运行于脉中，卫气运行于脉外。在周身运行不休，营卫各运行五十周次又会合。阴阳相互贯通，如环周一样没有开头。卫气行于阴分二十五周次，又行于阳分二十五周次，昼夜各半。所以卫气的循行，从属阳的头部起始，到手足阴经为止。所以说，卫气行于阳经，中午阳气最盛，称为阳陇；夜半行于阴经，阴气最盛，夜半以后阴气渐衰，黎明阴气衰退而阳气继起。中午阳气最盛，日落而阳气衰退。当日入黄昏，阳已尽而阴气继起，到夜半，营卫之气始相会合。这时人们都已入睡，这叫合阴。到黎明阴气衰尽，而阳气又继起了。如此循行不止，和自然界日月运行的道理一致。

黄帝曰：老人之不夜瞑者，何气使然？少壮之人不昼瞑者，何气使然？

岐伯答曰：壮者之气血盛，其肌肉滑，气道通，营卫之行，不失其常，故昼精而夜瞑①。老者之气血衰，其肌肉枯，气道涩，五脏之气相搏，其营气衰少而卫气内伐②，故昼不精，夜不瞑。

注释

①精：此指神清气爽，精神饱满。

②伐：衰败。

译文

黄帝说：老人往往夜里入睡困难，是什么气使他这样呢？青壮年人白天往往不睡觉，是什么气使他这样呢？

岐伯回答说：壮年人的气血充盛，肌肉滑润，气道通畅，营气卫气的运行不失常规，所以白天神气清爽，夜里睡得香。老人的气血衰退，肌肉消瘦，气道涩滞，五脏之气损耗，营气衰少，卫气内乏，所以白天神气不清爽，夜里也不易入睡。

黄帝曰：愿闻营卫之所行，皆何道从来？

岐伯答曰：营出于中焦，卫出于下焦①。

黄帝曰：愿闻三焦之所出。

岐伯答曰：上焦出于胃上口，并咽以上，贯膈而布胸中，走腋，循太阴之分而行，还至阳明，上至舌，下足阳明。常与营俱行于阳二十五度，行于阴亦二十五度，一周也。故五十度而复大会于手太阴矣②。

黄帝曰：人有热饮食下胃，其气未定，汗则出，或出于面，或出于背，或出于身半，其不循卫气之道而出，何也？

岐伯曰：此外伤于风，内开腠理，毛蒸理泄，卫气走之，固不得循其道。此气慓悍滑疾，见开而出，故不得从其道，故命曰漏泄。

注释

①营出于中焦，卫出于下焦：张景岳："营气者，由谷入于胃，中焦受气取汁，化其精微，而上注于肺，乃自手太阴始，周行行于经隧之中，故营气出于中焦。卫气者，出其悍气之慓疾，而先行于四末分肉皮肤之间，不入于脉，故于平旦阴尽，阳气出于目，循头项下行，一始于足太阳膀胱经，而行于阳分，日西阳尽，则始于足少阴肾经，而行于阴分，其气自膀胱与肾由下而出，故卫气出于下焦。"

②大会于手太阴：张景岳："上焦之气，常与营气俱行于阳二十五度，阴亦二十五度。阳阴者，言昼夜也。昼夜周行五十度，至次日寅时，复会于手太阴肺经，是为一周，然则营气虽出于中焦，而施化则由于上焦也。"

译文

黄帝说：我希望听到营卫二气的运行都是从哪里发出来的道理？

岐伯回答说：营气发于中焦，卫气发于上焦。

黄帝说：希望听一下发于上焦的情况。

岐伯回答说：上焦之气从胃上口发出，并食道上行，穿过膈膜，散布胸中，横走腋下，沿手太阴肺经范围下行，返回手阳明大肠经，上行至舌，又下流注于足阳明胃经，常与营气俱行。

黄帝说：人在有热时，就会饮食刚入胃，其精微之气还未化成，汗就先出来了。或出于面，或出于背，或出于半身，并不沿着卫气运行的道路而出，是什么道理呢？

岐伯说：这是为风邪所伤，以致腠理舒张，皮毛为风热所蒸，腠理开泄，卫气行至肌表疏松的地方，就不沿着它的流行道路走了。卫气的性质慓悍滑利，见到开泄的地方就走，所以不能从它正常运行之道而出，这叫漏泄。

黄帝曰：愿闻中焦之所出。

岐伯答曰：中焦亦并胃中，出上焦之后。此所受气者，泌糟粕，蒸津液，化其精微，上注于肺脉，乃化而为血。以奉生身，莫贵于此。故独得行于经隧，命曰营气。

黄帝曰：夫血之与气，异名同类，何谓也？

岐伯答曰：营卫者，精气也；血者，神气也。故血之与气，异名同类焉。故夺血者无汗，夺汗者无血。故人生有两死，而无两生①。

注释

①人生有两死，而无两生：人体夺血会致死亡，夺
汗也会致死亡，所以说"有两死"，即有此两者
之一则死。血与汗两者缺一则不能生，所以说
"无两生"，即无有此两者则不能生。

译文

黄帝说：希望听到中焦的出处。

岐伯回答说：中焦的部位与胃并列，在上焦之后，
这里主化生水谷之味，泌去糟粕，蒸腾津液，向上传
注于肺脉，在化生而为血液，奉养周身，没有比它更
宝贵的了。所以独能行于经脉之内，叫作营。

黄帝说：血和气，名称虽不一样，而其实却是同类，
这是为什么？

岐伯回答说：卫和营都是水谷精气化成，因此血和
气，名虽不同，却属于同类。凡失血过多的人，其汗
也少；出汗过多的人，其血亦少。所以说人体夺血或夺
汗均可死亡，而血与汗缺一则不能生存。

黄帝曰：愿闻下焦之所出。

**岐伯答曰：下焦者，别回肠，注于膀胱，而渗
入焉。故水谷者，常并居于胃中，成糟粕而俱下于**

大肠，而成下焦。渗而俱下，济泌别汁，循下焦而渗入膀胱焉。

黄帝曰：人饮酒，酒亦入胃，谷未熟而小便独先下，何也？

岐伯答曰：酒者，熟谷之液也，其气悍以清，故后谷而入，先谷而出焉。

黄帝曰：善。余闻上焦如雾，中焦如沤，下焦如渎，此之谓也。

译文

黄帝说：我希望听到下焦的出处。

岐伯回答说：下焦可另将糟粕输送到回肠，又将水液渗透注入膀胱。所以水谷一类，常并存在胃中，经过了消化，形成的糟粕，向下输送到大肠，成为下焦主要功能。至于水液，也都是向下渗灌，排去其水，保留清液。其中浊秽部分，就沿着下焦而渗入膀胱。

黄帝说：人喝酒，酒入胃中，谷物还未腐熟，而酒液先从小便排泄，这是什么缘故？

岐伯回答说：酒是谷类发酵而酿成的液体，其气慓悍清纯，所以比食物后入，反比食物先从小便排出。

黄帝说：很对。我听说，三焦的功能，上焦像雾一样，中焦像腐熟的谷物一样，下焦像水沟一样，说的就是这个道理。

师传第二十九

题解

本篇首先强调了医生临床思维方法的重要性，提出了"顺"与"便"两个对临证具有一般指导意义的范畴，认为无论治国、治家还是治身，都必须以"顺"为最高的原则。这一思想是老子"道法自然"、"无为而无不为"思想在医学上的发挥。老子认为依道而生的自然万物包括人类，都依照道的法则自然生化发展，人类作为有智慧的存在，虽然有自由行动的能力，但人类的行动必须因顺道的自然法则，才能成功，否则必然失败。这就是"无为而无不为"。"无为"不是无所作为，而是不以人的私意妄为，因外物变化之道而为。在医学上就要求医家认真研究病人的人情和疾病的自然规律，顺之而为，以获十全之功。所谓"顺者，非独阴阳脉论气之逆顺也，百姓人民皆欲顺其志也"。"临病人问所便"，"便"为病人人情所喜爱，或"相宜"于疾病之情，是"顺"这一原则的具体体现。"便"有三种具体的运用。对病情，既有"便寒"、"便热"之常，又有"便其相逆"之变；在人情上，还有王公大人、血食之君，"禁之则逆其志，顺之则加其病"这种难以应对的情况，都必须予以妥善的处理才能取得理想的疗效。可见，作者对"顺"和"便"的认识是非常全面深刻而富于辩证精神的。作者认为，这些知识和智慧，来源于前人的经验积累，因此必须从临床实践中，接受先师传授下来的宝贵经验，故以《师传》名篇。最后叙述了"从外知内"的诊断机理，即根据肢体、五官的形态及功能改变，来测候内脏的大小、强弱和预后吉凶等，以说明望诊的重要性。

黄帝曰：余闻先师，有所心藏，弗著于方^①。余愿闻而藏之，则而行之。上以治民，下以治身，使百姓无病。上下和亲，德泽下流。子孙无忧，传于后世。无有终时，可得闻乎？

岐伯曰：远乎哉问也。夫治民与自治，治彼与治此，治小与治大，治国与治家，未有逆而能治之也，夫惟顺而已矣。顺者，非独阴阳脉论气之逆顺也，百姓人民皆欲顺其志也。

注释

①方：方版，古代书写用的木板。

译文

黄帝说：我听说先师有许多心得，没记载在书籍中，我希望听听这些心得而珍藏起来，作为准则，上以治民，下以治身，使百姓无病。上下和美亲善，恩德教泽在民间流行。子孙无病可虑，传于后代，永无终止。所有这些，可以使我听到吗？

岐伯说：治民和治己，治彼和治此，治小和治大，治国和治家，从来没有用逆行的方法而能治理好的，只有采取顺行的方法。但所说的顺，不仅是指阴阳、经脉、营卫的逆顺，对待人民也顺，要顺着他们的意愿。

黄帝曰：顺之奈何？

岐伯曰：入国问俗，入家问讳，上堂问礼，临病人问所便①。

黄帝曰：便病人，奈何？

岐伯曰：夫中热消瘅，则便寒；寒中之属，则便热。胃中热则消谷，令人悬心善饥。脐以上皮热，肠中热，则出黄如糜。脐以下皮寒，胃中寒，则腹胀。肠中寒，则肠鸣飧泄。胃中寒，肠中热，则胀而且泄。胃中热，肠中寒，则疾饥，小腹痛胀。

注释

①便：可理解为病者"喜爱"或"相宜"的意思。张景岳："便者，相宜也。有居处之宜否，有动静之宜否，有阴阳之宜否，有寒热之宜否，有性情之宜否，有味气之宜否。临病人而失其宜，施治必相左矣。故必问病人之所便，是皆取顺之道也。"

译文

黄帝说：顺之怎样去做呢？

岐伯说：进入一个国家，要问明当地的风俗，进入人家，要问明他家的忌讳，登堂更要问明人家的礼节，医生临证也要问病人怎样觉得舒适。

黄帝说：使病人觉得舒适怎样呢？

岐伯说：人内热患了消瘅病，适宜于寒治法；寒中病适于热治法。胃中有热，谷物消化得就快，人心如悬，总有饿感。脐以上的皮肤发热，是肠中有热，排出的粪便如糜粥。脐以下的皮肤觉寒，是肠中有寒，会肠鸣飧泄。胃中有寒，肠中有热，会出现腹胀腹泻。胃中有热，肠中有寒，导致易饿，小腹胀痛。

黄帝曰：胃欲寒饮，肠欲热饮，两者相逆，便之奈何？且夫王公大人血食之君，骄恣从欲，轻人，而无能禁之，禁之则逆其志，顺之则加其病，便之奈何？治之何先。

译文

黄帝说：胃热宜于寒饮，肠寒宜于热饮，二者寒热相反，治疗应该怎样呢？尤其像王公大人，肉食之君，都骄傲纵欲，轻视别人，无法劝阻他们。劝阻就违背他们的意志，如顺着他们的意志，就会加重病情。像这样，治疗时先从哪里着手呢？

岐伯曰：人之情，莫不恶死而乐生，告之以其败，语之以其善，导之以其所便，开之以其所苦，虽有无道之人，恶有不听者乎？

译文

岐伯说：人之常情，没有不怕死的，也没有不爱活的。告诉他哪些对人有害处，哪些对人有好处，用适宜的指导他，解开他心中的苦痛。就是不太懂理的人，怎么会不听劝告呢？

黄帝曰：治之奈何？

岐伯曰：春夏先治其标，后治其本；秋冬先治其本，后治其标。

译文

黄帝说：怎样治疗呢？

岐伯说：春夏，先治在外的标病，后治在内的本病；秋冬，先治其在内的本病，后治在外的标病。

黄帝曰：便其相逆者^①，奈何？

岐伯曰：便此者，食饮衣服，亦欲适寒温，寒无凄怆^②，暑无出汗。食饮者，热无灼灼，寒无沧沧。寒温中适，故气将持，乃不致邪僻也。

注释

①便其相逆：张景岳："谓于不可顺之中，而复有不得不委曲，以便其情者也。"

②凄怆：形容寒冷很重。

译文

黄帝说：怎样从病人的喜爱来适应其病情呢？

岐伯说：顺应这样的病人，在饮食、衣服方面，应注意使他寒温适中。天寒时，多加衣服，不要着凉；天热时，要少穿，不要热得出汗。在饮食上，不要过热过凉，应寒温合适。这样，真气就能内守，外邪就不能侵入体内。

决气第三十

题解

"决"的本义是打开缺口，引导水流，这里是分析、辨别的意思。本篇以"一气"分为精、气、津、液、血、脉六气，并从它们各自的生理功能和病变特征上进行了论述，故以《决气》名篇。最后所说"五谷与胃为大海"是说水谷精微于脾胃消化吸收，乃是六气化生的源泉。

黄帝曰：余闻人有精、气、津、液、血、脉，余意以为一气耳，乃辨为六名，余不知其所以然。

岐伯曰：两神相搏①，合而成形，常先身生，是谓精。

何谓气？

岐伯曰：上焦开发，宣五谷味②，熏肤，充身泽毛，若雾露之溉，是谓气。

何谓津？

岐伯曰：腠理发泄，汗出溱溱③，是谓津。

何谓液？

岐伯曰：谷入气满，淖泽注于骨，骨属屈伸，泄泽④，补益脑髓，皮肤润泽，是谓液。

何谓血？

岐伯曰：中焦受气取汁，变化而赤，是谓血。

何谓脉？

岐伯曰：雍遏营气⑤，令无所避，是谓脉。

注释

①两神相搏：张景岳："两神，阴阳也。搏，交也。"指男女交媾。

②宣五谷味：将五谷所化生的精微布散到周身。宣，布散。

③溱 zhēn 溱：汗出貌。

④泽：渗出而滋润。

⑤雍遏：张景岳："雍遏者，堤防之谓，犹道路之有封疆，江河之有涯岸。俾营气无所回避，而必行其中者，是谓脉。"

译文

黄帝说：我听说人身有精、气、津、液、血、脉，我本来以为它是一气，现在却分为六种名称，我不知道为什么要这样分？

岐伯说：男女交媾，合而结成新的形体，这种产生形体的物质在形体之先，叫作精。

什么叫作气呢？

岐伯说：从上焦开发，发散五谷精微，温和皮肤，充实形体，润泽毛发，像雾露滋润草木一样，叫作气。

什么叫津呢?

岐伯说:腠理发泄,出的汗很多,叫作津。

什么叫作液呢?

岐伯说:谷物人胃,气充满全身,湿润的汁液渗到骨髓,使骨骼关节屈伸自如。渗出的部分,在内补益脑髓,在外润泽皮肤,叫作液。

什么叫作血呢?

岐伯说:中焦脾胃纳受食物,吸收汁液的精微,经过变化而成红色的液质,叫作血。

什么叫作脉呢?

岐伯说:像设堤防一样限制着气血,使它无所回避和妄行,叫作脉。

黄帝曰:六气者,有余不足,气之多少,脑髓之虚实,血脉之清浊,何以知之?

岐伯曰:精脱者,耳聋①;气脱者,目不明②;津脱者,腠理开,汗大泄③;液脱者,骨属屈伸不利,色夭,脑髓消,胫酸,耳数鸣;血脱者,色白,夭然不泽;脉脱者,其脉空虚,此其候也。

注释

①精脱者,耳聋:肾藏精,开窍于耳,所以精脱则耳聋。

②气脱者，目不明：张志聪："目之精明五色，气之华也，故气脱者目不明。"

③津脱者，腠理开，汗大泄：汗为阳津，腠理疏泄而不能固密，则大汗不止。

译文

黄帝说：六气在人体的有余不足，如精气的多少，津液的虚实，血脉的清浊，怎样才知道呢？

岐伯说：精虚的，会耳聋；气虚的，会目不明；津虚的，会腠理开，大量出汗；液虚的，会骨节屈伸不利，面色无华，脑髓不充，小腿发酸，常耳鸣；血虚的，肤色苍白，晦暗无光；脉虚的，脉象空虚无神。这就是六气有余不足的主要表现。

黄帝曰：六气者，贵贱何如？

岐伯曰：六气者，各有部主也①，其贵贱善恶，可为常主，然五谷与胃为大海也。

注释

①各有部主：张景岳："部主，谓各部所主也。如肾主精，肺主气，脾主津液，肝主血，心主脉也。"

译文

黄帝说：六气的主次是怎样的呢？

岐伯说：六气各有它所主的脏器，其主次主要是从它们发挥的作用来划分的。但六气的来源都是以五谷和脾胃作为资生的源泉。

.

海论第三十三

题解

古人在人身小宇宙、宇宙大人体、天人相应哲学观念指引下，认为人与自然界无论是在结构形态还是在生理功能上都有着相通相应的关系，可以用自然界的形态功能来比拟说明人体的形态结构和功能。由此而导出了"取类比象"或曰"取象比类"的基本方法。自然界有十二经水，人体有十二经脉与之相应。自然界的十二经水，有东、西、南、北四海为之调节。人体十二经脉中营卫气血的生成和运行，同样有四海作为汇聚之所。本篇详论髓海（脑）、血海（冲脉）、气海（膻中）、水谷之海（胃）的生理，以及有余不足的病理，因而以《海论》名篇。

黄帝问于岐伯曰：余闻刺法于夫子，夫子之所言，不离于营卫血气。夫十二经脉者，内属于腑脏，外络于肢节，夫子乃合之于四海乎？

岐伯答曰：人亦有四海、十二经水①。经水者，皆注于海，海有东西南北，命曰四海。

黄帝曰：以人应之奈何？

岐伯曰：人有髓海，有血海，有气海，有水谷之海，凡此四者，以应四海也。

注释

①四海：古人认为海为江河之水汇聚之处，海有四。人身髓、气、血以及饮食物也有其所汇聚之处，故比称为"四海"。

译文

黄帝问岐伯说：我听你讲过刺法，你所讲的离不开营卫气血。十二经脉，在内连属于五脏六腑，在外网络于四肢关节，怎么把它和四海相配合呢？

岐伯回答说：人体也有四海，十二经水。十二经水的流行，都从四方会合注入大海，海有东西南北，所以叫四海。

黄帝说：人体怎样和四海相应呢？

岐伯说：人体有髓海、血海、气海、水谷之海，以上四者，用来和四海相应。

黄帝曰：远乎哉，夫子之合人天地四海也，愿闻应之奈何？

岐伯答曰：必先明知阴阳表里荥输所在①，四海定矣。

注释

①荥输：在此作流转、输注解，不是具体的荥穴和输穴。

译文

黄帝说：讲得真深远啊！先生把人体和天地四海配合起来了。希望再听听它们是怎样才相应的？

岐伯说：必先明确知道经脉的阴阳表里荥输的部位，就可以确定髓、血、气、水谷这四海了。

黄帝曰：定之奈何？

岐伯曰：胃者，水谷之海①，其输上在气街，下至三里；冲脉者，为十二经之海②，其输上在于大杼，下出于巨虚之上下廉；膻中者，为气之海③，其输上在于柱骨之上下④，前在于人迎；脑为髓之海，其输上在于其盖⑤，下在风府。

注释

①胃者，水谷之海：胃能容纳饮食物，故称"水谷之海"。水谷为五脏六腑所需营养物质的根本来源，因此《灵枢·动输》及《素问·太阴阳明论》、《素问·痿论》等，又称胃（阳明）为五

359

脏六腑之海。

②冲脉者，为十二经之海：即上文所说的"血海"。张景岳："此即血海也。冲脉起于胞中，其前行者，并少阴之经，侠脐上行，至胸中而散，其后行者，上循背里，为经络之海，其上行者出于颃颡，下行者出于足，故其输上在于足太阳之大杼，下在于足阳明之巨虚上下廉。"

③膻中者，为气之海：膻中，在此系指胸中部位。张景岳："膻中，胸中也，肺之所居。诸气者，皆属于肺，是为真气，亦曰宗气。宗气积于胸中，出于喉咙，以贯心脉，而行呼吸，故膻中为之气海。"

④柱骨之上下：指项后的哑门与大椎二穴。柱骨，亦称"天柱骨"，系指全部颈椎。

⑤脑为髓之海：张景岳："凡骨之有髓，惟脑为最巨，故诸髓皆属于脑，而脑为髓之海。"盖：指脑盖骨。张景岳："盖，脑盖骨也。即督脉之囟会、风府，亦督脉穴，此皆髓海之上下前后输也。"

译文

黄帝说：究竟是怎样确定呢？

岐伯说：胃是水谷之海，它的输注要穴，上在气冲，下在三里穴；冲脉是十二经之海，也就是血海，它的输注要穴，上在大杼，下在上巨虚和下巨虚穴；膻中是气海，它的输注要穴，在柱骨上的痖门，柱骨下的大椎，前在人迎穴；脑是髓海，它的输注要穴，上在百会，下在风府穴。

黄帝曰：凡此四海者，何利何害？何生何败？

岐伯曰：得顺者生，得逆者败；知调者利，不知调者害。

译文

黄帝说：关于人身的四海，怎样会有益？怎样会有害？怎样会生机旺盛？怎样会衰退？

岐伯说：人身的四海顺乎生理规律的就生机旺盛，反之就会衰退；懂得调养四海的就有益于身体，否则就有害。

黄帝曰：四海之逆顺①，奈何？

岐伯曰：气海有余者，气满胸中，悗息面赤；气海不足，则气少不足以言。血海有余，则常想其身大，怫然不知其所病②；血海不足，亦常想其身小，狭然不知其所病③。水谷之海有余，则腹满；水谷之海不足，则饥不受谷食。髓海有余，则轻劲多力，自过其度④；髓海不足，则脑转耳鸣，胫酸眩冒，目无所见，懈怠安卧。

注释

①逆顺：保持正常，或虽有病而趋向好转者为顺；发生病变，甚至逐渐恶化的为逆。

②怫 fú 然：郁闷貌。不知其所病：形容病势进展缓慢，自己不觉得有病。

③狭然：狭小貌。张景岳："狭，隘狭也，索然不广之貌。"

④自过其度：超过常人一般的水平。四海之有余不足共八条，惟有"髓海有余"而见"轻劲有力，自过其度"一条，诸家都认为是无病之象。

译文

黄帝说：四海的逆顺情况怎样呢？

岐伯说：气海有余，是邪气盛，就会气满胸中，呼吸急促，面赤；不足，就会气短，说话无力。血海有余，因为血多脉盛，就会想象身体似大起来，虽然心情怫郁，而说不出病来；不足，就会经常感觉身体轻小，虽然心情不舒，也说不出病来。水谷之海有余，就会腹部胀满；不足，就会觉得饥饿而不想吃东西。髓海有余，就会使身体轻劲多力，耐劳超过常度；不足，就会脑似旋转，耳鸣，小腿发酸，眩晕，眼睛看不见东西，懈怠，嗜睡。

黄帝曰：余已闻逆顺，调之奈何？

岐伯曰：审守其输^①，而调其虚实，无犯其害。顺者得复，逆者必败。

黄帝曰：善。

注释

①审守其输：审察和掌握四海所流注部位的输穴。

译文

黄帝说：我已听到逆顺的情况，怎样调治呢？

岐伯说：精确掌握那些与四海相通的上下输穴来调治。依据虚则补之，实则泻之的法则，不犯虚虚实实的错误。能这样做，病人就会安康；否则，病人就会衰败。

黄帝说：说得好。

逆顺肥瘦第三十八

题解

　　逆顺是中国哲学和中国医学的重要范畴。所谓"逆"即与自然之势相逆反，"顺"即与自然之势相顺应。《易传》说："数往者顺，知来者逆。"逆顺成为中国古代哲人考察自然之道的重要范畴之一。《内经》以"逆顺"名篇者就有《素问·四时刺逆从论》（逆从即逆顺）、《灵枢·逆顺》和本篇。逆顺作为医学和中国哲学的范畴更是贯穿于《内经》的主要思想线索之一。逆顺运用于疾病预后，指顺证、逆证。所谓"顺证"，指预后良好的疾病，而"逆证"则是预后较差或可能死亡的病证。就本篇来说，逆顺指十二经脉走向与气血运行的逆顺规律。此外，本篇探讨了针刺的深浅、快慢、次数，必须根据人体的胖瘦以及年龄大小、皮肤黑白、体质强弱等来酌情决定。因以《逆顺肥瘦》名篇。

　　黄帝问于岐伯曰：余闻针道于夫子，众多毕悉矣。夫子之应若失，而据未有坚然者也①，夫子之问学熟乎，将审察于物而心生之乎？

　　岐伯曰：圣人之为道者，上合于天，下合于地，中合于人事。必有明法，以起度数、法式检押②，乃后可传焉。故匠人不能释尺寸而意短长，废绳墨而起平木也；工人不能置规而为圆，去矩而为方。知用此者，固自然之物，易用之教，逆顺之常也。

注释

①坚然：形容病证顽固。

②法式：方式、方法。检押：规则。

译文

黄帝问岐伯说：我听夫子讲针道，知道很多了。根据夫子的理论针刺，常常手到病除，从没有坚不可除的病证。先生是向前辈的先生询问继承的呢？还是从审察事物而发明的呢？

岐伯说：圣人所作针刺的道理，符合于天地自然之道和社会人事。一定有明确的法则，以立尺度长短，模式规矩，然后才可传于后世。所以匠人不能丢掉尺寸而妄揣短长，放弃绳墨而求平直，工人不能丢开规而去画圆，去了矩而去画方。知道运用这一法则的，是顺应了自然的物理，是便于应用的教法，也就是衡量逆顺的常规。

黄帝曰：愿闻自然，奈何？

岐伯曰：临深决水，不用功力，而水可竭也；循掘决冲，而经可通也^①。此言气之滑涩，血之清浊，行之逆顺也。

注释

①循掘决冲：沿着窟处来开要塞之义。掘，通"堀"。"堀"同"窟"。经：路径。

译文

黄帝说：希望听听自然之道是怎样的？

岐伯说：到深河那里放水，不用多大功力，就可以把水放完。从洞穴里开地道，则直行的大道很容易开通。这是说人身的气有滑有涩，血有清有浊，气血的运行有逆有顺，治疗时应该顺应其自然。

黄帝曰：愿闻人之白黑肥瘦少长，各有数乎？

岐伯曰：年质壮大，血气充盈，肤革坚固，因加以邪。刺此者，深而留之，此肥人也。广肩腋项，肉薄厚皮而黑色，唇临临然^①，其血黑以浊，其气涩以迟。其为人也，贪于取与。刺此者，深而留之，多益其数也。

注释

①唇临临然：形容口唇肥厚下垂。《广雅·释

诂》："临，大也。"大，引申有厚之义。

译文

黄帝说：我希望听听人的白黑肥瘦少长，在针刺时，是否有不同呢？

岐伯说：壮年而体质强壮的人，血气充足旺盛，皮肤坚密。在感受病邪时，针刺这种人，应该深刺、留针，这是刺肥壮人的标准。另有一种人，肩腋很开阔，颈项肉薄、皮厚、色黑，唇厚，血色黑浊，气行涩迟。这种人，贪图便宜，追求利益。针刺是应该深刺、留针，多增加针刺的次数。

黄帝曰：刺瘦人，奈何？

岐伯曰：瘦人者，皮薄色少，肉廉廉然[1]，薄唇轻言，其血清气滑，易脱于气，易损于血。刺此者，浅而疾之。

注释

①肉廉廉然：形容肌肉瘦薄。

译文

黄帝说：针刺瘦人用什么针法呢？

岐伯说：瘦人皮薄颜色淡，肌肉消瘦，唇薄，语声低，他的血清稀而气滑利，像这样，气、血都容易虚脱、损耗。针刺时应该浅刺、急速出针。

黄帝曰：刺常人，奈何？

岐伯曰：视其白黑，各为调之，其端正敦厚者，其血气和调，刺此者，无失常数也。

译文

黄帝说：针刺普通人用什么针法呢？

岐伯说：观察他的肤色白黑，分别配合针刺深浅的标准。属于端正纯厚的人，它的血气和调，针刺时依据正常的针法标准。

黄帝曰：刺壮士真骨者，奈何？

岐伯曰：刺壮士真骨①，坚肉缓节监监然②，此人重则气涩血浊。刺此者，深而留之，多益其数。劲则气滑血清，刺此者，浅而疾之。

注释

①真骨：坚固的骨骼。

②坚肉：结实的肌肉。缓节：筋骨坚强，关节舒缓。监监然：形容坚强有力。

译文

　　黄帝说：针刺壮士用什么针法呢？

　　岐伯说：壮士骨骼坚固、肌肉丰厚，关节坚大。这样的人，性情稳重，气涩血浊，针刺就当深刺、留针，并且增加针刺次数；而性情好动的，气滑血清，针刺就当浅刺而急速出针。

　　黄帝曰：刺婴儿，奈何？

　　岐伯曰：婴儿者，其肉脆血少气弱，刺此者，以毫针，浅刺而疾发针，日再可也。

译文

　　黄帝说：针刺婴儿用什么针法呢？

　　岐伯说：婴儿肉软、血少、气弱，针刺时用毫针浅刺，进针要快，一天针刺两次就够了。

　　黄帝曰：临深决水，奈何？

　　岐伯曰：血清气浊，疾泻之，则气竭焉。

　　黄帝曰：循掘决冲，奈何？

　　岐伯曰：血浊气涩，疾泻之，则经可通也。

译文

　　黄帝说：临深决水，运用于针刺上是怎样的？

　　岐伯说：血清气浊的人，用疾泻的针法，就会使真气衰竭。

　　黄帝说：循掘决冲，运用于针刺上是怎样的？

　　岐伯答：血浊气涩的人，用疾泻的针法，会使真气通畅。

顺气一日分为四时第四十四

题解

本篇论述了一日可分为四时，以应春、夏、秋、冬，而疾病有旦慧、昼安、夕加、夜甚的变化及其原理；同时也说明有些疾病不按上述规律发生变化的原因。此外，谈到脏、色、时、音、味等五变的意义，以及五变主病与刺治五输的相应关系。所以称为《顺气一日分为四时》。限于篇幅，本书仅选录其论病之"旦慧、昼安、夕加、夜甚"这一部分。本篇名言："气合而有形，得脏而有名。"

黄帝曰：夫百病之所始生者，必起于燥湿、寒暑、风雨、阴阳、喜怒、饮食、居处。气合而有形，得脏而有名①，余知其然也。夫百病者，多以旦慧昼安，夕加夜甚，何也？

岐伯曰：四时之气使然。

注释

①气合而有形，得脏而有名：气合，指邪气和正气相搏。有形，指发病后有脉证的表现。得脏，指邪气入脏。有名，指各种疾病都有一定的名称。

371

译文

　　黄帝说：百病开始发生，一定起于燥湿寒暑风雨等外感，或是由于男女喜怒饮食居处等内伤。邪气侵入体内，就会有症状表现出来，邪入内脏，也有不同的病名，这些我已知道了。很多疾病，多是早晨清爽、白天安静，傍晚加重、夜里更重，这是什么缘故呢？

　　岐伯说：这是因为四时气候使它这样的。

　　黄帝曰：愿闻四时之气。

　　岐伯曰：春生夏长，秋收冬藏，是气之常也，人亦应之。以一日分为四时，朝则为春，日中为夏，日入为秋，夜半为冬。朝则人气始生，病气衰，故旦慧；日中人气长，长则胜邪，故安；夕则人气始衰，邪气始生，故加；夜半人气入藏，邪气独居于身，故甚也。

译文

　　黄帝说：希望听一下四时之气的问题。

　　岐伯说：春生、夏长、秋收、冬藏，这是四时气候变化的规律，人体也与此相应。把一天分为四时：早晨是春天，中午是夏天，日落是秋天，半夜是冬天。早晨人体正气生发如春气，病邪衰退，病者会感觉清爽；中午人体正气盛大如夏气，盛大就能胜邪，所以病者安静；傍晚人体正气如收敛的秋气，邪气开始生发，所以病势加重；夜半人体正气如闭藏的冬气，邪气独居体内，所以病势更加严重。

外揣第四十五

题解

中国文化认为事物的外在形态是其内在本性的表现，而内在本性一定在外部有所表现。用孟子的话说："有诸内，必形诸外"。（《孟子·告子》）所以儒家很早就形成了从人外部的容颜仪表、言行举止来判断人的品性的道德评价方法。同样，中医学也认为人体脏腑经脉气血的生理和病理的变化也会在人的外部表现出来。内外的关系就如同形影声响一样不可分离。正如篇中所云："昭昭之明不可蔽。""若清水明镜之不失其形也。"本篇强调阴阳内外的密切联系与相互影响，说明从外以知内的道理，从而启发人们重视外在客观的临床表现，作为诊断疾病的依据。医生临床时，从病人的声、色等进行揣摩，可以了解病因、病机和病位等概况，故以《外揣》名篇。本篇不是具体论述某种疾病的诊治规律，而是提示给医家临床思维的重要方法。读者宜深思揣摩。

黄帝曰：余闻九针九篇，余亲受其词①，颇得其意。夫九针者，始于一而终于九②，然未得其要道也。夫九针者，小之则无内，大之则无外，深不可为下，高不可为盖，恍惚无穷，流溢无极。余知其合于天道、人事、四时之变也。然余愿杂之毫毛，浑束为一，可乎？

岐伯曰：明呼哉问也，非独针道焉，夫治国亦然。

注释

①亲受其词：亲身接受他的智慧和方略。

②始于一而终于九：指九针的理论和各种针具的名称。因为叙述这些理论以及各种类型针具的使用，都要有条理和次序，所以称为"始于一而终于九"。此文原出《九针十二原》篇。

译文

黄帝说：我听过九针九篇，亲自领略智慧的理论，深受其益。这九针，是从一到九，道理深刻，可是还没有完全懂得其中的主要道理。九针的道理，精到不能再精，大到不能再大，深到不能再深，高到无盖可盖。它的奥妙恍惚无穷，它的运用流溢不尽。以上种种，我知道它是合于天道人事四时变化的，我希望把这像毫毛一样细的东西，归纳成为一个总纲，这可以吗？

岐伯说：你问得高明极了，不仅是针道要有一个总纲，就是治国也是这样的。

黄帝曰：余愿闻针道，非国事也。

岐伯曰：夫治国者，夫惟道焉。非道，何可小大深浅，杂合而为一乎？

译文

黄帝说：我希望听的是针道，并不是国事。

岐伯说：治理国事，就是要有一个一以贯之的"道"。没有"道"，怎么能把小、大、深、浅的许多复杂的事务，综合为一个总纲呢？

黄帝曰：愿卒闻之。

岐伯曰：日与月焉，水与镜焉，鼓与响焉。夫日月之明，不失其影，水镜之察，不失其形，鼓响之应，不后其声，动摇则应和，尽得其情。

译文

黄帝说：希望详尽地听一下。

岐伯说：这可用日和月，水和镜，鼓和响来比喻。日月照明，物影立现；水镜之光，容颜不失；击鼓作响，其声紧随。所以形与影，声与响是相互应和的，明白了这些，就能够掌握针刺的法则了。

黄帝曰：窘乎哉！昭昭之明不可蔽。其不可蔽，不失阴阳也。合而察之，切而验之，见而得之，若清水明镜之不失其形也。五音不彰，五色不明，五脏波荡。若是则内外相袭①，若鼓之应桴，响之应声，影之似形。故远者司外揣内②，近者司内揣外。是谓阴阳之极，天地之盖。请藏之灵兰之室③，弗敢使泄也。

注释

①相袭：相互影响。

②司外揣内：观察外表，可以推测内脏病变。司，主事为司。揣，推测。

③灵兰之室：传说中黄帝藏书的地方。王冰："灵兰室，黄帝之书府也。"

译文

黄帝说：这个问题说起来真困难啊！尽管困难，但深刻的真理之光，是不可遮蔽的。它之所以不可遮蔽，是由于不失去阴阳相对的道理。在临证时，综合病人的情况而观察它，切诊来验证脉象，望诊来得到外部情况，这就像清水明镜之不失真一样。人的声音色泽，是内脏功能的反应，如果五音不响亮，五色不鲜明，五脏动摇，像这样内外相因，就像鼓与槌相和，影与形相类一样。因此说：从远看，观察在外的声音色泽，可以测知内脏的证候；从近看，观察在内的脏腑，可以测知声音色泽的变化。这可说是阴阳变化的极点，天地所包的道理也尽在其中。希望把它藏在灵兰之室，不敢使它散失。

五色第四十九

题解

本篇是《内经》论述五色诊的重要文献，可谓色诊大纲。本文认为，脏腑和肢节的病变反映于面部时，各有其分布的一定位置以及与五色的配合关系。根据面部色泽的变化以判断疾病深浅、新久和疾病的转归、预后等。由于主要内容是以五色分属五脏作为临床诊断的依据，故以《五色》名篇。主要内容包括：一、说明颜面各部的名称，从五色主病、五色部位的移转，来了解病证性质与病邪的传变概况。二、指出黑色出于庭、赤色出两颧，大如拇指，在预后诊断上的价值。三、具体说明首面、咽喉、五脏六腑、四肢关节等在面部的反映区域。四、论述颜面的脏腑分属部位，举例说明其气色表现与疾病的关系；论证了脏部五色对诊断疾病所在的可靠性，更指出五色和五脏以及五脏与外在组织的密切关系。本篇名言："故相气不微，不知是非。属意勿去，乃知新故。"

雷公问于黄帝曰：五色独决于明堂乎？小子未知其所谓也^①。

黄帝曰：明堂者，鼻也。阙者，眉间也。庭者，颜也。蕃者，颊侧也。蔽者，耳门也。其间欲方大^②，去之十步，皆见于外。如是者寿必中百岁。

注释

①小子：自谦之词，与《禁服》"细子"义同。张景
岳："诸臣之中，惟雷公独少，故自称小子。"

②方大：端正、宽大、丰隆之义。

译文

雷公问黄帝说：观察面部的五色，仅是取决于明堂
吗？我还不太了解。

黄帝说：明堂，就是鼻。阙，就是两眉之间。天庭，
就是额部。蕃，就是两颊之侧。蔽，就是耳门。这些部
位之间，端正丰厚，在十步之外，一望而见。这样的人，
一定会享百岁高寿。

雷公曰：五官之辨，奈何？

黄帝曰：明堂骨高以起，平以直。五脏次于中央，
六腑挟其两侧①。首面上于阙庭，王宫在于下极②。
五脏安于胸中，真色以致，病色不见。明堂润泽以清。
五官恶得无辨乎。

雷公曰：其不辨者，可得闻乎？

黄帝曰：五色之见也，各出其色部。部骨陷者，
必不免于病矣。其色部乘袭者③，虽病甚，不死矣。

雷公曰：官五色，奈何？

黄帝曰：青黑为痛，黄赤为热，白为寒。是谓五官。

注释

①五脏次于中央：五脏反映的部位居于面部的中央。次，次序、位居。六腑挟其两侧：六腑附在五脏部位的两侧。挟，依附。

②王官：指心所属的下极（居两目之间）部位。心为君主之官，故心居之所称为王官。这里指在面部的对应部位。

③乘袭：指乘虚侵袭。张志聪："乘袭者，谓子袭母气也。如心部见黄，肝部见赤，肺部见黑，肾部见青，此子之气色，乘袭于母部。"

译文

雷公说：五官各部的病色应怎样辨别呢？

黄帝说：鼻骨高而隆起，正而且直。五脏部位，依次排列在鼻部的中央，六腑挟附在它的两旁。在上的阙中和天庭，主头面；在两目之间的下极，主心之王官。当胸中五脏安和，相应部位就会出现正常色泽，看不到病色。鼻部的色泽，显得清润。这样，五官的病色，哪会辨别不出来呢？

雷公说：还有不这样辨别的，可以听听吗？

黄帝说：五脏病色都有一定的显现部位，如该部的不正气色，有深陷入骨的征象，必然要患病。如它的部色，有彼此相生的征象，就是病情严重，也不会死亡。

雷公说：五色所主的是什么？

黄帝说：青黑主痛，黄赤主热，白主虚寒。这就是五色所主。

雷公曰：病之益甚，与其方衰如何？

黄帝曰：外内皆在焉。切其脉口滑小紧以沉者，病益甚，在中；人迎气大紧以浮者，其病益甚，在外。其脉口浮滑者，病日进；人迎沉而滑者，病日损。其脉口滑以沉者，病日进，在内；其人迎脉滑盛以浮者，其病日进，在外。脉之浮沉及人迎与寸口气小大等者，病易已。病之在脏，沉而大者，易已，小为逆；病在腑，浮而大者，其病易已。人迎盛坚者，伤于寒；气口盛坚者，伤于食。

译文

雷公说：疾病加重和病邪将衰，怎样去认识呢？

黄帝说：应该色脉结合，全面诊察。按切病人的脉口，出现滑、小、紧、沉的，其病会日趋严重，这是病在五脏；人迎脉气，出现大、紧、浮的，其病情也会日趋严重，这是病在六腑。若脉口部脉现浮滑的，病就日渐加重；

人迎脉现沉而滑的，病就日渐轻减。如脉口部脉现滑而沉的，病就日加严重，属于五脏病；如人迎部脉现滑盛而浮的，病也会日加严重，属于六腑病。至于脉象或沉或浮及人迎和脉口部的小大相等的，病就容易好。病在五脏，脉现沉而大的，病就容易好；脉现沉而小的，就是逆象。病在六腑，脉现浮而大的，病就容易好。人迎主表，脉现盛而坚的，是伤于寒；脉口主里，脉现盛而坚的，是伤于食。

雷公曰：以色言病之间甚，奈何？

黄帝曰：其色粗以明①，沉夭者为甚②，其色上行者病益甚，其色下行如云彻散者病方已。五色各有藏部③，有外部，有内部也。色从外部走内部者，其病从外走内；其色从内走外者，其病从内走外。病生于内者，先治其阴，后治其阳，反者益甚。其病生于阳者，先治其外，后治其内，反者益甚。其脉滑大以代而长者，病从外来。目有所见，志有所恶。此阳气之并也，可变而已。

注释

①色粗以明：指面色明亮。粗，显。

②沉夭：晦滞。

③藏部：指五色所主的脏腑部位。张志聪："藏

部，脏腑之分部也。"

译文

雷公说：从面部病色来判断病情轻重，怎样呢？

黄帝说：如病人面部色泽微亮的是病轻，沉滞晦暗的是病重。如病色向上走的病就加重；如病色向下走，像浮云散去的，病就要好了。五脏的病色，各有脏腑的部位。有属于外部的六腑，有属于内部的五脏。病色从外部走向内部的，是病邪从表入里；病色从内部走向外部的，是病邪从里出表。病生于里的，先治其脏，后治其腑。治反了，病就更加严重。病生于外的，先治其表，后治其里。治反了，病就更加严重。脉象滑大或代或长，是病邪从外而来。目有妄见，神志反常，这是阳盛之病。可以泻阳补阴，病就会好的。

雷公曰：小子闻风者，百病之始也；厥逆者，寒湿之起也。别之奈何？

黄帝曰：常候阙中，薄泽为风，冲浊为痹，在地为厥①。此其常也。各以其色言其病。

注释

①薄泽：指色浮浅而光泽。冲浊：即色深沉而浑浊。冲，深。浊，浑浊不清。地：指面的下颏

部，又名地阁，在巨分、巨屈处（巨分、巨屈，参见下文注释）。

译文

雷公说：我听说风邪是百病的起因，厥痹是由于寒湿之气所致，从色泽怎样辨别呢？

黄帝说：这应该观察眉间的气色，色现浮薄光泽的是风病，色现沉滞晦浊的是痹病。病色出现在面的下部是厥病。这是一般规律。总的说来，要分别根据色泽说明病变。

雷公曰：人不病卒死，何以知之？

黄帝曰：大气入于脏腑者^①，不病而卒死矣。

雷公曰：病小愈而卒死者，何以知之？

黄帝曰：赤色出两颧，大如母指者^②，病虽小愈，必卒死。黑色出于庭，大如母指，必不病而卒死。

注释

①大气：即大邪之气，指极厉害的病邪言。张景岳："大气，大邪之气也。大邪之入者，未有不由正气大虚而后邪得袭之，故致卒死。"

②大如母指：形容搏聚成块的病色，如拇指样大。母指，即大拇指。

译文

雷公说：有的人没有病象而突然死亡，怎样预知呢？

黄帝说：大邪之气侵入脏腑，虽然没有病象，也会突然死亡的。

雷公说：病稍微见好，而突然死亡的，怎样预知呢？

黄帝说：赤色出现在两颧上，如拇指大，病虽稍微好转，还会突然死亡；黑色出现在天庭，如拇指大，虽没有显著病象，也会突然死亡。

雷公再拜曰：善哉！其死有期乎？

黄帝曰：察色以言其时。

雷公曰：善乎！愿卒闻之。

黄帝曰：庭者，首面也。阙上者，咽喉也。阙中者，肺也。下极者①，心也。直下者②，肝也。肝左者，胆也。下者③，脾也。方上者④，胃也。中央者⑤，大肠也。挟大肠者，肾也。当肾者，脐也。面王以上者⑥，小肠也。面王以下者，膀胱、子处也。颧者，肩也。颧后者，臂也。臂下者，手也。目内眦上者，膺乳也。挟绳而上者⑦，背也。循牙车以下者⑧，股也。中央者，膝也。膝以下者，胫也。当胫以下者，足也。巨分者⑨，股里也。巨屈者⑩，膝膑也。此五藏六府肢节之部也，各有部分。有部分，用阴和阳，用阳和阴。

当明部分，万举万当。能别左右，是谓大道。男女异位，故曰阴阳。审察泽夭，谓之良工。

注释

①下极：两目之间。

②直下：张景岳："肝在心之下，故直下应肝。"指鼻柱部位应肝。

③下者：指肝之下。亦即鼻之准头部位应脾。

④方上：鼻准头的两旁处，即迎香穴略上方。张景岳："准头两旁为方上，即迎香之上，鼻隧是也。"

⑤中央：两颧稍下，鼻两旁迎香以外的部位。张景岳："中央者，面之中央，谓迎香之外，颧骨之下，大肠之应也。"

⑥面王：即鼻尖部。王者居中，鼻居面部之中，故称"面王"。

⑦挟绳而上：绳，指耳边部位。蒋示吉："绳，耳边也。耳边如绳突起，故曰绳。"马元台："挟，近也，故近耳边直上之部分，所以候背之病。"

⑧牙车：即牙床，颊车穴部位。

⑨巨分：指上下牙床大分处。巨，分。

⑩巨屈：在颊下的曲骨部。

387

译文

雷公拜了再拜，说：说得好，那猝死的人，能预知死期吗？

　　黄帝说：观察面部色泽的变化，可以断定死亡的时日。

　　雷公说：好呀，我希望完全知道。

　　黄帝说：天庭、主头面病。眉心之上，主咽喉病。眉心，主肺脏病。两目之间，主心脏病。由两目之间直下的鼻柱的部位，主肝脏病。在这部位的左面，主胆病。从鼻柱以下的鼻准之端，主脾脏病。挟鼻准之端而略上，主胃病。面之中央，主大肠病。挟两颊部，主肾脏病。当肾脏所属颊部的下方，主脐部病。在鼻准的上方两侧，主小肠病。在鼻准以下的人中部，主膀胱和子宫病。至于各部所主的四肢疾病，就是颧骨主肩。颧骨的后方主臂。在此之下主手。眼内角的上方，主胸部和乳部。颊的外部以上应背。沿牙车以下之处，主大腿部。两牙床的中央部位，主膝部。膝以下的部位，主胫部。由胫以下，主足部。口角大纹处，主大腿内侧。颊下曲骨的部位，主膝盖骨。以上是五脏六腑肢体分布在面部的情况，各有一定的部位。在治疗时，用阴和阳，用阳和阴。只要审明各部分所表现的色泽，就会诊治不失。能够辨别阳左阴右，就了解阴阳的变化规律。男女病色的顺逆，其位置是不同的，所以说必须了解阴阳的规律。再观察面色的润泽和晦滞，从而诊断出疾病的好坏，这就是高明的医生。

沉浊为内，浮泽为外。黄赤为风，青黑为痛，白为寒。黄而膏润为脓，赤甚者为血。痛甚为挛，寒甚为皮不仁。五色各见其部，察其浮沉，以知浅深。察其泽夭，以观成败。察其散抟，以知远近。视色上下，以知病处。积神于心，以知往今。故相气不微，不知是非。属意勿去，乃知新故。色明不粗，沉夭为甚，不明不泽，其病不甚。其色散，驹驹然①，未有聚；其病散而气痛，聚未成也。

注释

①驹驹然：形容病色如驹驰无定，散而不聚之状。驹，幼马。张景岳："稚马曰驹。驹驹然者，如驹无定，散而不聚之谓。故其为病尚散。"

译文

面色沉滞晦浊的是在里在脏的病，浅浮光亮的是在表在腑的病。色见黄赤属于热，色见青黑属于痛，色见白属于寒。黄而油亮的是疮疡将要化脓，深红的是有瘀血。痛极就会拘挛，受寒重就出现皮肤麻木。五色表现在各部位上，观察它的或浮或沉，可以知道疾病的浅深。观察它的光润和枯滞，可以看出病情的或好或坏。观察它的散在和聚结，可以知道病程的或远或近。观察病色的在上在下，可以知道病变部位。全神贯注，心中了了，可以知道病的过去和现在。因此观察病色如不仔细，就不知道病的虚实。专心致志，毫不走神，才能了解病情的过去和目前情况。面色光亮而不粗糙，病就不会太重。面色既不明亮，又不润泽，而显得沉滞晦暗的，病就比较严重。若其色散而不聚在固定的地方，则其病势也要消散，仅有气痛，还没成为积聚。

天年第五十四

题解

天年，天赋之年，自然应有的寿命。本篇从父精母血的合和开始，论述了人的生成，在于血气和、营卫通、五脏成以及神气舍心，魂魄毕具。并且以十年为一个阶段论述了各个时期人的生理特点，随着气血的盛衰，人的生理机能表现出由稚嫩到盛壮，再到衰弱的变化规律，详尽地揭示人的形成和生长衰老过程，重点论述了人的寿夭，与血气的盛衰、脏器的强弱、皮肤致密、肌肉解利，以及营卫运行的不失其常等因素有关。因本篇论述了从出生到百岁这一段生命过程中生理上、体态上、性格上的变化，从而说明防止衰老以及摄生防病的重要意义。故以《天年》名篇。

黄帝问于岐伯曰：愿闻人之始生，何气筑为基？何立而为楯？何失而死？何得而生？

岐伯曰：以母为基，以父为楯①。失神者死，得神者生也。

黄帝曰：何者为神？

岐伯曰：血气已和，荣卫已通，五脏已成，神气舍心②，魂魄毕具，乃成为人。

注释

①以母为基，以父为楯 shǔn：人体胚胎的形成，全赖父母精气的结合而成。根据阴主内、阳主外的功能特性，认为阴血在内为基质，阳气在外为外卫，阴阳互根，从而促成了胚胎的生长发育，故曰"以母为基，以父为楯"。基，张景岳："基，址也。"即房屋之地基，指基础，或基质。楯，即栏槛。在此比喻捍卫的功能。《说文》段注："栏槛者，今之栏杆是也，纵曰槛，横曰楯。"

②神气舍心：即神气舍藏于心。舍，止，藏。

译文

黄帝问岐伯说：人在生命开始的时候，是以什么为基础，以什么作为外卫。失去什么就会死亡，得到什么才会生存呢？

岐伯说：以母为基础，以父为外卫。没了神气就会死亡，有了神气才能生存。

黄帝说：什么叫作神气呢？

岐伯说：血气已经和调，荣卫已经通畅，五脏都已形成，神气潜藏于心，魂魄具备了，就成为人。

黄帝曰：人之寿夭各不同，或夭或寿，或卒死，或病久，愿闻其道。

岐伯曰：五脏坚固，血脉和调。肌肉解利①，皮肤致密。营卫之行，不失其常。呼吸微徐②，气以度行。六腑化谷，津液布扬。各如其常，故能长久。

注释

①肌肉解利：形容肌肉之间，气行滑顺通利而没有涩滞的现象。解，气行之道开放。

②呼吸微徐：指气息调匀，不徐不疾。

译文

黄帝说：人的年岁有长短各不相同，有的命短，有的寿长，有的突然死亡，有的患病日久，希望听到其中的道理。

岐伯说：五脏形质坚固，血脉和顺协调。肌肉滑润，皮肤细密。营卫之气的运行，不背离常规。呼吸徐缓，经气循度而行。六腑消化谷物，津液布散周身。以上各方面，都能正常活动，寿命就能长久。

黄帝曰：人之寿百岁而死，何以致之？

岐伯曰：使道隧以长，基墙高以方①。通调营卫，三部三里起②。骨高肉满，百岁乃得终。

注释

①使道隧以长：人中沟深且长的意思。使道，一说指鼻孔，杨上善："使道谓是鼻空使气之道"；一说指人中沟，马元台："使道者，水沟也（俗云人中）"。基墙：有三说：一指明堂。基墙高大方正，为长寿的表现。如杨上善："鼻之明堂，墙基高大方正，为寿二也"。二指面之地部为基，即地阁部位，墙是指蕃蔽而言。三指面部而言，骨骼为基，蕃蔽为墙。高以方：指高厚方正的意思。

②三部三里起：一说指面部的上、中、下三停。起，高起而不平陷的意思。马元台："面之三里，即三部也，皆已耸起。"三部，即上、中、下三停。二说指身之上、中、下三部。三里，指手足阳明之脉，皆起发而平等。张志聪："三部者，形身之上中下；三里者，手阳明之脉，皆起发而平等也。"

译文

黄帝说：人怎样才能活到百岁而死呢？

岐伯说：长寿者的鼻孔深而长，鼻的部位，高大方正。营卫循行畅通无阻，面部的三停高起而不平陷，肌肉丰满，骨骼高起，这种健壮的形体，是能活到百岁的象征。

黄帝曰：其气之盛衰，以至其死，可得闻乎？

岐伯曰：人生十岁，五脏始定，血气已通，其气在下，故好走①。二十岁，血气始盛，肌肉方长，故好趋②。三十岁，五脏大定，肌肉坚固，血脉盛满，故好步③。四十岁，五脏六腑十二经脉，皆大盛以平定。腠理始疏，荣华颓落，发颇斑白，平盛不摇，故好坐。五十岁，肝气始衰，肝叶始薄，胆汁始减，目始不明。六十岁，心气始衰，苦忧悲，血气懈惰，故好卧。七十岁，脾气虚，皮肤枯。八十岁，肺气衰，魄离，故言善误。九十岁，肾气焦，四脏经脉空虚。百岁，五脏皆虚，神气皆去，形骸独居而终矣。

注释

①走：跑跳。

②趋：小步快走。

③步：行走。

译文

黄帝说：人的体气盛衰，从幼年直到死亡，可以听听吗？

岐伯说：人生到十岁，五脏才开始健全，血气已经通畅，这时他的经气，还在下肢，所以喜跑。到了二十岁，血气开始旺盛，肌肉正在发达，所以喜快走。到了三十岁，五脏完全健全，肌肉坚固，血脉盛满，所以喜欢缓行。到了四十岁，五脏六腑和十二经脉已发育很好，并且稳定，腠理开始稀疏，面部华色开始衰落，发鬓斑白。经气平定盛满至极，精力已不十分充足，所以好坐。到了五十，肝气开始衰退，肝叶薄弱，胆汁逐渐减少，眼睛开始有不明的感觉。到了六十岁，心气开始衰退，经常有忧虑悲伤之苦，血气运行缓慢，所以喜欢躺卧。到了七十岁，脾气虚弱，皮肤干枯。到了八十岁，肺气衰退，魂魄离散，所以言语常常错误。到了九十岁，肾气焦竭，肝、心、脾、肺四脏和经脉都空虚了。到了百岁，五脏就都空了，神气也都没有了，这时，就仅留下形体而死亡了。

黄帝曰：其不能终寿而死者，何如？

岐伯曰：其五脏皆不坚，使道不长。空外以张，喘息暴疾。又卑基墙，薄脉少血，其肉不石。数中风寒，血气虚，脉不通。真邪相攻，乱而相引。故中寿而尽也。

译文

黄帝说：有人不能享尽天年就死了，是为什么？

岐伯说：那是五脏都不坚实，人中不长。鼻孔向外张开，呼吸急速。鼻梁骨低，脉小血少，肌肉不坚实。屡受风寒，血气虚弱，经脉不通。正邪相攻，体内血气失常，引邪深入。所以中年就会死。

五味第五十六

题解

本篇根据"同气相求"、"同类相动"的理论，说明五行之间属于同一行的事物之间具有较之其他行之间更紧密的联系。如酸味的谷物，与人体的肝脏同属木，故酸味谷物进入体内，先入肝经。以此说明五谷、五菜、五果、五畜中的五种性味，对人体所起的不同作用，以及五味对于五脏疾病的宜忌。这些宜忌，都是药物治疗和饮食疗法，以及病人饮食调补的基本原则，故以《五味》名篇。中医自古有药食同源之说，本篇对于饮食养生具有重要指导意义。读者宜与《五味论》合参细玩。

黄帝曰：愿闻谷气有五味，其入五脏，分别奈何？

伯高曰：胃者，五脏六腑之海也。水谷皆入于胃，五脏六腑皆禀气于胃。五味各走其所喜。谷味酸，先走肝；谷味苦，先走心；谷味甘，先走脾；谷味辛，先走肺；谷味咸，先走肾。谷气津液已行，营卫大通。乃化糟粕，以次传下。

译文

黄帝说：希望听一下，谷气五味进入五脏后，是怎样转输的呢?

伯高说：胃像是五脏六腑营养汇聚的大海。水谷都要进入胃中，因此，五脏六腑都从胃接受水谷的精微之气。饮食物的五味，分别进入它所喜爱之脏。味酸的先进入肝；味苦的，先进入心；味甘的，先进入脾；味辛的，先进入肺；味咸的，先进入肾。谷气化生的津液，已在体内运行，因而营卫通畅，其中废物就化为糟粕，随着二便由上而下地排出体外。

黄帝曰：营卫之行，奈何？

伯高曰：谷始入于胃，其精微者，先出于胃之两焦，以溉五脏。别出两行，营卫之道。其大气之抟而不行者[①]，积于胸中，命曰气海。出于肺，循喉咽，故呼则出，吸则入。天地之精气，其大数常出三入一[②]。故谷不入，半日则气衰，一日则气少矣。

注释

①大气：指宗气。

②天地之精气：天之精气，天之阳气。地之精气，水谷精微之气。出三入一：历代注家解释不同。马元台、张景岳认为是指谷食之气呼出三分，天地之气吸入一分而言。杨上善则说："气海之中，谷之精气，随呼吸出入也。人之呼也，谷之

精气，三分出已；及其吸也，一分还入，即须资食充其肠胃之虚，以接不还之气。"任谷庵："五谷入于胃也，其糟粕津液宗气分为三隧，故其大数常出三入一。盖所入者谷，而所出者，乃化糟粕，以次传下，其津液溉五脏而生营卫，其宗气积于胸中，以司呼吸，其所出有三者之隧道，故谷不入半日则气衰，一日则气少矣。"任氏所解，似得其旨。

译文

黄帝说：营卫的运行是怎样呢？

伯高说：水谷入胃后，所化生的精微部分，从胃出后至中上二焦，经肺灌溉五脏。它在输布于全身时，分为两条途径，其清纯部分化为营气，浊厚部分化为卫气，分别从脉内外的两条道路运行于周身。同时所产生的大气，则聚于胸中，称为气海。这种气自肺沿咽喉而出，呼则出，吸则入，保证人体正常呼吸运动。天地的精气，它在体内代谢的大概情况，是宗气、营卫和糟粕三方面输出，但另一方面又要从天地间吸入空气与食入饮食物，以补给全身营养的需要，所以半日不吃饭，就会感到气衰，一天不进饮食，就感到气少了。

黄帝曰：谷之五味，可得闻乎？

伯高曰：请尽言之。五谷：秔米甘，麻酸，大豆咸，麦苦，黄黍辛^①。五果：枣甘，李酸，栗咸，杏苦，桃辛。五畜：牛甘，犬酸，猪咸，羊苦，鸡辛。五菜：葵甘，韭酸，藿咸，薤苦，葱辛^②。

注释

①秔 jing 米：粳米。秔，"粳"的异体字。麻：芝麻。黄黍：即黍米。

②葵：冬葵。藿：豆叶。薤：俗名野蒜，可食。

译文

黄帝说：谷物的五味，可以听听吗？

伯高说：我愿意详尽地说一下。在五谷里：粳米味甘，芝麻味酸，大豆味咸，小麦味苦，黄黍味辛。在五果里：枣味甘，李味酸，栗味咸，杏味苦，桃味辛。在五畜里：牛肉味甘，犬肉味酸，猪肉味咸，羊肉味苦，鸡肉味辛。在五菜里：葵菜味甘，韭菜味酸，豆叶味咸，薤白味苦，葱味辛。

五色：黄色宜甘，青色宜酸，黑色宜咸，赤色宜苦，白色宜辛。凡此五者，各有所宜。

译文

　　五种病色所宜之味：黄色适宜甜味，青色适宜酸味，黑色适宜咸味，红色适宜苦味，白色适宜辣味。大凡这五种病色各有适宜之味。

　　五宜：所言五宜者，脾病者，宜食秔米饭，牛肉枣葵；心病者，宜食麦，羊肉杏薤；肾病者，宜食大豆黄卷，猪肉栗藿；肝病者，宜食麻，犬肉李韭；肺病者，宜食黄黍，鸡肉桃葱。

译文

　　五脏病所宜之食：所说的五宜是指脾病宜食粳米饭，大枣和冬葵；心病宜食麦食，羊肉，杏子和薤白；肾病宜食大豆黄卷，猪肉，栗子和豆叶；肝病宜食芝麻，狗肉，李子，韭菜；肺病宜食黄黍，鸡肉，桃子，葱。

　　五禁：肝病禁辛，心病禁咸，脾病禁酸，肾病禁甘，肺病禁苦。

译文

　　五脏病禁忌：肝病禁忌辣味，心病禁忌咸味，脾病禁忌酸味，肾病禁忌甜味，肺病禁忌苦味。

肝色青，宜食甘，秔米饭、牛肉、枣、葵，皆甘。心色赤，宜食酸，犬肉、麻、李、韭，皆酸。脾色黄，宜食咸，大豆、豕肉、栗、藿，皆咸。肺色白，宜食苦，麦、羊肉、杏、薤，皆苦。肾色黑，宜食辛，黄黍、鸡肉、桃、葱，皆辛。

译文

　　肝主青色，宜食甜味，粳米饭、牛肉、大枣、冬葵都是甜味。心主红色，宜食酸味，狗肉、芝麻、李子、韭菜都是酸味。脾主黄色，宜食咸味，大豆、猪肉、栗子、豆叶都是咸味。肺主白色，宜食苦味，麦子、羊肉、杏子、薤白都是苦味。肾主黑色，宜食辣味，黄黍、鸡肉、桃子、大葱都是辣味。

贼风第五十八

题解

本篇指出疾病的发生是内外二因互相作用的结果，虽然有时所感受的贼风邪气不易察觉，但疾病的发生绝不是因为鬼神所致。本篇还批判了鬼神致病的错误认识。因篇首以"贼风"发问，故名篇。随着中国古代哲学气论自然观的诞生，中医学就摒弃了上古以来形成的鬼神致病的传统，鲜明地举起了"百病皆生于气"的旗帜，与鬼神致病论进行了尖锐的斗争。扁鹊就有"信巫不信医，六不治也"之论。《素问·五脏别论》云："拘与鬼神者，不可与言至德。"《素问·宝命全形论》云："道无鬼神，独来独往。"《内经》的这一理论立场，使得两千年来的中医学能够沿着健康的轨道发展，具有重要的理论和实践意义。

黄帝曰：夫子言贼风邪气之伤人也，令人病焉。今有其不离屏蔽，不出空穴之中，卒然病者，非不离贼风邪气，其故何也？

译文

黄帝说：您说过四时不正之气伤害人体，使人生病。可是有人不离开屏风，亦不出屋中，忽然生病，并不是没有避开贼风邪气，这是什么缘故呢？

岐伯曰：此皆尝有所伤于湿气，藏于血脉之中，分肉之间，久留而不去；若有所堕坠，恶血在内而不去。卒然喜怒不节，饮食不适，寒温不时，腠理闭而不通。其开而遇风寒，则血气凝结，与故邪相袭，则为寒痹。其有热则汗出，汗出则受风，虽不遇贼风邪气，必有因加而发焉。

译文

岐伯说：这都是曾经为湿邪所伤，湿邪蕴藏在血脉和分肉之内，长久留止而不能排除；或者有所堕落，瘀血在内未散。忽然喜怒过度，饮食不适宜，寒温不调，致使腠理闭塞，壅滞不通。或在腠理开张之时，遭遇风寒，就会使血气凝聚，以前湿邪和新感风寒相合，就成为寒痹。或有因热出汗，出汗时受了风。以上这些，虽然没有遇到贼风邪气，也会因为原有宿邪加上新感之邪而发病。

黄帝曰：今夫子之所言者，皆病人之所自知也。其毋所遇邪气，又毋怵惕之所志，卒然而病者，其故何也？唯有因鬼神之事乎？

译文

黄帝说:像你所说的这些,都是病人自己所知道的。那些没有遭到四时不正之气,也没有恐惧等情志刺激,忽然就发病了,是什么缘故?是真有鬼神作祟吗?

岐伯曰:此亦有故邪留而未发,因而志有所恶,及有所慕,血气内乱,两气相搏。其所以从来者微,视之不见,听而不闻,故似鬼神。

黄帝曰:其祝而已者,其故何也?

岐伯曰:先巫者,因知百病之胜,先知其病之所从生者,可祝而已也①。

注释

①祝而已:祝,祝由。已,病愈。祝由是古代精神疗法。吴鞠通:"按祝由二字,出自《素问》。祝,告也。由,病之所从出也。近时以巫家为祝由科,并列于十三科之中,《内经》谓信巫不信医不治,巫岂可列之医科中哉!吾谓凡治内伤者,必先祝由详告以病之所由来,使病人知之,而不敢再犯,又必细体变风变雅,曲察劳人思妇之隐情,婉言以开导之,安言以振惊之,危言以惊惧之,必使之心悦诚服,而后可以奏效如

神。"吴氏明确指出祝由科不得与巫医之流混同起来，并具体指明精神疗法的内容。

译文

岐伯说：这也是先有宿邪留在体内，还没发作，由于思想上有厌烦的事，或向往的事，不能随心，以致血气不和，新病与宿邪相搏，所以突然发病。它的病因极为微妙，既看不见，也听不见，所以像有鬼神作祟一样。

黄帝说：那些用祝由术而治好的病，道理何在？

岐伯说：前代的巫师，因为懂得各种疾病之间相互制约的关系，首先掌握疾病发生的由来，所以用祝由术能把病治好。

五味论第六十三

题解

本篇主要论述五味与人体经络脏腑的关系，以及五味偏嗜太过所出现病理变化而引起的各种疾病，故名《五味论》。本篇提示我们，饮食五味虽然是人体营养的源泉，但五味偏嗜，失去平衡也是伤生致病之由。因此，在生活中必须注意保持饮食营养的均衡，正如《素问·生气通天论》所云："阴之所生，本在五味，阴之五宫，伤在五味。"

黄帝问于少俞曰：五味入于口也，各有所走，各有所病。酸走筋，多食之，令人癃。咸走血，多食之，令人渴。辛走气，多食之，令人洞心。苦走骨，多食之，令人变呕。甘走肉，多食之，令人悗心。余知其然也，不知其何由，愿闻其故。

译文

黄帝问少俞说：五味进入口中，各进入所喜的脏器，各有所发生的病变。酸味走筋，多食酸味，会使人小便不通。咸味走血，多食咸味，会使人发渴。辛味走气，多食辛味，会使人心闷。苦味走骨，多食苦味，会使人呕吐。甘味走肉，多食甘味，会使人心闷。我已知道五味食之过度，能发生这些病证，但不理解其中的道理，希望听到其中的缘故。

少俞答曰：酸入于胃，其气涩以收，上之两焦①，弗能出入也。不出即留于胃中，胃中和温，则下注膀胱。膀胱之胞薄以懦②，得酸则缩绻，约而不通，水道不行，故癃。阴者，积筋之所终也③，故酸入而走筋矣。

注释

　①之：动词，行，走。两焦：即上、中二焦。

　②胞：皮。

　③阴者，积筋之所终：阴者，指前阴而言。积筋，即诸筋或宗筋。人的前阴，就是人身诸筋终聚之处。杨上善："人阴器，一身诸筋终聚之处。"张景岳："阴者，阴气也；积筋者，宗筋之所聚也。"

译文

　少俞回答说：酸味入胃以后，因气味涩滞，而有收敛作用，只能行于上、中二焦，不能遽行出入。既然不出，就流于胃里，胃里温和，就向下渗注到膀胱。由于膀胱之皮薄而软，受到酸味，就会缩屈，使膀胱出口处约束不通，以致小便不畅，因此发生癃闭。人体的阴器，是周身诸筋终聚之处，所以酸味入胃而走肝经之筋。

黄帝曰：咸走血，多食之，令人渴，何也？

少俞曰：咸入于胃，其气上走中焦，注于脉，则血气走之。血与咸相得则凝，凝则胃中汁注之。注之则胃中竭，竭则咽路焦①，故舌本干而善渴。血脉者，中焦之道也，故咸入而走血矣。

注释

①咽路：咽道。

译文

黄帝说：咸味走血分，多食咸味，使人口渴，为什么？

少俞说：咸味入胃以后，它所化之气向上走于中焦，再由中焦流注到血脉，与血相和。血与咸相和，脉就要凝涩，脉凝涩则胃的水液也要凝涩，胃的水液凝涩则胃里干竭。由于胃液干竭，咽路感到焦躁，因而舌干多渴。血脉是输送中焦精微于周身的道路，血亦出于中焦，咸味上行于中焦，所以咸入胃后，就走入血分。

黄帝曰：辛走气，多食之，令人洞心，何也？

少俞曰：辛入于胃，其气走于上焦，上焦者，受气而营诸阳者也。姜韭之气熏之，营卫之气不时受之。久留心下，故洞心。辛与气俱行，故辛入而与汗俱出。

译文

黄帝说：辛味走气分，多食辛味，使人感觉如烟熏心，为什么？

少俞说：辛味入胃以后，其气走向上焦，上焦有受纳饮食精气以运行腠理，而卫外，姜韭之气，熏至营卫，不时受到辛味的刺激，如久留在胃中，所以有如烟熏心的感觉。辛走卫气，与卫气同行，所以辛味入胃以后，就会和汗液发散出来。

黄帝曰：苦走骨，多食之，令人变呕，何也？

少俞曰：苦入于胃，五谷之气，皆不能胜苦。苦入下脘，三焦之道皆闭而不通，故变呕。齿者，骨之所终也，故苦入而走骨，故入而复出，知其走骨也。

译文

黄帝说：苦味善走骨，多食令人呕吐，为什么？

少俞说：苦入胃后，五谷之气味都不能胜过苦味，当苦味进入下脘后，三焦的气机阻闭不通，三焦不通，则入胃之水谷，不得通调而散，胃阳受到苦味的影响而功能失常，胃气上逆而变为呕吐。牙齿是属骨的部分，称骨之所终，所以苦味入胃后，走骨也走齿。因此，如已入胃的苦味而重复吐出，就可以知其已经走骨了。

黄帝曰：甘走肉，多食之，令人悗心，何也？

少俞曰：甘入于胃，其气弱小，不能上至于上焦，而与谷留于胃中者，令人柔润者也。胃柔则缓，缓则虫动，虫动则令人悗心。其气外通于肉，故甘走肉。

译文

黄帝说：甘味善走肌肉，多食则令人心中烦闷，为什么？

少俞说：甘味入胃后，甘气柔弱而小，不能上达上焦，与饮食物一同留于胃中，所以胃气也柔润。胃柔则胃功能减弱，胃的功能减弱则肠中寄生虫乘机而动，虫动则使人心中闷乱。另外，由于甘味入脾，脾主肌肉，所以甘味外通于肌肉。

百病始生第六十六

题解

本篇论述了许多疾病的发生，其主要原因不外风、雨、清、湿、寒、暑，以及喜怒等因素。并以开首有"百病之始生也"之语，故以《百病始生》名篇。本篇的主要内容有：一、论述百病发生的原因，有外来致病因素和精神致病因素，而最根本的因素是人体正气的不足，提出了"两虚相得，乃客其形"的论点。二、指出外感致病因素致病的传变次序以及由表传里的各种病变。三、说明精神因素和饮食因素等影响内脏的发病情况。四、提出对内外三部发病的治疗原则，特别是"毋逆天时"的治则。本篇为论疾病发生机理的篇章，宜与《邪气脏腑病形》合参。

黄帝问于岐伯曰：夫百病之始生也，皆生于风雨寒暑，清湿喜怒。喜怒不节则伤脏，风雨则伤上，清湿则伤下①。三部之气，所伤异类，愿闻其会。

岐伯曰：三部之气各不同，或起于阴，或起于阳，请言其方。喜怒不节则伤脏，脏伤则病起于阴也。清湿袭虚，则病起于下；风雨袭虚，则病起于上，是谓三部。至其淫泆，不可胜数。

注释

①清湿：指偏于寒凉的湿邪而言。清，凉。

译文

　　黄帝问岐伯说：各种疾病在开始发生，都是风雨寒暑、清湿喜怒内外各种因素所致。喜怒没有节制，会伤及内脏；外感风雨，会伤及人体上部；感受寒湿，会伤及人体下部。上中下三部之气伤人，各不相同。希望你讲一下大概的道理。

　　岐伯说：三部之气各不相同，病或先发生于阴分，或先发生于阳分，请让我讲一讲大概情祝。喜怒没有节制，则病起于内部，清湿乘虚袭人筋骨，则病起于下部；风雨乘虚袭人肌表，则病起于上部。这是邪气侵袭的三个主要部位，待至病邪蔓延深入，发生的症状，就不能计数了。

　　黄帝曰：余固不能数，故问先师，愿卒闻其道。
　　岐伯曰：风雨寒热，不得虚，邪不能独伤人。卒然逢疾风暴雨而不病者，盖无虚，故邪不能独伤人。此必因虚邪之风，与其身形，两虚相得①，乃客其形。两实相逢②，众人肉坚。其中于虚邪也，因于天时，与其身形，参以虚实，大病乃成。气有定舍，因处为名③，上下中外，分为三员④。

注释

①两虚相得：指疾病的发生，由于人体正气虚弱，复遇虚邪的侵袭，故曰两虚相得。马元台："然此诸外感者，不得天之虚邪，则不能伤人，又不得人之本虚，亦不能伤人，此以天之虚，人身形之虚，两虚相得，所以诸邪得以客其形耳。"

②两实相逢：即指天之四时正常气候与人之健壮的身体相遇。杨上善："风雨寒暑四时正气，为实风也。众人肉坚，为实形也。两实相逢，无邪客病也。"

③气有定舍，因处为名：气有定舍，指邪气侵入人体后，稽留和潜伏在一定的处所。根据其潜伏处所的不同而定其名称，故曰因处为名。

④上下中外，分为三员：三员，即三部。人体自纵而分，则以上、中、下为三部；自横而言之，则以表、里、半表半里为三部。

译文

黄帝说：我本来对千变万化的病变不能尽数了解，所以请教你，希望告诉我全部的道理。

岐伯说：风雨寒暑，如不得虚邪之气，也不能单独伤人。有人突然遇到急风暴雨，但没生病，这大多是没有虚邪，因此不能伤人。疾病的发生，必有虚邪贼风，与人身体素虚，两虚相遇，邪气才能侵入人体。若气候正常，体质强健，两实相逢，多数人又皮肉坚实，虚邪不能侵害。为虚邪所伤，那必定是因为四时不正之气以及身体衰弱，体虚邪实，相互结合，才酿成大病。邪气有固定侵袭的部位，根据邪气停留部分，来命名。有上中下或表里半表半里，纵横分为三部。

是故虚邪之中人也，始于皮肤，皮肤缓则腠理开，开则邪从毛发入，入则抵深，深则毛发立，毛发立则淅然，故皮肤痛。留而不去，则传舍于络脉。在络之时，痛于肌肉，其痛之时息，大经乃代①。留而不去，传舍于经。在经之时，洒淅喜惊。留而不去，传舍于输。在输之时，六经不通，四肢则肢节痛，腰脊乃强。留而不去，传舍于伏冲之脉②。在伏冲之时，体重身痛。留而不去，传舍于肠胃。在肠胃之时，贲响腹胀。多寒则肠鸣飧泄，食不化；多热则溏出麋③。留而不去，传舍于肠胃之外，募原之间，留著于脉。稽留而不去，息而成积④。或著孙脉，或著络脉，或著经脉，或著输脉⑤，或著于伏冲之脉，或著于膂筋⑥，或著于肠胃之募原，上连于缓筋⑦，邪气淫泆，不可胜论。

注释

①大经乃代：邪气深入，在络脉的邪气，已传入经脉，由经脉代其承受邪气了。大经，经脉，对络脉而言。

②伏冲之脉：指冲脉之循行靠近脊柱里面者。张景岳："伏冲之脉，即冲脉之在脊者，以其最深，故曰伏冲。"

③溏出麋：泛指泄或痢而言。丹波元简："麋、糜古通用，乃糜烂也。溏出麋，盖谓肠垢赤白滞下之属。"

④息而成积：息，生长。积，腹中结块。邪气留著经脉，生长为积，这是积证的由来。

⑤输脉：足太阳经脉。杨上善："输脉者，足太阳脉，以管五脏六腑之输，故曰输脉。"

⑥膂筋：附于脊膂之筋。杨上善："膂筋，谓肠后脊膂之筋也。"

⑦缓筋：泛指足阳明筋。杨上善："缓筋，谓足阳明筋，以阳明之气主缓。"

译文

所以虚邪伤害人体，从皮肤开始，皮肤弛缓则腠理开泄，腠理开泄，则邪气从毛发侵入，到达深部后，会促使毛发竖起，就会感觉寒栗，皮肤疼痛。邪气留而不除，就会传入络脉，就会肌肉作痛；如疼痛止时，经脉就要代受其邪；滞留不除，就会传入于经脉。邪在经脉，寒栗恶冷，多惊，滞留不除，就会传入于输脉，邪在于输脉，手之六经不通，四肢感到疼痛，腰脊不能屈伸。滞留不除，就会传入伏冲之脉，邪在于伏冲之脉，就会体重身痛，滞留不除，就会传入于肠胃。邪在肠胃，会腹胀肠鸣，多寒就要肠鸣泄泻，食物不化；多热就要便溏，赤白相兼。滞留不除，就会传入于肠胃之外，募原之间，留著在募原血脉之中。滞留不除，就会停在这里成为积块。总之，邪气侵入人体，或留著于孙脉，或留著于络脉，或留著于经脉，或留著于输脉，或留著于伏冲之脉，或留著于脊膂之筋，或留著于肠胃之募原，或留著于缓筋，邪气在体内泛滥，变化多端，不能说尽。

黄帝曰：愿尽闻其所由然。

岐伯曰：其著孙络之脉而成积者，其积往来上下，臂乎孙络之居也①，络浮而缓，不能拘积而止之，故往来移行，肠胃之间，水湊渗注灌，濯濯有音，有寒则腹䐜满雷引，故时切痛②。其著于阳明之经，则挟脐而居，饱食则益大，饥则益小。其著于缓筋也，似阳明之积，饱食则痛，饥则安。其著于肠胃之募原也，痛而外连于缓筋，饮食则安，饥则痛。其著于伏冲之脉者，揣之应手而动，发手则热气下于两股③,如汤沃之状。其著于膂筋,在肠后者,饥则积见,饱则积不见,按之不得。其著于输之脉者,闭塞不通,津液不下,孔窍干壅。此邪气之从外入内,从上下也。

注释

①臂乎:孙鼎宜:"臂读曰辟。《庄子·庚桑楚》释文引崔注:辟,相著也。《史记·扁鹊仓公列传》索隐:辟犹聚也。居犹处也。言及积聚于孙络之处,是为孙络积也。"

②䐜满:胸腹胀满。雷引:腹中肠鸣,并牵引而痛。

③发手:举手,抬手。

译文

黄帝说:希望听听疾病形成的缘由始末。

岐伯说:邪气留著孙络而成为积证,积块能够上下移动。因它聚在孙络,孙络浮而缓,不能使积块固定,所以它往来移入而慢慢进入肠胃之间。若有水液出现聚渗注灌于内,会发出濯濯的水声。若有寒气,就会腹部胀满雷鸣,相互牵引,经常急痛。如邪气留著于阳明之经,那积块就会夹在脐部周围,饱食后,脉络粗大;饥饿时,脉络细小。如邪气留著于缓筋的,就像阳明经的积证一样,饱食后,感觉胀痛;饥饿时,反感觉舒适。如邪气留著肠胃募原之间,疼痛会向外牵连到缓筋,饱食后,感觉舒适;饥饿时,感到疼痛。如邪气留著于伏冲之脉,用手触摸有动感，手离开后，似有热气向两股下行，就像浇了热水一样。如邪气留著于膂筋，饥饿时，则积块可以看清；饱食后，积块不易看清，用手摸不到。如邪气留著于输脉，会使脉道闭塞不通，津液不能布散，致使孔窍干燥壅塞。这都是邪气自外而内，从上而下的一般表现。

黄帝曰：积之始生，至其已成，奈何？

岐伯曰：积之始生，得寒乃生，厥乃成积也。

黄帝曰：其成积奈何？

岐伯曰：厥气生足悗①，悗生胫寒，胫寒则血脉凝涩，血脉凝涩则寒气上入于肠胃，入于肠胃则胀满，胀满则肠外之汁沫迫聚不得散，日以成积。卒然多食饮，则肠满，起居不节，用力过度，则络脉伤。阳络伤则血外溢，血外溢则衄血；阴络伤则血内溢，血内溢则后血。肠胃之络伤，则血溢于肠外，肠外有寒，汁沫与血相搏，则并合凝聚不得散，而积成矣。卒然外中于寒，若内伤于忧怒，则气上逆，气上逆则六输不通②，温气不行，凝血蕴里而不散，津液涩渗，著而不去，而积皆成矣。

注释

①厥气生足悗：寒气从下部侵犯而逆行向上，致使足

部痛滞、行动不利。厥气，指厥逆之气，即从下逆上之气。足悗，足部痛滞、行动不便。

②六输不通：指六经之输脉不通。

译文

黄帝说：积证从开始到形成，是怎样的？

岐伯说：积证开始发生，是由于感受了寒气，寒气上逆就形成了积证。

黄帝说：积证的具体形成过程，是怎样的？

岐伯说：感受寒厥之气，使两脚发生疼痛，行动不便，因此引起小腿寒冷，由于小腿寒冷，以致血脉凝涩，血脉凝涩，则寒气自下而上进入肠胃之中。寒气进入肠胃后，引起腹部胀满，胀满则肠胃之外的汁沫为寒邪所迫，聚留不散，日久就形成积证。或因突然暴食暴饮，肠里充满食物，消化困难，又加上起居无节，用力过度，就会损伤络脉。如阳络伤，血就向外渗溢，血向外渗溢，就会鼻出血；如阴络伤，血就向内渗溢，血向内渗溢，就会便血。如肠胃的络脉伤，血就渗溢出肠外，如果肠外适有寒气，汁沫和溢出的血相搏结，就凝聚在一起散不开了，就成为积证。还有因突然感受寒邪，情绪忧怒，就会使气上逆，气上逆，则六经的经气会壅滞不通，卫气不行，血液凝结，蕴郁于里，不能散开，津液因而凝涩。这样，久留不除，也会形成积证。

黄帝曰：其生于阴者，奈何？

岐伯曰：忧思伤心；重寒伤肺；忿怒伤肝；醉以入房，汗出当风伤脾；用力过度，若入房汗出浴，则伤肾。此内外三部之所生病者也。

译文

黄帝说：疾病发生于内脏，又是怎样的？

岐伯说：忧思会伤心；重寒会伤肺；愤怒会伤肝；醉酒行房，出汗之后，当风受凉，会伤脾；用力过多，及房事后，汗出沐浴，会伤肾。这都是身体内外上中下三部所发生的病证。

黄帝曰：善。治之奈何？

岐伯答曰：察其所痛，以知其应。有余不足，当补则补，当泻则泻。毋逆天时，是谓至治。

译文

黄帝说：说得好。怎样治疗呢？

岐伯答说：观察它的疼痛部位，了解病变所在。根据邪盛有余和正虚不足，当补的就补，当泻的就泻。不违反四时气候规律，这就是最好的治疗原则。

通天第七十二

题解

本篇根据人的禀赋不同、阴阳属性差异，划分为太阴、少阴、太阳、少阳、阴阳和平等五种不同类型，并分别描述了他们在意识、性格上的特征，提出了因人施治的法则。篇中认为，人体的素质，有阴阳气血偏多偏少之分，皆出于天然禀赋，所以篇名《通天》。本篇对五种类型的人的意识及性格特点的描述有客观的事实根据，而五种类型的划分却鲜明地体现了中国古代阴阳哲学的文化特征，古希腊伟大医学家希波克拉底关于人的四种气质类型的论述则与古希腊四元素说密切相关，是四元素说在医学上的运用。可见，各民族的医学与其哲学有着密切的联系。阴阳和平这一类型，反映了《黄帝内经》作者对黄老道家价值观的认同与推崇。

黄帝问于少师曰：余尝闻人有阴阳，何谓阴人，何谓阳人？

少师曰：天地之间，六合之内，不离于五，人亦应之，非徒一阴一阳而已也。而略言耳，口弗能遍明也。

黄帝曰：愿略闻其意，有贤人圣人，心能备而行之乎？

少师曰：盖有太阴之人，少阴之人，太阳之人，少阳之人，阴阳和平之人。凡五人者①，其态不同，其筋骨气血各不等。

注释

①凡五人者：张景岳："太阴、少阴、太阳、少阳者，非如经络之三阴三阳也。盖以天禀之纯阴者太阴，多阴少阳者曰少阴，纯阳者为太阳，多阳少阴者为少阳，并阴阳和平之人，而分为五态也。"

译文

黄帝问少师说：我曾经听说人有阴与阳的不同，什么是属阴的人？什么是属阳的人？

少师说：天地之间，四方上下之内，都离不开五行，人也和五行相应，并不是仅有相对的一阴一阳而已。这只是大概一说，至于其复杂情形，用语言难以说清。

黄帝说：希望听到大概的情况，有贤人圣人，他们是否能够达到阴阳平衡呢？

少师说：人大致可以分为太阴、少阴、太阳、少阳、阴阳和平五种类型。这五种类型的人，他们的形态不同，筋骨强弱，气血盛衰，也各不相同。

黄帝曰：其不等者，可得闻乎？

少师曰：太阴之人，贪而不仁，下齐湛湛[1]，好内而恶出[2]，心和而不发[3]，不务于时，动而后之[4]，此太阴之人也。

注释

①下齐湛湛：这里是形容深藏险恶之心。下，谦下。齐，整齐、完备。下齐，形容谦虚下气，待人周到，假装正经。湛湛，深貌。马元台："下齐湛湛，内存阴险，外假谦虚，貌似下抑整齐。"

②好内而恶出：好得恶失，喜进不喜出。马元台："内，同纳。好纳而恶出者，有所得则喜，有所费则怒也。"

③心和而不发：指心情和顺，而不外露，即"喜怒不形于色"。

④不务于时，动而后之：即不识时务，而只知利己，见风使舵，行动后发制人。张景岳："不务于时，知有己也。动而后之，不先发也。"

译文

黄帝说：那不同情况，可以让我听听吗？

少师说：属于太阴的人，性情贪婪不仁厚，表面谦虚，假装正经，内心却深藏阴险，好得恶失，喜怒不形于色，不识时务，只知利己，见风使舵，行动上惯用后发制人的手段，具有这些特性的，就是太阴之人。

少阴之人，小贪而贼心，见人有亡①，常若有得，好伤好害，见人有荣，乃反愠怒，心疾而无恩②，此少阴之人也。

注释

①亡：泛指损失、不幸之事。

②心疾而无恩：对人心怀嫉妒而忘恩负义。疾，通"嫉"。

译文

属于少阴的人，贪图小利，而有害人之心，看到别人有了损失，就像捡到便宜一样高兴，好伤人，好害人，看到别人光荣，就恼怒，心怀嫉妒，忘恩负义，具有这些特征的，就是少阴之人。

太阳之人，居处于于①，好言大事，无能而虚说，志发于四野②，举措不顾是非，为事如常自用③，事虽败而常无悔，此太阳之人也。

注释

①于于：自满自足。《庄子·盗跖》："卧则居居，起则于于。"疏："于于，自得之貌。"

②志发于四野：形容好高骛远。

③为事如常自用：指常常意气用事，而自以为是。如，而，转接连词。

译文

属于太阳的人，平时自鸣得意，好讲大事，无能却空说大话，言过其实，好高骛远，行动不顾是非，做事经常自以为是，做事虽然失败，却没有后悔之心，具有这些特征的，就是太阳之人。

少阳之人，谛谛好自贵①，有小小官，则高自宜，好为外交而不内附，此少阳之人也。

注释

①谛谛shìdì：审慎。张景岳："谛谛，审而又审也。"即反复考察研究，做事仔细。

译文

属于少阳的人，做事审慎，好抬高自己，有了小小的官职，就自以为了不起，向外宣扬，好交际，而不能踏踏实实地工作，具有这些特征的，就是少阳之人。

阴阳和平之人，居处安静，无为惧惧，无为欣欣，婉然从物①，或与不争，与时变化，尊则谦谦，谭而不治，是谓至治②。古人善用针艾者，视人五态乃治之。盛者泻之，虚者补之。

注释

①婉然从物：善于顺从和适应事物的发展规律。婉然，和顺貌。

②谭而不治：用说服的方法以德感人，而不是用强力的方法以统治人。谭，同"谈"。至治：即最好的治理方法。至，极。

译文

属于阴阳和平的人，生活安静，心安无所畏惧，不追求过分喜乐，顺从事物发展的自然规律，遇事不与人争，善于适应形势的变化，地位虽高却很谦虚，以理服人，而不是用压服的手段来治人，具有极好的治理才能。古代善用针灸疗法的医生，观察五类人的形态，分别给予治疗。气盛的用泻法，气虚的用补法。

黄帝曰：治人之五态，奈何？

少师曰：太阴之人，多阴而无阳。其阴血浊，其卫气涩。阴阳不和，缓筋而厚皮。不之疾泻，不能移之。少阴之人，多阴少阳。小胃而大肠①，六腑不调。其阳明脉小而太阳脉大，必审调之。其血易脱，其气易败也。

注释

①小胃而大肠：即胃小肠大。张景岳："阳明为五脏六腑之海，小肠为传送之腑，胃小则贮藏少，而气必微，小肠大则传送速而气不畜，阳气既少，而又不畜，则多阴少阳矣。"据此，肠是指小肠而言。

译文

黄帝说：针治五种形态的人，是怎样的？

少师说：属于太阴的人，阴偏多，却无阳。他们的阴血重浊，卫气涩滞。阴阳不调和，形体表现为筋缓皮厚的特征。像这样的人，不用急泻针法，就不能去除他的病。属于少阴的人，阴多阳少，他们的胃小而肠大，六腑的功能不协调。因为他的足阳明经脉气偏小，而手太阳经脉气偏大，一定要审慎调治。因为他的血容易耗损，他的气也容易败伤。

　　太阳之人，多阳而少阴。必谨调之，无脱其阴，而泻其阳。阴重脱者易狂①，阴阳皆脱者，暴死不知人也②。少阳之人，多阳少阴，经小而络大③，血在中而气在外，实阴而虚阳，独泻其络脉则强，气脱而疾，中气不足，病不起也。

注释

　　①阴重脱者易狂：虚阳浮越，易发狂躁，为阳气欲脱的先兆。《素问·腹中论》："石之则阳气虚，虚则狂。"

　　②暴死：有二义：一指突然死亡；一指突然不省人事的假死，急救得当，尚能回生。

　　③多阳少阴，经小而络大：络脉浅，在表属阳；经脉深，在里属阴。多阳，指络脉大。少阴，指经脉小。张景岳："经脉深而属阴，络脉浅而属阳，故少阳之人，多阳而络大，少阴而经小也。"

译文

　　属于太阳的人，阳多阴少。一定要谨慎地进行调治，不能再耗损其阴，只可泻其阳。阴大脱就会阳盛而狂，如果阴阳都耗损就会突然死亡，或不省人事。属于少阳的人，阳多阴少，经脉小而络脉大，血在中而气在外，在治疗时，应当充实阴经而泻其阳络。但是单独过度地泻其阳络，就会迫使阳气很快耗损，以致中气不足，病也就难以痊愈了。

阴阳和平之人，其阴阳之气和，血脉调。谨诊其阴阳，视其邪正。安容仪，审有余不足。盛则泻之，虚则补之，不盛不虚，以经取之。此所以调阳阳，别五态之人者也。

译文

属于阴阳和平的人，他们的阴阳之气和谐，血脉调顺。在治疗时，应当谨慎地观察他的阴阳变化。了解他的邪正盛衰，看出他的容颜表现。然后细审是哪一方面有余，哪一方面不足。邪盛用泻法，正虚用补法，如果不盛不虚，就治疗病证所在的本经，这就是调治阴阳，辨别五种不同形态人的标准。

黄帝曰：夫五态之人者，相与毋故，卒然新会，未知其行也，何以别之？

少师答曰：众人之属^①，不如五态之人者，故五五二十五人，而五态之人不与焉。五态之人，尤不合于众者也。

注释

①众人：指《灵枢·阴阳二十五人》而言，与五态
之人不同。

译文

黄帝说：与五种形态的人素不相识，乍一见面很难
知道他们的作风和性格属于哪一类型的人，应怎样来辨
别呢？

少师回答说：一般人不具备这五种人的特性，所以
"阴阳二十五人"，不包括在五态人之内。因为五态之人
是具有代表性的五种类型，他们和一般人是不相同的。

黄帝曰：别五态之人，奈何？

少师曰：太阴之人，其状黮黮然黑色①，念然下
意②，临临然长大③，䐃然未偻④，此太阴之人也。

注释

①黮dàn黮然：形容面色阴沉的样子。黮，黑色。

②念然下意：指故作姿态，谦虚下气。张景岳："念
然下意，意念不扬也。即上文'下齐'之谓。"

③临临然：《广雅·释诂》："临，大也。"马元
台："临临然，长大之貌也。"

④腘然未偻：形容假作卑躬屈膝的姿态，并非真有佝偻病。张景岳："腘然未偻，言膝腘若屈，而实非佝偻之疾也。"

译文

黄帝说：怎样分别五种形态的人呢？

少师说：属于太阴的人，面色阴沉黑暗，而假意谦虚，身体本来高大，却卑躬屈膝，故作姿态，而并非真有佝偻病，这就是太阴之人的形态。

少阴之人，其状清然窃然①，固以阴贼，立而躁崄，行而似伏，此少阴之人也。

注释

①清然：形容言貌好像清高的样子。窃然：指行动鬼祟，偷偷摸摸，即上文"贼心"的表现。张景岳："清然者，言似清也。窃然者，行为鼠雀也。"

译文

属于少阴的人，外貌好像清高，但是行动鬼祟，偷偷摸摸，深怀阴险害人之贼心，站立时躁动不安，显示出邪恶之象，走路时状似伏身向前，这是少阴之人的形态。

太阳之人，其状轩轩储储①，反身折腘②，此太阳之人也。

注释

①轩轩储储：形容高贵自尊，骄傲自满的样子。张景岳："轩轩，高大貌，犹俗谓轩昂也。储储，畜积貌，盈盈自得也。"

②反身折腘：形容仰腰挺胸时，身躯向后反张，膝窝随之曲折的样子。张景岳："反身折腘，言仰腰挺腹，其腘似折也，是皆妄自尊大之状。"

译文

属于太阳的人，外貌表现高傲自满，仰腰挺胸，好像身躯向后反张和两腘曲折那样，这是太阳之人的形态。

少阳之人，其状立则好仰，行则好摇，其两臂两肘则常出于背，此少阳之人也。

译文

属于少阳的人，在站立时惯于把头仰得很高，行走时惯于摇摆身体，常常反挽其手于背后，这是少阳之人的形态。

阴阳和平之人，其状委委然^①，随随然^②，颙颙然^③，愉愉然^④，暶暶然^⑤，豆豆然^⑥，众人皆曰君子，此阴阳和平之人也。

注释

①委委然：雍容自得貌。

②随随然：顺从貌，指善于适应环境而言。义同上文"婉然从物"。

③颙yǒng颙然：态度严正而又温和貌。

④愉愉然：和颜悦色貌。

⑤暶xuán暶然：目光慈祥和善貌。

⑥豆豆然：举止有度，处事分明貌。

译文

属于阴阳和平的人，外貌从容稳重，举止大方，性格和顺，善于适应环境，态度严肃，品行端正，待人和蔼，目光慈祥，作风光明磊落，举止有度，处事条理分明，众人都说是有德行的人，这是阴阳和平之人的形态。

官能第七十三

题解

官，动词，任之以官职。能，能力、技能。所谓"官能"即根据个人的实际能力，任之以适当的工作。从内容上看，本篇可分为两部分。第一部分主要讨论运用针灸治病，首先要明确人的生理和疾病的阴、阳、寒、热、虚、实，然后才能确定针灸补泻的治法；还对补泻和针刺方法作了详细的说明。第二部分，论述传授针刺技术，必须根据每个人的能力、性格、爱好等特点，分别传授不同的技术，在技术学成后，担任工作，才能发挥其才能，尽其所用。这两部分从内容上看，有联系，但也有区别。从行文上看，第一部分，对话者为岐伯与黄帝；而第二部分，则换成了黄帝与雷公。所以该篇在写作之初恐为独立的两篇。第二部分内容较少，恐有所亡佚。其后的编纂者，遂合为一篇，并以后半部分的主题名篇。第一部分，以黄帝向岐伯报告学习心得体会的方式，并以朗朗上口的韵文形式，概述了针刺的重要原则，读者宜详细玩味。本书仅选译了第一部分。

黄帝问于岐伯曰：余闻九针于夫子，众多矣不可胜数。余推而论之，以为一纪①。余司诵之，子听其理。非则语余，请其正道。令可久传，后世无患。
得其人乃传，非其人勿言。

岐伯稽首再拜曰：请听圣王之道。

注释

①以为一纪：通过归纳整理，使之完整系统，条理
分明。纪，古人以理丝缕而使之不乱，叫作纪。

译文

黄帝问岐伯说：我听你讲解九针之学，已经很多，
都不能计数了。我推究其中的道理，经过归纳整理，成
为系统的理论。现读出来给你听，如果理论上有错误的
地方，就告诉我加以修正，使它永远传给后世，以便学
习和运用，当然要传教可靠的人，不能教不可靠的人。

岐伯叩头再拜说：我希望听一下圣王所讲的针道。

黄帝曰：用针之理，必知形气之所在。左右上下①，
阴阳表里，血气多少，行之逆顺②，出入之合，谋伐
有过。知解结，知补虚泻实，上下气门，明通于四海。
审其所在，寒热淋露，以输异处。审于调气，明于经隧。
左右肢络，尽知其会。寒与热争，能合而调之③。虚
与实邻，知决而通之④。左右不调，把而行之。明于
逆顺，乃知可治。阴阳不奇⑤，故知起时。审于本末，

察其寒热，得邪所在，万刺不殆，知官九针，刺道
毕矣⑥。

注释

①左右上下：杨上善："肝生于左，肺藏于右，心
部于表，肾治于里。男左女右，阴阳上下，并得
知之。"

②行之逆顺：杨上善："营气顺脉，卫气逆行。"
张景岳："阴气从足上行，至头而下行循臂；阳
气从手上行至头，而下行至足。故阳病者，上行
极而下；阴病者，下行极而上。反此者，皆谓之
逆，"两义俱可参。

③能合而调之：杨上善："阴阳之气不和者，皆能和
之。"

④知决而通之：杨上善："虚实二气不和，通之使平。"
孙鼎宜："此谓虚实疑似之证，当决其是非也。"

⑤阴阳不奇：阴阳不偏之义。《周礼·大祝》杜
注："奇，读曰倚。"倚，有"偏"义。

⑥"审于本末"六句：张景岳："本末，标本也。
寒热，阴阳也。所在，三部九候之病脉处也。
官，任也。九针不同，各有所宜，能和以上之法
而任用之，则刺道毕矣。"

译文

黄帝说：用针治病的道理，一定要知道脏腑形气所在左右上下的部位，阴阳表里的关系，血气的或多或少，以及脉气在全身的逆行和顺行，和由里出表或由表入里的会合处所等等。这样，才能祛除邪气恶血。更要懂得解其结聚，了解补虚泻实，上下气穴，明确知道四海腧穴的部位及其生理病理表现。寒热雨露的不同病因，会侵入人体不同部位。要谨慎地调和脉气，必须搞清十二经脉及周身左右上下的支络的循行交会。若有寒热相争，能参合各种情况进行调治。对于虚实错杂，应能决断而调治。左右不协调，应用左病刺右、右病刺左的手法。只有明确经脉循行的顺逆，才知道怎样治疗。脏腑阴阳调和，就可预知病愈之时。审查清楚疾病的标本、寒热，确定邪气所在部位，针刺治疗就不会错误，再掌握了九针的不同性能，针刺方法就全面了。

明于五输，徐疾所在①。屈伸出入，皆有条理②。言阴与阳，合于五行。五藏六府，亦有所藏③。四时八风，尽有阴阳。各得其位，合于明堂。各处色部，五藏六府。察其所痛，左右上下④。知其寒温，何经所在。审皮肤之寒温滑涩，知其所苦。膈有上下，知其气所在⑤。先得其道，稀而疏之。稍深以留，故能徐入之⑥。大热在上，推而下之。从下上者，引而去之。视前痛者，常先取之。大寒在外，留而补之。入于中者，从合泻之。针所不为，灸之所宜。上气不足，推而扬之。下气不足，积而从之⑦。阴阳皆虚，火自当之⑧。厥而寒甚，骨廉陷下。寒过于膝，下陵三里。阴络所过，得之留止。寒入于中，推而行之⑨。经陷下者，火则当之⑩。结络坚紧，火所治之。不知所苦，两跷之下⑪。男阳女阴，良工所禁⑫。针论毕矣。

注释

①明于五输，徐疾所在：马元台："五脏有井荥俞经合之五俞，六腑有井荥俞原经合之六俞，然六腑之原并于俞，则皆可称为五俞也。徐疾者，针治也。徐而疾则实，疾而徐则虚，是也。"

②屈伸出入，皆有条理：杨上善："行针之时，须屈须伸，针之入出，条理并具知之。"马元台："屈伸出入者，经脉往来也。"对于"屈伸"的解释，前者指行针时的体位，后者指经脉运行的方向。

③五藏六府，亦有所藏：杨上善："五藏藏五神，六府藏五谷。"

④察其所痛，左右上下：杨上善："察五色，知其痛在五脏六腑，上下左右。"

⑤膈有上下，知其气所在：指横膈的上下分布着不

同的脏器，应该知其病气的在上在下，以进一步
察知何脏有病变。

⑥稍深以留，故能徐入之：马元台："先得其经脉之
道，然后可以用针。稀者，针之少也；疏者，针之
阔也；深者，深入其针也；留者，久留其针也。"

⑦"上气不足"四句：杨上善："上气不足，谓膻
中气少，可推补令盛。扬，盛也。下气不足，谓
肾间动气少者，可补气聚。积，聚也。从，顺
也。"张景岳："推而扬之，引致其气，以补上
也；积而从之，留针随气，以实下也。"

⑧阴阳皆虚，火自当之：马元台："阴阳皆虚，而
针所难用，则用火以灸之。"

⑨寒入于中，推而行之：张景岳："寒留于络，而
入于经，当用针推散而行之。"

⑩经陷下者，火则当之：杨上善："火气强盛，能
补二虚。"

⑪两跷之下：楼英："两跷之下，照海、申脉二穴。"

⑫男阳女阴，良工所禁：张志聪："不知所苦痛
者，当取两跷于踝下也。男子数其阳，女子数其
阴，故男取阴而女取阳，此良工之所禁也。"

译文

明白五腧穴的主旨范围和针刺的徐疾手法。经脉往
来的屈伸出入，都有一定的规律。人体的阴阳与五行是

相合的。五脏六腑，分别有藏神藏谷的功能。四时八风的变化，全有阴阳的关系。疾病各有其发生的部位，结合面部五色诊察。寻求各部显现出的不同色泽，来诊察五脏六腑的疾病。观察疾病的部位，是在上在下还是在左在右。判断疾病的寒温属性。知道病在哪条经脉。审察尺肤的寒温滑涩，知道它的疾病属性。再诊察膈膜上下，可以知道病气所在。首先掌握经脉的通路，取穴要少而精。或如疾病深则留针，使正气徐徐内入。病人上部大热，当用推而下之的针法。如病邪从下向上发展，就引病邪向下而排除。同时注意病人以前所患之病，应该先治前病，以除宿因。身体寒冷的，采用留针而补之使热的针法。如寒邪深入于里，从合穴泻去寒邪。凡不适应针刺的病，用灸法较适宜。上气不足的病，用推而扬之的方法。下气不足的病，当采用留针随气的针法。若阴阳皆虚的病，可以用火灸法治疗。厥逆而寒象重的，或骨侧的肌肉下陷，或寒冷超过两膝，宜灸三里穴。又如阴络所过之处，寒邪留滞在内，寒邪深入到了内脏，就当用推而行之的针法。经脉陷下的，就用艾灸治疗。络脉结而坚紧的，也用艾灸治疗。有不知确切部位的病痛，当灸阳跻所通的申脉穴和阴跻所通的照海穴。男子取阳跻，女子取阴跻，若男取阴跻而女取阳跻，就犯了治疗上的错误，这是技术精良的医生所禁忌的。懂得了这些，用针的理法就完备了。

用针之服，必有法则①。上视天光，下司八正，以辟奇邪②，而观百姓。审于虚实，无犯其邪。是得天之露，遇岁之虚③。救而不胜，反受其殃。故曰：必知天忌，乃言针意。法于往古，验于来今。观于窈冥④，通于无穷。粗之所不见，良工之所贵。莫知其形，若神仿佛⑤。

注释

①服：《素问·八正神明论》王冰注："服，事也。"杨上善："服，学习也。"法则：王冰："法，象也。则，准也。"犹言方法和准则。

②以辟奇邪：杨上善曰："学用针法，须上法日月星辰之光，下司八节正风之气，以除奇邪。"辟，除。

③得天之露：张景岳："天之风雨不时者，皆谓之露。"指自然界与时令不符的风雨灾害。遇岁之虚：指岁气不及所出现的反常气候，如春不温、夏不热等。

④观于窈冥：《素问·示从容论》王冰注："窈冥，谓不可见者。"泛指微渺难见的变化。如人体脏腑气血的内在变化。

⑤莫知其形，若神仿佛：杨上善："法于往古，圣

443

人所行。逆取将来得失之验，亦检当今是非之状，又观窈冥微妙之道，故得通于无穷之理，所得皆当。不似粗工以意，唯瞩其形，不见于道，有同良材神使，独鉴其所贵，仿佛于真。"

译文

用针治疗，一定要有法则。上要观察日月星辰之运行规律，下要了解四时八节气的不同。以避免四时不正之气，而提醒百姓知道，使他审察虚实，能够预防，不为邪气侵袭。如天风雨不时，或时令不正，医生救治，没有掌握气候变化的情况，反会使病情趋于危险。所以说必须知道天时的宜忌，然后才谈得上针法的作用。取法古人的学术，用临床实践来检验，仔细观察那些微妙难见的变化，才能通晓变化无穷的疾病。这是粗工认识不到，而良工认为宝贵的。之所以难知，是由于看不到形迹，好像神灵，若有若无。

邪气之中人也，洒淅动形①。正邪之中人也微，先见于色，不知于其身。若有若无，若亡若存。有形无形，莫知其情。是故上工之取气，乃救其萌芽，下工守其已成，因败其形。

是故工之用针也，知气之所在，而守其门户。明于调气，补泻所在，徐疾之意，所取之处。泻必用员^②，切而转之，其气乃行。疾而徐出，邪气乃出。伸而迎之，摇大其穴^③，气出乃疾。补必用方^④，外引其皮，令当其门。左引其枢，右推其肤，微旋而徐推之。必端以正，安以静，坚心无解。欲微以留，气下而疾出之。推其皮，盖其外门，真气乃存。用针之要，无忘其神^⑤。

注释

①洒淅：振寒貌。

②泻必用员：员，指圆活流利的针法。杨上善："员谓之规，法天而动，泻气者也。"

③摇大其穴：出针时的手法。

④补必用方：方，指方正、端静而言。杨上善："方谓之矩，法地而静，补气者也。"

⑤用针之要，无忘其神：指用针的主要目的，在于调养神气，推动生机，借以扶正祛邪。杨上善："用针之道，下以疗病，上以养神。其养神者，长生久视。此大圣之大意。"

译文

邪气侵入人体后，出现寒栗怕冷的现象。正邪侵入人体，先略微表现在气色上，而身体没有异常感觉。像有病又像无病，像病邪消失，又像病邪还留存。像有病形，又像无病形，不易知道真实的病情。所以上工治病

445

是在病的初期，根据脉气的变化进行治疗；下工不掌握这个方法，到病已形成以后，按常规治疗，这样会使病人的形体受到伤害。

所以医生用针，应该知道脉气的运行所在，按照相应的腧穴治疗。明白如何调气，什么应补，什么应泻，进针或快或慢，该取什么穴位。泻法须用流利圆活的手法，直迫病所而转针，正气就可正常运行。进针快而出针慢，邪气就会随针散出。进针时，屈伸而迎其气之来；出针时，摇大针孔，邪气就能很快排出。补法须用端正从容的手法，外引皮肤，使正当其穴。左手持针，右手推针进入皮肤，轻微捻转，缓缓进针。针者一定端正，精神安静，心坚不懈地进行刺治。待气至以后，要略微留针，等到邪气已出，就要赶快出针，随即按压穴位的皮肤，扪住针孔，真气就内存不泄。用针的关键在于千万勿忘"得神"。

中国古典文化大系

第一辑

《论语》译注

《孔子家语》译注

《礼记·孝经》译注

《尚书》译注

《左传》译注

《世说新语》译注

《搜神记》译注

《宋词三百首》注释

《人间词话》注释

《三十六计》译注

第二辑

《老子》译注

《孟子》译注

《三国志》译注

《元曲三百首》注释

《三字经·百家姓·千字文·弟子规》译注

《大学·中庸》译注

《群书治要》译注

《陶庵梦忆》评注

《孙子兵法·孙膑兵法》译注

《庄子》译注

第三辑

《山海经》译注

《千家诗》评注

《子不语》译注

《菜根谭》译注

《贞观政要》译注

《西京杂记》译注

《西湖梦寻》评注

《沧浪诗话》评注

《聊斋志异》译注

《阅微草堂笔记》译注

第四辑

《诗经》评注   《吴越春秋》译注

《楚辞》评注   《古列女传》译注

《商君书》译注   《纳兰词》评注

《韩非子》译注   《了凡四训》浅释

《吕氏春秋》译注   《心经·金刚经·坛经》译注

第五辑

《六韬·鬼谷子》译注 《人物志》译注

《曾子·子思子》译注 《诗品》译注

《荀子》译注   《颜氏家训》译注

《孔丛子》译注   《文心雕龙》译注

《史记》译注   《茶经》译注

第六辑

《周易》译注   《晏子春秋》译注

《列子》译注   《战国策》译注

《墨子》译注   《淮南子》译注

《管子》译注   《汉书》译注

《国语》译注   《后汉书》译注

第七辑

《九章算术》译注   《唐诗三百首》评注

《黄帝内经》译注   《闲情偶寄》译注

《资治通鉴》译注   《随园诗话》译注

《梦溪笔谈》译注   《古文观止》译注

《东京梦华录》译注 《地藏经·药师经》译注

图书在版编目（CIP）数据

黄帝内经译注 / 姚春鹏，姚丹译注 . —上海：上海三联书店，2015.5
　　ISBN 978-7-5426-5019-1

　　Ⅰ.①黄… Ⅱ.①姚… ②姚… Ⅲ.①《内经》-译文 ②《内经》-注释 Ⅳ.①R221

中国版本图书馆 CIP 数据核字（2014）第 289270 号

黄帝内经译注

译　注 / 姚春鹏　姚　丹
责任编辑 / 陈启甸
特约编辑 / 刘文硕　刘全德
装帧设计 / Metis 灵动视线
监　制 / 吴　昊
出版发行 / 上海三联书店
　　　　（201199）中国上海市都市路 4855 号 2 座 10 楼
　　　　http://www.sjpc1932.com
印　刷 / 北京凯达印务有限公司
版　次 / 2015 年 5 月第 1 版
印　次 / 2015 年 5 月第 1 次印刷
开　本 / 960×640　1/16
字　数 / 174 千字
印　张 / 29.25

ISBN 978-7-5426-5019-1/R・95

定　价：45.00元